簡帛醫藥詞典

方成慧　周祖亮　編著

上海科學技術出版社

圖書在版編目(CIP)數據

簡帛醫藥詞典 / 方成慧,周祖亮編著.—上海:
上海科學技術出版社,2018.7
　　ISBN 978－7－5478－3932－4

　　Ⅰ.①簡… Ⅱ.①方… ②周… Ⅲ.①中國醫藥學—
詞典　Ⅳ.①R2－61

　　中國版本圖書館 CIP 數據核字(2018)第 044203 號

簡帛醫藥詞典

方成慧　周祖亮　編著

上海世紀出版(集團)有限公司
上 海 科 學 技 術 出 版 社　出版、發行
(上海欽州南路 71 號　郵政編碼 200235　www.sstp.cn)
上海盛通时代印刷有限公司印刷
開本 889×1194　1/32　印張 8.5
字數 320 千字
2018 年 7 月第 1 版　2018 年 7 月第 1 次印刷
ISBN 978－7－5478－3932－4/R・1578
定價:98.00 元

内 容 提 要

　　《簡帛醫藥詞典》是我國首部專門整理詮釋簡帛醫藥詞語的工具書。它以已經整理公佈的簡帛醫書爲對象，運用語言學、辭書學、中醫學與中藥學等理論方法，采用窮盡提取、分類編排、簡明釋義的編纂方式，對簡帛醫藥文獻中的 2 359 個醫藥詞語進行了系統整理和科學詮釋。

　　本詞典所列詞語包括病症、人體、診治、導引、愈後、房中、藥名、劑量、炮製等類別，共計 11 類。在詞典編纂體例方面，各類詞語按首字筆畫、筆順編排。每個詞語條目，先出釋義，然後列出該詞語在簡帛醫書的出現頻次，註明詞語出處，舉出例句。對於詞語的異體形式，附列在主詞條之下，並統計頻次，舉出例句。後附簡帛醫書釋文、詞語音序檢索。

　　本詞典對醫藥詞語做出了新的描述、分析和概括，具有中醫藥學、語言文字學、出土文獻學等多學科理論價值和實踐價值，對漢語詞彙史、中醫藥史研究均具有一定的學術意義和參考應用價值。

前　　言

　　20 世紀 80 年代以來，學術界出版了多部中醫藥辭書。其中綜合性醫藥辭書，如《中醫大辭典》（人民衛生出版社，1995 年）、《中藥大辭典》（第 2 版，上海科學技術出版社，2006 年）、《新編針灸大辭典》（華夏出版社，1995 年）、《中醫方劑大辭典》（人民衛生出版社，2005 年）等；專書性醫藥辭書，如《內經詞典》（人民衛生出版社，1990 年）、《傷寒論辭典》（解放軍出版社，1988 年）、《金匱要略辭典》（學苑出版社，2005 年）、《本草綱目大辭典》（山東科學技術出版社，2007 年）等。簡帛醫書的大量出土，引起國內外學術界的高度關注，研究者在各方面都有比較深入的研究，成果十分豐富。爲了使學界更好地了解簡帛醫藥詞語的面貌和特徵，在對這些詞語進行匯釋的基礎上，我們編著了《簡帛醫藥詞典》。

　　與傳世醫藥文獻相比，簡帛醫書具有極大的文獻真實性，包含多種早期醫學佚書。簡帛醫藥詞語數量大，形式多樣，意義豐富，反映了古代語言文字和傳統醫藥的歷史面貌，具有特殊價值。《簡帛醫藥詞典》是集中記錄簡帛醫藥詞彙的小型詞典，可以爲中醫藥文獻整理、醫藥詞彙研究、簡帛語言文字研究提供詞語素材。

　　根據簡帛醫書的文獻特徵和內容特點，本詞典分爲病症、人體、診治、導引、愈後、房中、藥物、劑量、炮製等類別，對簡帛醫藥詞語進行集中匯釋與編纂。全書所收錄的醫藥詞語共計 2 359 條，包括病症詞語 642 條、人體詞語 436 條、診治詞語 39 條、導引詞語 70 條、愈後詞語 156 條、房中詞語 97 條、其他醫學詞語 45 條、藥物詞語 721 條、劑量詞語 44 條、炮製詞語 105 條、其他藥學詞語 4 條。

　　本詞典所見醫藥詞語來源於各種已經整理公佈的簡帛醫書。這些文獻分別是：①《關沮秦漢墓簡牘》（中華書局，2001 年）；②《馬王堆漢墓帛書〔肆〕》（文物出版社，1985 年）、《長沙馬王堆漢墓簡帛集成》（中華書局，2014 年）；③《張家山漢墓竹簡》（文物出版社，2001 年）；④《阜陽漢簡〈萬

物》》(《文物》,1988 年 4 期);⑤《武威漢代醫簡》(文物出版社,1975 年);
⑥《望山楚簡》(中華書局,1995 年);⑦《包山楚簡》(文物出版社,1991
年);⑧《天水放馬灘秦簡》(中華書局,2009 年);⑨《里耶秦簡〔壹〕》(文物
出版社,2012 年);⑩《敦煌漢簡》(中華書局,2001 年);⑪《居延漢簡》(中
華書局,1980 年)、《居延新簡》(中華書局,1994 年);⑫《肩水金關漢簡
〔壹〕》(中西書局,2011 年)、《肩水金關漢簡〔貳〕》(中西書局,2013 年)、《肩
水金關漢簡〔叁〕》(中西書局,2014 年)、《肩水金關漢簡〔肆〕》(中西書局,
2015 年)、《肩水金關漢簡〔伍〕》(中西書局,2016 年);⑬《西北史地論叢·
羅布淖爾漢簡》(上海人民出版社,1981 年);⑭《額濟納漢簡》(廣西師範大
學出版社,2005 年);⑮《安徽天長西漢墓發掘簡報》(《文物》,2006 年 11
期);⑯《湖南張家界古人堤簡牘釋文與簡注》(《中國歷史文物》,2003 年 2
期);⑰《長沙尚德街東漢簡牘》(岳麓書社,2016 年)。以這些文獻爲基礎,
我們依據原簡帛圖版和各種相關文獻對整理者的釋文進行了整理與校核,
故對原釋文時有修正。

　　目前,除了已經出版的簡帛醫書外,還有幾批簡帛醫書的新材料被發
掘和整理,尚未完全公佈。2009 年北京大學所收藏的西漢竹簡,包括了一
部古醫書;2010 年北京大學所收藏的秦簡也包含醫學簡牘;2012 年成都老
官山出土一批西漢醫簡。可以預見,隨着這些簡帛醫書的相繼問世,將爲
簡帛醫藥詞語增加新材料,今後在簡帛醫藥文獻領域將出現更加豐富的研
究成果。由於《簡帛醫藥詞典》尚未收入這些新材料的醫藥詞語,因此在未
來一定還有增訂的必要。

　　《簡帛醫藥詞典》是教育部人文社會科學研究項目研究成果。在編撰
過程中,武漢大學趙世舉教授給予具體指導,並對詞典進行了審閱。同時
也得到西南大學張顯成教授、上海中醫藥大學張如青教授、南京中醫藥大
學沈澍農教授等專家的指導和幫助,得到了湖北文理學院各級領導的關心
與支持,謹致以衷心感謝! 上海科學技術出版社爲本書的出版給予大力支
持,趙婷婷女士在編輯過程中付出了辛勤勞動,在此深表謝意!

　　簡帛醫書屬於應用性科技文獻,具有較强的專業性,深奧難明之處甚多。
由於編者水平有限,本詞典肯定還存在諸多不足,真誠期待同道不吝指正。

編者謹識

2018 年 3 月

簡帛醫書概述

　　山川呈瑞，地不愛寶。自20世紀初以來，我國多地先後出土了大量竹簡、木牘和帛書等古代文獻資料，其內容包括哲學、文學、法律、檔案、醫學、數學、軍事等很多個方面。其中涉及醫藥內容的簡帛文獻數量十分豐富，目前已整理出版的有周家臺秦簡《病方及其他》《馬王堆漢墓帛書〔肆〕》（共15種，後出版《長沙馬王堆漢墓簡帛集成》，將其分爲16種醫書）、張家山漢簡《脈書》與《引書》《武威漢代醫簡》、阜陽漢簡《萬物》等。其次在里耶秦簡、天長西漢木牘、敦煌漢簡、居延漢簡、居延新簡、肩水金關漢簡、羅布淖爾漢簡、額濟納漢簡、張家界古人堤簡牘、長沙尚德街東漢簡牘等竹簡木牘中，也散見有巫醫、醫方等醫藥內容；在江陵望山楚簡、包山楚簡、天水放馬灘秦簡、雲夢睡虎地秦簡、長沙走馬樓三國吳簡中也出現了一些記錄疾病的簡牘。另外還有一部分簡牘醫藥資料正在整理之中，迄今尚未正式公佈出版。例如北京大學2009年收藏的西漢竹簡就包括了一部記錄180多個醫方的古醫書，共計711枚竹簡[1]，2010年入藏的北京大學秦簡牘也有少量方技類文獻[2]；2012年成都文物考古研究所在成都老官山一處西漢墓葬中發掘920餘枚竹簡，其中包括《六十病方》在內的9種醫書和1部獸醫書，並且包含疑似失傳已久的扁鵲派醫書[3]。以上這些出土簡帛醫藥文獻，不少屬於佚書，內容非常豐富，包括中醫藥基礎理論、臨床醫學、藥物

---

　　[1] 李家浩、楊澤生《北京大學藏漢代醫簡簡介》，《文物》2011年6期，88～89頁。

　　[2] 參見《北京大學新獲秦簡牘概述》，《北京大學出土文獻研究所工作簡報》第3期，2010年10月。

　　[3] 成都文物考古研究所、荆州文物保護中心《成都市回天鎮老官山漢墓》，《考古》2014年7期，59～70頁。另外媒體對此有較多報導，如李倩薇《四川發現大量西漢簡牘，扁鵲學派醫書疑似出土》，新華網2013年12月17日；滕楊《出土九部醫書，或爲失傳"扁鵲學派經典"》，《成都晚報》2013年12月17日；王琛、蔣逸瀟《成都出土疑似扁鵲學派醫書》，《新快報》2013年12月24日。

學、針灸學、養生學、巫醫祝由等。這些簡帛醫藥文獻長期埋藏於地下，從載體形制到文字内容都真實保存了古代文獻的原貌，從中可以發掘有價值的醫藥學和語言學信息，爲研究我國古代的醫藥歷史和語言文字提供了珍貴資料。

下面主要從材料性質、成書時代、基本内容、整理出版情況等方面依次對簡帛醫藥文獻（以下或稱爲“簡帛醫籍”“簡帛醫書”）進行簡要介紹。

一、周家臺秦簡《病方》

1993 年，湖北省荆州市區關沮鄉周家臺三〇號秦墓出土簡牘 390 枚。整理小組將簡牘内容分爲《曆譜》《日書》《病方及其他》3 類。湖北省荆州市周梁玉橋遺址博物館將周家臺三〇號秦墓簡牘和關沮鄉其他墓葬出土的簡牘匯編成《關沮秦漢墓簡牘》，由中華書局 2001 年出版。

《病方及其他》由第 309～383 號簡組成，内容包括病方、祝由術、農事、日書等。在出土時，其中少數竹簡已遭腐蝕，保存情況不好，簡上的編聯綫已經朽斷，簡序也已散亂。整理小組根據内容歸類，按照病方、祝由術、農事、日書等順序編排，殘缺文字較多而不能識讀的，或者不成完整句的單簡則排在最後。我們基於研究内容之考慮，選取其中病方以及部分與疾病有關的祝由術（即第 309～346 號簡、372 號簡、374～379 號簡）簡文作爲研究對象，篇題亦相應改稱爲《病方》[1]。據統計，周家臺秦簡《病方》現存醫方 20 餘個，所載藥物 22 種。

二、北京大學所藏秦代醫簡

2010 年，北京大學收藏了一批從海外回歸的秦簡牘。經整理清點，共得竹簡 762 枚（其中約 300 枚爲雙面書寫）、木簡 21 枚、木牘 6 枚、竹牘 4 枚、木觚 1 枚。在這批簡牘中，有一批抄寫在卷四竹青面的醫方，共 80 餘簡。

這批醫簡的性質總體上與周家臺秦簡《病方》相類似，以祝由術爲主，

---

[1]《簡帛醫藥文獻校釋》選擇第 309～346 號簡、374～379 號簡文作爲整理與研究對象，篇題亦改稱爲《病方》。請參見：周祖亮、方懿林《簡帛醫藥文獻校釋》，學苑出版社，2014 年，27～39 頁。

也有小部分脫去巫術色彩的單方，其中還包含有幾種避兵方[1]。

目前，該批簡牘資料尚未正式出版公佈，對於這批醫簡的綜合介紹見於北京大學出土文獻研究所《北京大學藏秦簡牘概述》與陳侃理《北大秦簡中的方術書》兩文，均發表於《文物》2012年6期。

三、馬王堆漢墓醫書

1973年底，湖南省長沙市馬王堆三號漢墓（該墓葬時間爲漢文帝十二年，即前168年）出土了大量帛書，其中包括傳世文獻中未見的古代醫書。原整理小組按其性質分列編類，將方技類15種（其中11種爲帛書、3種爲竹簡、1種爲木簡）集合編著成《馬王堆漢墓帛書〔肆〕》（以下或簡稱作"原帛書整理小組""原釋文"或"帛書〔肆〕"），由文物出版社1985年出版。後來，湖南省博物館、復旦大學出土文獻與古文字研究中心共同編纂《長沙馬王堆漢墓簡帛集成》（以下或簡稱作"《集成》"），由中華書局2014年出版，該《集成》在原帛書整理小組工作的基礎上，運用現代信息技術，綜合利用各種研究成果，對多處釋文作了補充與修正，並將原帛書整理小組的《雜療方》分爲《房内記》《療射工毒方》兩種，使馬王堆醫書成爲16種。這些醫書統稱爲"馬王堆漢墓醫書"。16種古醫書分別是：

1.《足臂十一脈灸經》。該書是一部古經脈學著作，比較完整地描述了人體11條經脈的名稱、循行徑路、疾病症候和灸法治療。全書共34行，現存700餘字，分爲兩篇，首篇是"足溫（脈）"，依次爲"足太陽脈、足少陽脈、足陽明脈、足少陰脈、足太陰脈、足厥陰脈"六節以及"死與不死候"一節；次篇是"臂溫（脈）"，依次爲"臂太陰脈、臂少陰脈、臂太陽脈、臂少陽脈、臂陽明脈"五節。

2.《陰陽十一脈灸經》甲本。該書是一部古經脈學著作，它是在《足臂十一脈灸經》的基礎上，對人體11條經脈的循行徑路、生理、病理表徵均作了調整和補充。全書共37行，現存680餘字，其内容按照先陽脈、後陰脈的順序進行敘述，依次是足太陽脈、足少陽脈、足陽明脈、肩脈（臂太陽脈）、耳脈（臂少陽脈）、齒脈（臂陽明脈）、足太陰脈、足厥陰脈、足少陰脈、臂太陰脈、臂少陰脈，共11節。帛書〔肆〕將本書按35～71行編次，《集成》保留原

---

[1]　陳侃理《北大秦簡中的方術書》，《文物》2012年6期，90～96頁。

行第號的同時，也加了 1～37 行第號。

　　3.《脈法》。該書是古診斷學著作，内容主要表現爲兩方面：一是説明"氣"的傳導徑路，以及利用灸法根據全身各脈所主不同病候所採取的導氣治療原則，提出了砭刺癰腫不當容易發生的四種損害；二是介紹在癰腫有膿時用砭石刺破血脈，以排除膿血的治療手段，以及根據脈搏診察疾病的方法。全書共 12 行，由於年代久遠，文字殘損過多，漫漶難識者近半數，現存 180 餘字，其中部分文字可據張家山漢簡《脈書》補足。帛書〔肆〕中的《脈法》釋文缺文嚴重。《集成》參考張家山漢簡《脈書》内容，將帛書《脈法》補釋完整。帛書〔肆〕將本書按 72～84 行編次，《集成》保留原行第號的同時，也加了 1～12 行第號。

　　4.《陰陽脈死候》。該書是古診斷學著作，主要論述在三陰脈與三陽脈疾病中所呈現的死亡症狀及有關理論。全書共 4 行，約 90 字。帛書〔肆〕將本書按 85～88 行編次，《集成》保留原行第號的同時，也加了 1～4 行第號。

　　5.《五十二病方》。該書是一部古方劑學著作。書中分别敍述 52 種疾病的治療方法，原帛書整理小組復原了 462 行，《集成》復原了 488 行。《集成》指出，《五十二病方》原來有 500 行左右，字數約 11 000 字。卷首列有目録，每種疾病均作爲篇目標題，書寫在各篇之首。現存文字除了 3 個疾病名稱因篇目缺文不詳外，其餘 49 種疾病包括了外科、内科、兒科疾病。其中絶大多數是外科疾病，包括各種外傷、動物咬傷、癰疽、潰爛、腫瘤、皮膚病、痔病、疝病、痙病等；其次爲内科疾病，包括癲癇、瘧病、飲食病、淋病等；再次爲兒科疾病，包括嬰兒索痙、嬰兒癲癇、嬰兒瘛瘲。該書部分殘損，從目前可統計的情況來看，現存醫方 283 個，記載藥物 270 多種。在帛書〔肆〕中，《足臂十一脈灸經》至《五十二病方》之間還有一些尚未綴合的殘片，共計 114 張。整理小組對其中較大的 19 條帛書殘文（間附有病名標題）作了釋讀，排在本書之末，内容殘缺不全。《集成》拼合了原圖版的 52 塊殘片以及原圖版没有收録的 2 塊殘片、2 塊無字殘片，糾正了原圖版拼錯的 8 塊殘片位置。帛書〔肆〕將本書原釋文按 1～462 行第號編次。《集成》新釋文保留原行第號的同時，又重新加了 1～488 行第號。

　　在出土時，以上《足臂十一脈灸經》《陰陽十一脈灸經》甲本、《脈法》《陰陽脈死候》《五十二病方》五種合爲一卷帛書，是高約 24 釐米的半幅帛，埋藏時折成 30 餘層，出土時折疊處均已斷裂；帛書文字書法秀麗，字體近篆，是馬王堆帛書中字體較早的一種，抄寫年代當在秦漢之際。根據日本學者小曾户洋、長谷部英一、町泉壽郎對《五十二病方》所有帛書反印文關係的考察，復原了該卷帛書的整體結構及當時的折疊方式。根據小曾户洋等學者的研究，《足臂十一脈灸經》《陰陽十一脈灸經》甲本、《脈法》《陰陽脈死候》《五十二病方》一起寫在兩張大帛上，每張帛書寬度爲 48 釐米，長度爲 110 釐米；兩張帛首先背靠背疊在一起，然後以第一張帛爲内側上下對折一次，接着又以"蛇腹折[1]"的方式折疊；每張帛經折疊後變爲原來面積的 1/16 大[2]。據[日]廣瀨薰雄等學者的最新研究結論，亦證明了小曾户洋等人對帛書復原的正確性[3]。

6.《去穀食氣》。該書是一部充滿道家思想觀念的養生學著作，包括去穀和食氣兩部分内容。原文殘缺較多，字數 478～485 字（現存 269 字），主要記載了導引行氣的方法與四時食氣的宜忌。關於該書的命名，原整理小組認爲去穀即却穀，"去"讀作"却"，將該書命名爲《却穀食氣》；《集成》指出"去"當如字讀，"去"訓爲避、除，"去穀"即避穀、辟穀，將書名改作"去穀食氣"。

7.《陰陽十一脈灸經》乙本。該書是一部古經脈學著作，全書共 18 行，現存 810 餘字，内容與《陰陽十一脈灸經》甲本近似，殘損情況比甲本嚴重，但是首尾比較完整。其敘述十一經脈的順序也是先陽脈，後陰脈，分別是：足太陽脈、足少陽脈、足陽明脈、肩脈（臂太陽脈）、耳脈（臂少陽脈）、齒脈（臂陽明脈）、足太陰脈、足少陰脈、足厥陰脈、臂太陰脈、臂少陰脈。其順序與《陰陽十一脈灸經》甲本略有不同。

8.《導引圖》。該圖是一幅彩繪在帛上的導引練功圖式。帛長約 100 釐米，寬約 50 釐米。出土時殘缺厲害，經綴合拼複後共有 44 幅小型全身導引圖，分爲上下四層排列，每層各繪 11 幅小圖，每幅原來都有圖名標題，現存 31 個圖名標題（稱爲題記）。《導引圖》與張家山漢簡《引書》的成書時

---

[1]　蛇腹折：日語，指折疊的形狀像蛇爬行的樣子。

[2]　關於該卷帛書的折疊方式，可參看[日]小曾户洋、長谷部英一、町泉壽郎《馬王堆出土文獻譯注叢書——五十二病方》，東京株式會社東方書店，2007 年。[日]廣瀨薰雄《〈五十二病方〉的重新整理與研究》（《文史》第 99 輯，中華書局，2012 年，41～84 頁）亦對此進行了詳細介紹。

[3]　[日]廣瀨薰雄《〈五十二病方〉的重新整理與研究》，《文史》（第 99 輯），中華書局，2012 年，41～84 頁。

代相近，兩者關係十分密切。《導引圖》可以視作氣功養生學的濫觴。

在出土時，以上《去穀食氣》《陰陽十一脈灸經》乙本、《導引圖》三種合爲一卷帛書，是高約 50 釐米的半幅帛，出土後已成殘片，整理小組主要依據浸水痕迹、折疊關係以及該帛本身的經緯紋理等情況，儘可能拼復接原。帛書字體介於篆隸之間，抄寫年代當在西漢初期。

9.《養生方》。該書是一部以養生内容爲主的方劑學著作。全書共分 32 篇，原書前面爲目録，後接正文[1]。書中文字缺損較多，現存 3 300 餘字，其内容也較複雜，主要爲滋陰壯陽、房中補益、女子用藥、增强體力和治療陰部腫脹等醫方，記載了大量藥物名稱、製藥和用藥方法；也有少量房中術、祝由方内容。據統計，該書現存醫方 88 個，所載藥物 150 多種。在該書末尾附有 1 幅女子外陰圖，原圖可能列有女子陰部 12 個部位名稱，但現有圖上僅殘存 8 個部位名稱。該書出土時殘損嚴重，經過整理者的拼綴復原，共整理出 13 頁比較完整的帛片。在帛書〔肆〕中，整理小組僅將《養生方》的 180 餘張大小不等的殘片附在本書之末，未作釋讀。《集成》列出 195 條殘片釋文，殘片數量較帛書〔肆〕有所增加。帛書〔肆〕的原釋文按 1～219 行第號編次。《集成》新釋文保留原行第號的同時，又重新加了 1～224 行第號。

10.《房内記》。該書是一部以房中養生内容爲主的方劑學著作，性質屬於《漢書·藝文志》對醫書分類中的房中書。書中現存文字主要有三個方面内容：一是增强男女性功能的方法（使男子陰莖增大、女子陰道緊縮）；二是產後埋藏胞衣的方法；三是强身益内、抗老延年的方法。據統計，該書現存醫方 26 個，所載藥物 50 多種。在帛書〔肆〕中，該書屬於《雜療方》的前半部分。《集成》將原《雜療方》的 1～53 行獨立成篇，命名爲《房内記》[2]，並在《房内記》後附 37 條殘片釋文。

11.《療射工毒方》。該書是一部治療蜮毒的方藥學著作。其中既有具體的藥物方劑，也有祝由方術。據統計，該書現存醫方 12 個，所載藥物 10 餘種。在帛書〔肆〕中，該書屬於《雜療方》的後半部分。《集成》將原《雜療方》的 54～79 行獨立成篇，命名爲《療射工毒方》，並在《療射工毒方》後附

---

[1]　原帛書整理小組將該目録置於《養生方》正文之後，《集成》根據《養生方》的抄寫情況將目録提至卷首。

[2]　對於該書的命名，學術界尚存在不同的意見。我們暫且依從《集成》對該書的命名。

有 4 條殘片釋文。《集成》保留原行第號的同時,也添加了 1～24 行第號。

12.《胎產書》。該書是一部有關胎產知識的方技類著作。出土時殘損嚴重,現存 670 餘字。全書分上、下兩部分,上部爲兩幅彩圖,左爲埋胞圖〔題名爲"南方禹臧(藏)"〕,右爲人字圖;下部抄寫《胎產書》,主要論述十月胚胎的形成和產婦調攝養生的方法,以及記敍埋胞、孕子與產後母子保健等內容。據統計,該書現存醫方 16 個,所載藥物 15 種。

在出土時,以上《養生方》《胎產書》兩書各自成卷,《房内記》與《療射工毒方》合爲一卷,帛書字體都不同程度地接近雲夢睡虎地秦簡字體,抄寫年代當在漢代以前。關於《養生方》帛片的折疊方式,《集成》根據帛片形狀、殘損狀況、反印文等綫索,推測第一次折疊是以頁六、頁七之間的中綫爲界自左向右折疊,單獨出來的第十二頁也對折過一次。另外,帛書〔肆〕根據《房内記》和《療射工毒方》的内容特點,將它們合成一部醫書,命名爲《雜療方》。而《集成》將兩篇分開並各自單獨命名,借用《醫心方》卷二十八性醫學文獻的相關名稱將前面内容命名爲《房内記》,又借用《千金要方》卷二十五"治三種射工蟲毒方"的名稱將後面内容命名爲《療射工毒方》。

13.《十問》。該書爲竹簡,是一部論述房中之術的性醫學著作。全書共 101 枚簡,2 380 餘字,分爲 10 篇,係假托帝王、諸侯、官吏、名醫、術士之間的相互問答,提出了 10 個有關養生保健(包括生理、病理、服食、呼吸、吐納、房中等)的問題,並進行了詳細討論。《集成》保留了帛書〔肆〕的簡號,但是根據學術界的研究成果,對其編排順序有所調整。

14.《合陰陽》。該書爲竹簡,也是一部論述房中之術的性醫學著作,部分内容與《養生方》《十問》《天下至道談》重合。全書共 32 枚簡,550 餘字,集中討論了兩性交合的準備與過程,以及各種房事活動的要領和房事養生的意義。帛書〔肆〕將本書按 102～133 簡號編次,《集成》保留原簡號的同時,也添加了 1～32 簡號。

在出土時,《十問》與《合陰陽》合捲成一卷,《十問》在内,《合陰陽》在外。簡長 23 釐米,寬度分 0.9 和 0.6 釐米兩種,以 0.6 釐米的居多。窄簡字體較小,字數較多,其中最多一簡達 27 字;寬簡字體較大,每簡 20 字左右[1]。

---

[1] 湖南省博物館、湖南省文物研究所《長沙馬王堆二、三號漢墓·第一卷(田野考古發掘報告)》,文物出版社,2004 年,74 頁。

《十問》與《合陰陽》兩書的字體介於篆隸之間，抄寫年代當在西漢初期。

15.《雜禁方》。該書爲木簡，屬於古代祝由科方面的著作。全書共 11 枚簡，僅 120 餘字，主要討論怎樣用符咒方法消除災禍、取媚於人，以及治療嬰兒啼哭、惡夢頻繁等疾患。

16.《天下至道談》。該書爲竹簡，是一部論述房中之術的性醫學著作。全書共 56 枚簡，1 500 餘字。其中前兩段（12～16 簡）原爲《雜禁方》卷末佚文，140 餘字，均爲房中家言，原整理小組將此兩書統一編號，並把第12～16 號簡列於《天下至道談》卷首。該書主要論述了八益、七損、十勢、十脩、八道、八動、五音、八觀、五欲等有關房中養生的性保健和性科學等問題，並把它們視作宇宙間最高境界的養生之道。帛書〔肆〕將本書按 12～67 簡號編次，《集成》保留原簡號的同時，也添加了 1～56 簡號。

在出土時，《雜禁方》與《天下至道談》合捲成一卷，《天下至道談》在內，《雜禁方》在外。《雜禁方》11 支簡長 22～23 釐米，寬 1.1～1.2 釐米，每簡書寫 13～15 字，字大且稀疏。《天下至道談》56 支簡長 29 釐米、寬 0.5 釐米左右，字迹規整，每簡字數達 31～34 字。在竹簡上下無字的空白處（距上下端均爲 1 釐米）和竹簡中腰各用兩道細繩編聯。《雜禁方》與《天下至道談》兩書的字體介於篆隸之間，抄寫年代當在西漢初期。

以上《養生方》《房內記》《十問》《合陰陽》《天下至道談》等房中著作爲研究性生理和性心理的專著，是目前已發現世界上研究性醫學的最早專科文獻。該書房中詞語數量較多，涉及性姿勢、性科學、性衛生和性保健等內容，説明了我國古代性醫學的發達。

以上 16 種醫書，部分著作（如《足臂十一脈灸經》《陰陽十一脈灸經》）的內容比《黃帝內經》等早期傳世醫書更加古樸。雖然其成書年代尚存爭議，但是根據出土墓葬年代斷定，至少是西漢早期的作品。各書在出土時都沒有書名，目前所見書名是原帛書整理小組、《集成》整理者根據各自內容添加的。

馬王堆漢墓醫書的問世，填補了我國醫學史上的某些空白，爲研究漢代及以前的醫藥學發展情況提供了豐富的參考資料。

除了馬王堆三號漢墓出土的醫學佚著外，馬王堆一號漢墓還出土了一些藥物實物。經鑒定，這些藥物包括三類九種，一是植物類藥：茅香、高良薑、桂皮、花椒、薑、藁本、佩蘭；二是動物類藥：牡蠣；三是礦物類藥：朱砂。

四、張家山漢代醫簡

　　1983 年底至 1984 年初,湖北省江陵縣張家山二四七號西漢前期墓葬出土了大批竹簡,內容涉及法律、醫學、天文、遣策等,其中醫學典籍包括《脈書》和《引書》兩種。張家山二四七號漢墓整理小組編著《張家山漢墓竹簡》,由文物出版社 2001 年出版,2006 年該社又以相同名稱出版了釋文修訂本。

　　1.《脈書》。該書是一部古經脈學兼病候學著作。全書共 66 枚竹簡,第 1 簡背面題有書名。內容主要分爲三部分:第一部分(2～16 簡)敘述人體各個部位的疾病症狀及相應的 60 多個病症名,被視爲最早的"諸病源候論";第二部分(17～48 簡)敘述人體經脈走向與所主病症,其所述人體經脈按照先陽脈、後陰脈的順序,名稱依次爲:足太陽脈、足少陽脈、足陽明脈、肩脈(臂太陽脈)、耳脈(臂少陽脈)、齒脈(臂陽明脈)、足太陰脈、足厥陰脈、足少陰脈、臂太陰脈、臂少陰脈,共十一條脈;第三部分(49～66 簡)敘述了與經脈相關的生理機能和疾病特徵。《脈書》部分內容與馬王堆《陰陽十一脈灸經》甲乙本、《脈法》《陰陽脈死候》基本相同,可以互相補足。因此該書也可視作《陰陽十一脈灸經》《脈法》《陰陽脈死候》的綜合本。馬繼興先生根據《脈書》的內容特點,並與馬王堆帛書聯繫起來,將它依次分爲《病候》《陰陽十一脈灸經》丙本、《陰陽脈死候》乙本、《六痛》《脈法》乙本等五種醫學典籍[1]。

　　2.《引書》。該書是一部導引學著作。全書共 112 枚竹簡,第 1 簡背面題有書名。內容可分爲三部分:第一部分(2～7 簡)闡述一年四季的養生之道,即四季行氣與生活調理;第二部分(8～102 簡)記載數十種導引術式的名稱、動作要領和部分導引術式對身體的功用,以及利用導引術治療疾病的方法;第三部分(103～112 簡)總結導引行氣和健身治病的關聯(包括生病原因與預防方法)。《引書》與馬王堆帛書《導引圖》關係密切,該書中的部分疾病名稱亦見於馬王堆《陰陽十一脈灸經》甲本和乙本。

　　根據出土的墓葬年代推斷,《脈書》和《引書》的抄寫年代不晚於呂后二

---

　　[1]　馬繼興《張家山漢簡〈脈書〉中的五種古醫籍》,《中醫雜志》1990 年 5 期,44～47 頁;《張家山漢簡〈脈書〉中的五種古醫籍(續)》,《中醫雜志》1990 年 6 期,50～53 頁。

年(前 186 年),其成書年代應當在更早時期。其中《脈書》和馬王堆《陰陽十一脈灸經》甲本、乙本可以看作是《黃帝內經·靈樞·經脈》的祖本,其成書年代要早於《黃帝內經》[1]。

五、阜陽漢簡《萬物》

1977 年,安徽省阜陽雙古堆一號漢墓出土一批漢簡。其中有一部類似本草性質的書,整理者當初將其命名爲《雜方》[2],後來根據第 1 號簡文的"萬物之本不可不察也"之句,在正式發表時命名爲《萬物》。文化部古文獻研究室、安徽阜陽地區博物館兩部門組成的阜陽漢簡整理組編寫了《阜陽漢簡〈萬物〉》,發表於《文物》1988 年 4 期。

《萬物》竹簡約 200 枚,但殘損嚴重,可釋讀的殘片計 133 片。其內容較爲繁雜,主要包括兩類:第一類爲醫藥衛生方面的內容,包括藥物效用、致病原因、疾病轉歸等;第二類爲物理物性方面的內容,包括物品用途、物理現象或自然現象、動植物的養殖與捕獲等。與《神農本草經》相比,《萬物》顯得更爲原始,遠遠比不上《神農本草經》的成熟與系統。在《萬物》中,還没有專門的醫方,只是在描述某些藥物效用的同時,順便提及了一些疾病名稱,涉及內科、外科和五官科[3]。出土阜陽漢簡的墓葬主人是西漢開國功臣夏侯嬰之子夏侯竈,卒於漢文帝前元十五年(前 165 年),由此可以推斷《萬物》的成書年代要早於此時。

六、《武威漢代醫簡》

1972 年,甘肅省武威縣柏樹公社五畦大隊旱灘坡漢墓出土大批醫簡,共計 92 枚(分別爲木簡 78 枚、木牘 14 枚)。整理小組根據內容最初將其命名爲《治百病方》,後來甘肅省博物館、武威县文化館合編成《武威漢代醫簡》,由文物出版社 1975 年出版。

武威漢代醫簡內容主要分爲兩類:第一類是關於治療內科、外科、婦科

---

[1] 連劭名《江陵張家山竹簡〈脈書〉初探》,《文物》1989 年 7 期,75~81 頁。

[2] 文化部古文獻研究室、安徽省阜陽地區博物館阜陽漢簡整理組《阜陽漢簡簡介》,《文物》1983 年 2 期,21~33 頁。

[3] 胡平生、陳力等先生曾對該書的藥物與疾病進行了初步整理和歸納。參見胡平生、韓自強《〈萬物〉略説》,《文物》1988 年 4 期,48~54 頁;陳力《對阜陽漢簡〈萬物〉所載藥物和疾病的整理》,《湖南中醫學院學報》1991 年 2 期,53~55 頁。

及五官科疾病的醫方,特別是其中有數枚木簡記載了針灸治病的方法和禁忌,這在簡帛醫藥文獻中還是首次發現;第二類是治療男科疾病的醫方。據統計,書中保存較爲完整的醫方有 45 個、藥物 100 餘種。

在武威漢代醫簡的 92 枚簡牘中,木簡計 78 枚,爲松木和楊木所製;木牘計 14 枚,均爲松木所製。簡長一般爲 23～23.4 釐米;簡寬爲 1 釐米和0.5 釐米兩種規格,其中 1 釐米者 41 枚(第一類簡),0.5 釐米者 37 枚(第二類簡)。簡文係單行墨書,每行 20～40 字不等。木牘計 14 枚,牘長22.7～23.9 釐米,寬度不等,厚度爲 0.2～0.6 釐米不等,也是墨書。木牘大多是正反兩面書寫,每面行數不等,一般爲兩行,但亦有多達六行者,僅一牘爲單行書寫;其中有兩枚牘爲單面書寫。該批醫簡的字體爲隸書兼草。

武威漢代醫簡的墓葬年代爲東漢早期,雖然該書的成書年代暫不可考,但是據其墓葬時間推斷,該批醫簡應當在東漢之前就已成書[1]。

七、北京大學所藏漢代醫簡

2009 年,北京大學收藏了一批從海外回歸的西漢竹簡。經整理清點,共編號3 346個,其中完整簡約 1 600 枚,殘斷簡 1 700 餘枚,估計原有整簡數在 2 300 枚以上。在這批竹簡中,約存醫簡 710 多枚,計 180 餘個醫方。根據簡文內容,大致可以分爲"醫方目録、醫方甲、醫方乙"和"醫經"幾部分。這批醫簡内容十分豐富,主要記載了内科、外科、五官科、婦科、兒科等多個科目疾病的治療方法,包括疾病名稱、症狀、所用藥物、劑量、炮製方法、服藥方法和禁忌等。這些醫方與馬王堆帛書《五十二病方》《里耶秦簡〔壹〕》醫藥簡、成都老官山西漢竹簡《六十病方》關係密切,不少内容極爲相似。在少數單方的章末簡正面下部,有"秦氏方""泠游方""翁壹方"等醫方題名,其中人名應是古代的名醫[2]。

北京大學所藏西漢竹簡醫書被視爲"醫學發展至漢代的一次重要總

　　[1]　中醫研究院醫史文獻研究室《武威漢代醫藥簡牘在醫學史上的重要意義》,《文物》1973 年 12 期,23～29 頁。

　　[2]　北京大學出土文獻研究所《北京大學藏西漢竹書概説》,《文物》2011 年 6 期,49～56 頁。

結"[1]。目前,該批資料尚未正式出版公佈,對這批醫簡的綜合介紹僅見北京大學出土文獻研究所《北京大學藏西漢竹書概說》以及李家浩、楊澤生《北京大學藏漢代醫簡簡介》兩文,均發表於《文物》2011年6期。據相關報道,北京大學藏西漢竹簡共分爲7卷出版,其中醫書擬安排在第七卷[2]。

八、成都老官山西漢醫簡

　　2012年7月至2013年8月,成都文物考古研究所和荆州文物保護中心組成的考古隊,對位於成都市金牛區天回鎮老官山的四座西漢時期墓葬進行了搶救性的考古發掘。其中三號墓葬出土簡牘920枚(含殘簡),分兩處存放。編號爲M3—121共736枚(含殘簡),根據竹簡長度、擺放位置、疊壓次序和簡文内容,可分爲9部醫書和一部律令(法律文獻《尺簡》);編號爲M3—137共184枚(含殘簡),主要内容爲《醫馬書》。

　　這批竹簡9部醫書,除《逆順五色脈臟(藏)驗精神》之外都没有書名,另外8部醫書經整理分別命名爲《敝昔診法》《診治論》《六十病方》《諸病一》《諸病二》《十二脈(附相脈之過)》《別脈》《刺數》[3]。其内容涉及内科、外科、婦科、皮膚科、五官科、傷科等。據發掘專家判定,其中《敝昔診法》《逆順五色脈臟(藏)驗精神》等醫書,極有可能是已經失傳的扁鵲學派經典。另外一部《醫馬書》,屬於首次發現的出土獸醫學專著,填補了我國獸醫史的空白。

　　同時,三號墓葬還出土了完整的人體經穴髹漆人像,高約14釐米,對

----

[1]　顏維琦、曹繼軍《〈北京大學藏西漢竹書〉整理出版獲重大推進——"北大簡"再推10種古書》,《光明日報》2015年9月25日,9版。

[2]　據北京大學出土文獻研究所《〈北京大學藏西漢竹書[貳]〉(〈老子〉卷)首發式暨學術座談會召開》一文介紹,北京大學藏西漢竹書擬分7卷出版,各卷内容分別是:第一卷《蒼頡篇》;第二卷《老子》;第三卷《周馴》《趙正書》、子書叢殘;第四卷《妄稽》《反淫》;第五卷數術類文獻五種,即《荆決》《六博》《雨書》《揕輿》《節》;第六卷日書類文獻3種,即《日書》《日忌》《日約》;第七卷醫方。復旦大學出土文獻與古文字研究中心網站2013年2月24日首發。

[3]　成都文物考古研究所、荆州文物保護中心《成都市回天鎮老官山漢墓》《考古》2014年7月,59~70頁)對另外8部醫書的命名分別是《敝昔醫論》《脈死候》《六十病方》《病源論》《諸病症候》《經脈書》《歸脈數》《五色脈臟(藏)論》。中國中醫科學院中國醫史文獻研究所等著《四川成都天回漢墓醫簡整理簡報》(《文物》2017年12期,48~57頁)將老官山漢墓醫簡分爲5部醫書,分別是《脈書・上經》《脈書・下經》《治六十病和齊湯法》《刺數》《逆順五色脈臟驗精神》,另外還有1部擬命名爲《經脈書(殘簡)》。

於五官、肢體部位刻畫準確,白色或紅色描繪的經脈綫條和穴點清晰可見,在不同部位還陰刻了"心、肺、腎、盆"等小字。據專家介紹,這個人體經穴髹漆人像應是迄今我國發現的最早、最完整的經穴人體醫學模型。它與墓葬出土的經脈醫書相對照,對探索我國傳統醫學經脈針灸理論的起源具有重要意義。

另外,一號墓葬出土了 50 枚木牘,内容分爲官府文書和巫術兩大類。其中巫術包含了婦女求子術、禳災術等内容。

目前,老官山漢墓醫簡尚未完全整理公佈。梁繁榮、王毅、李繼明主編《揭秘敝昔遺書與漆人：老官山漢墓醫學文物文獻初識》(四川科學技術出版社,2016 年 10 月)以及成都文物考古研究所、荆州文物保護中心合著的《成都市回天鎮老官山漢墓》(《考古》,2014 年 7 期)均對該批醫簡資料進行了介紹,另外還有多篇學術論文和新聞媒體報道的相關信息。下面對 9 種古醫書簡介如下[1]。

1.《敝昔診法》。該書橫放在其他竹書前,所有簡的下端均殘斷,大多殘長 10～23 釐米,共 55 枚簡。該書内容以診斷爲主,主要包括望診、脈診及五臟病狀。敝昔,即"扁鵲"兩字的通假。

2.《診治論》。該書在豎放竹書的最上面,長約 27.6 釐米,寬 0.8 釐米,厚 0.1 釐米,共 50 枚簡。該書字迹殘損較多,内容比較龐雜,主要論述"五死"以及"五痹""五風"等疾病的診斷、用"石""友"治療等内容。

3.《六十病方》。該書是堆放在竹書上部較長的竹簡,長約 34.5 釐米,寬 0.8 釐米,厚 0.1 釐米。分上、下兩層堆放,上層約 175 枚,下層約 40 枚,合計約 215 枚。中間夾雜約 20 枚較短的"尺簡"(約 22.7 釐米)。較長的簡(34.5 釐米)均爲病方,包括 15 枚題名簡,以及大約 231 枚藥方簡。每枚題名簡分四欄,每欄首先標出"治某病",其次列出編號;15 枚簡四欄題名,共得 60 個病方。根據 15 枚"題名簡"並參照"藥方簡"簡頭自書的編號與題名,可完整復原六十病方的全部名稱。該書是老官山漢墓醫簡中保存最完整的一種。

4.《諸病一》與《諸病二》。這兩部醫書是這批竹書中最長的一批簡,共

---

[1]　對於老官山漢墓醫書的介紹,《揭秘敝昔遺書與漆人》(四川科學技術出版社,2016 年 10 月)和《四川成都天回漢墓醫簡整理簡報》(《文物》2017 年 12 期)兩種著作所呈現的數據有所不同。我們主要依據《揭秘敝昔遺書與漆人》一書的數據和信息。

205枚,長35.7釐米,寬0.9釐米,厚0.1釐米。該書文字可明確區分爲兩種不同的書寫風格,顯然不是出自一時一人之手。《諸病一》字體古拙雄渾,隸化程度較低,所論述的疾病主要包括"單(癉)、金傷、痿、馬尤(疣)"等;其論述的方式是首述病名,次述症狀,再述病因或預後或相類似疾病。《諸病二》字體飄逸舒展,隸化程度稍高,所論述的疾病主要包括"風、倀(脹)、女子病、傷中"等;其論述的方式是首述病名,次述症狀,偶有提及疾病預後或病因。兩種醫書記錄的各種病名在100個以上。

5.《十二脈(附相脈之過)》。該書的簡長、寬、厚與《諸病一》《諸病二》相同,共43枚簡。該書内容主要有十二經脈循行路徑及所主病、相脈法等。

6.《別脈》。該書的簡長、寬、厚與《諸病一》《諸病二》相同,共9枚簡。在書寫風格、論述體例與所載内容均與《十二脈》不同,每支簡均以"間別"二字開頭,再述經脈名稱、循行、病症和灸法。

7.《刺數》。該書堆放在《諸病》《十二脈(附相脈之過)》《別脈》之下,簡長30釐米,寬0.9釐米,厚0.1釐米,共計45枚簡。該書屬於針刺方法專書。

8.《逆順五色脈臧(藏)驗精神》。該書位於竹書的最底部,全部殘斷,大部分殘長15～25釐米,寬0.9釐米,厚0.1釐米,共66枚簡。該書内容比較龐雜,主要討論五色脈與臟腑和精神的關係。其中有一支簡有9個字曰"逆順五色脈臧(藏)驗精神",整理小組認爲即此書的題名簡。

另外,獸醫簡《醫馬書》共208枚,每支簡長約30.5釐米,寬0.6釐米,厚0.1釐米。原簡没有書名,内容主要爲治療馬病的獸醫書(包括少量相馬術)。

根據老官山墓葬年代與醫簡的字體推測,老官山醫簡的抄寫年代應在西漢高祖後期至西漢文帝時期;而據其内容分析,該批醫書的成書年代當在距離扁鵲生活年代不遠的戰國時期[1]。《揭秘敝昔遺書與漆人:老官山漢墓醫學文物文獻初識》一書對以上每部醫書均作了較詳細的介紹,並列舉了數則釋文,從中可以窺測這些醫書的基本面貌。對於這批醫簡的整

---

[1]　梁繁榮、王毅、李繼明《揭秘敝昔遺書與漆人:老官山漢墓醫學文物文獻初識》,四川科學技術出版社,2016年,52～58頁。

理研究,目前已產生了系列研究成果。

九、其他散見醫藥簡牘

在目前已經整理發表或出版的簡牘材料中,也散見一些醫藥資料,主要有里耶秦簡醫藥簡、敦煌漢簡醫藥簡、居延漢簡醫藥簡、居延新簡醫藥簡、張家界古人堤醫藥簡牘、天長西漢藥方木牘、羅布淖爾漢簡醫藥簡、額濟納漢簡醫藥簡、尚德街醫方木牘等。

1. 里耶秦簡醫藥簡。2002 年,在湖南省龍山縣里耶古城的始建於戰國而廢棄於秦末的 1 號古井中,出土秦代官署檔案簡牘 38 000 多枚,2005 年在北護城壕 11 號坑中出土 51 枚簡牘,這兩批簡牘合稱爲里耶秦簡,内容主要爲官署之間的文書往來和各種籍簿,包括一些藥方。目前,湖南省文物考古研究所編著《里耶秦簡〔壹〕》,收録第五、六、八層出土的簡牘,由文物出版社 2012 年出版。在第八層出土的簡牘文書中散見一些醫藥簡牘,其中部分醫方與馬王堆《五十二病方》、北京大學所藏西漢醫簡、成都老官山醫簡《六十病方》内容相似,但殘損嚴重。筆者曾對其中醫藥簡文進行了勾輯整理[1]。據統計,《里耶秦簡〔壹〕》所見醫藥簡牘現存醫方 18 個,所載藥物 17 種[2]。

2. 敦煌漢簡醫藥簡。20 世紀初至 80 年代之間,在河西疏勒河流域漢代邊塞烽隧遺址先後出土了大批漢代簡牘,共計 2 484 枚,即敦煌漢簡。其中有一些醫方簡牘,但是殘損嚴重。甘肅省文物考古研究所編著《敦煌漢簡釋文》,由甘肅人民出版社 1991 年出版;又編著《敦煌漢簡》,由中華書局於 1991 年、2001 年兩次出版。

敦煌漢簡醫藥簡是指敦煌漢簡中記敘了醫藥、疾病信息的簡牘。早期,羅振玉、王國維所著《流沙墜簡》曾以"方技類"爲題對其中 11 枚醫藥簡

---

[1]　方懿林、周祖亮《〈里耶秦簡〔壹〕〉醫藥資料初探》,《中醫文獻雜誌》2012 年 6 期,10～13 頁。

[2]　據《里耶秦簡〔壹〕》的《凡例》和《前言》介紹,里耶秦簡按出土的層次分,共有 17 層,擬分爲 5 部出版,目前所出僅是第一部。根據整理小組對簡文内容的分類,除"藥方"外,在"書傳類"下的"司法文書"中包括"診書""病書";有醫療吏員或機構的設置,如醫療機構"黔首醫課"、專職醫者"遷陵醫静"。在《里耶秦簡〔壹〕》所收録的五、六、八層出土簡牘中,只有第八層才見醫藥簡。至於其他尚未出版的簡牘還有多少醫藥簡,暫不得而知。

牘作了考論;後來,馬繼興[1]等先生又進行了搜集整理。它們主要記載了一些疾病、症狀、藥物名稱,除兩枚簡牘文字比較完整外,其他簡牘都有殘損,信息比較零散。據統計,該批醫藥簡牘現存醫方 14 個,所載藥物 29 種。

3. 居延漢簡和居延新簡醫藥簡。居延漢簡(含新簡)是指出土地點位於漢代張掖郡居延縣的簡牘,它既包括 1927 年至 1930 年間發掘的居延漢簡(約 11 000 枚),又包括 1972 年至 1982 年間發掘的居延新簡(近 20 000 枚)。在這兩批簡牘中,有一些醫方木簡,但是多爲零篇殘簡。中國社會科學院考古研究所編著《居延漢簡甲乙編》,由中華書局 1980 年出版;甘肅省文物考古研究所、甘肅省博物館、文化部古文獻研究室、中國社會科學院歷史研究所編著《居延新簡——甲渠候官與第四燧》,由中華書局 1994 年出版。後來對居延漢簡的釋文有較多修正。

居延漢簡醫藥簡是指居延漢簡中記敘了醫藥、疾病信息的簡牘,趙宇明[2]、李戎[3]、馬繼興[4]、裘錫圭[5]等先生進行了搜集整理。它們記載了較多的疾病、症狀名稱,但是部分簡牘殘損厲害,信息零散。據統計,該批醫藥簡牘現存醫方 10 個,所載藥物 14 種。

居延新簡醫藥簡是指居延新簡中記敘了醫藥、疾病信息的簡牘,馬繼興[6]、孫其斌[7]、周祖亮[8]等先生曾進行了搜集整理。這些簡牘主要記載了"傷臟""癢身"等疾病,以及"除熱""出矢鏃"等醫方,但是殘損嚴重。據統計,該批醫藥簡牘現存醫方 16 個,所載藥物 26 種。

4. 肩水金關漢簡醫藥簡。1973 年,在漢代肩水金關遺址發掘出大量

[1]　馬繼興《出土亡佚古醫籍研究》,中醫古籍出版社,2005 年,1～4 頁,12～14 頁。

[2]　趙宇明、劉海波、劉掌印《〈居延漢簡甲乙編〉中醫藥史料》,《中華醫史雜誌》1994 年 3 期,163～166 頁。

[3]　李戎《居延漢簡醫、藥、傷、病簡文整理研究報告》,《醫古文知識》2001 年 4 期,15～18 頁。

[4]　馬繼興《出土亡佚古醫籍研究》,中醫古籍出版社,2005 年,5～8 頁。

[5]　裘錫圭《居延漢簡中所見疾病名稱和醫藥情況》,《中醫藥文化》2008 年 6 期,16～19 頁。

[6]　馬繼興《出土亡佚古醫籍研究》,中醫古籍出版社,2005 年,9～11 頁。

[7]　孫其斌、蘇建兵《〈居延新簡〉中的醫藥簡》,《甘肅中醫》2002 年 4 期,17～19 頁。

[8]　周祖亮、方懿林《居延新簡所記醫藥信息述略》,《中醫文獻雜誌》2011 年 2 期,1～4 頁。

簡牘。肩水金關是漢代張掖郡肩水都尉所轄一處出入關卡,是河西走廊進入居延地區(今內蒙古自治區額濟納旗)的必經之地。甘肅簡牘博物館、甘肅省文物考古研究所、甘肅省博物館、中國文化遺產研究院古文獻研究室、中國社會科學院簡帛研究中心聯合編著《肩水金關漢簡》,收錄肩水金關所出 11 000 餘枚漢簡的全部簡影和釋文。《肩水金關漢簡》〔壹〕〔貳〕〔叁〕〔肆〕〔伍〕分別由中西書局 2011 年、2013 年、2014 年、2015 年、2016 年出版。

　　肩水金關漢簡醫藥簡是指肩水金關漢簡中記敘了醫藥、疾病信息的簡牘。根據筆者的搜集整理,這些醫藥簡牘主要記載了"寒炅""四支不舉"等疾病。該批醫藥簡現存醫方 2 個,所載藥物 9 種。

　　5. 羅布淖爾漢簡醫藥簡。1927~1930 年間,北京大學黃文弼先生隨西北科學考察團前往我國西北地區進行考察發掘,於 1930 年在吐魯番、樓蘭等地發現了一些木簡,共計 71 枚。其成果在《羅布淖爾考古記》《羅布淖爾漢簡考釋》等論文中刊佈,兩文後被收入黃文弼《西北史地論叢》,由上海人民出版社 1981 年出版。在羅布淖爾漢簡中,有一枚正、反兩面均有文字的醫藥殘簡。

　　6. 額濟納漢簡醫藥簡。1990~2002 年間,內蒙古自治區文物考古研究所在額濟納旗漢代烽燧遺址進行考古調查清理時,共採獲 500 餘枚漢代木簡。經整理後,內蒙古自治區文物考古研究所魏堅主編《額濟納漢簡》,由廣西師範大學出版社 2005 年出版。在額濟納漢簡中,尚殘存一枚藥方簡牘。

　　7. 天長漢簡藥方木牘。2004 年 11 月,安徽省天長市安樂鎮發現一座西漢時期豎穴土坑墓。該墓葬出土了 34 片木牘,保存相對完整,兩面皆為隸書,共計 2 500 餘字。其內容比較豐富,涉及戶口名簿、算簿、書信、木刺、藥方、禮單等。結合出土漆器和木牘上的文字,可以推定墓葬主人為東陽縣的官吏謝孟。紀春華、喬國榮、王震、楊以平合著的《安徽天長西漢墓發掘簡報》,發表於《文物》2006 年 11 期。在這批木牘中,有一塊木牘(M19:40-13)記載了一首藥方,共記錄藥物 9 種。

　　8. 張家界古人堤醫藥簡牘。1987 年,湖南省張家界市古人堤出土木製簡牘共 90 枚,有兩枚簡牘記載醫方和藥物。其中一塊木牘署名曰"治赤散方",正面記錄藥物 15 種,諸藥後附有劑量,反面記有簡要的藥物加工方法;一枚木簡記載數種藥物,現存 2 味完整的藥物。湖南省文物考古研究所、中國文物研究所編寫成《湖南張家界古人堤簡牘釋文與簡注》，發表於《中國歷史文物》2003 年 2 期。從目前已整理公佈的簡帛醫書來看，"治赤散方"是所見藥物數量最多的單則醫方。

9. 尚德街醫方木牘。2011 年，長沙市文物考古研究所對該市九龍倉工地發現的尚德街古井群進行考古發掘，共發掘出簡牘 300 餘枚。這批簡牘均爲東漢木牘，簡牘抄寫於東漢後期靈帝時代。長沙市文物考古研究所編著《長沙尚德街東漢簡牘》，由岳麓書社 2016 年出版。在這批木製簡牘中，有一枚"治百病通明（明）丸"的醫方木牘，共記録藥物 13 種；另外還有一枚藥方殘簡，現存 1 味藥物。

在以上散見醫學簡牘文獻中，里耶秦簡醫藥簡是秦代作品，天長漢簡藥方木牘是西漢中期作品，敦煌漢簡醫藥簡、居延漢簡醫藥簡、肩水金關漢簡醫藥簡、羅布淖爾漢簡醫藥簡、額濟納漢簡醫藥簡則是西漢中期至東漢中後期的作品，張家界古人堤醫藥簡牘是東漢前期作品，尚德街醫方木牘是東漢後期作品。

以上所敘簡帛醫藥文獻，分別出土于我國長江流域和西北地區，它們的應用價值高，使用範圍廣，口語性強。其中醫藥詞彙數量大，形式多樣，意義豐富，既反映了秦漢時期漢語詞彙、傳統醫藥的歷史面貌與成就，又包含着早期社會關於疾病認識、治病療疾方法、處方施藥經驗等傳統醫藥理論與歷史文化的信息，具有特殊研究價值。

凡　　例

　　一、本詞典共收錄簡帛醫藥詞語 2 359 條，按類分排，分爲“簡帛醫學詞語”“簡帛藥學詞語”兩大類，下面再分若干小類。每類詞語按照首字筆畫從少到多依次排列。如果首字筆畫相同，則依起筆筆形橫（一）、豎（丨）、撇（丿）、點（丶）、折（乛）的順序排列。如果首字相同，則第二個字依上述原則排序，依此類推。

　　二、每個詞語用【　】表示，對其在簡帛醫書的意義進行簡要解釋，同時列出該詞語在簡帛醫籍中出現的頻次、出處和例句。其中馬王堆醫書詞語的出處以《長沙馬王堆漢墓簡帛集成》（中華書局，2014 年）所列的書名和新標示的行第號或簡號爲准。例如：

　　　　【七疾】　男子腎氣虧損的七種證候。4 見：武威醫簡 84 甲（3）、85 甲簡。武威醫簡 84 甲：何謂七疾？一曰陰寒，二曰陰瘺（痿），三曰苦衰，四曰精失，五曰精少，六曰橐下養（癢）濕，□□臨事不卒，名曰七疾。

　　表示“七疾”在簡帛醫書中共出現 4 次，分別爲武威醫簡 84 號簡正面出現 3 次、85 號簡正面出現 1 次；例句出自武威醫簡 84 號簡正面。

　　　　【口脣】　嘴脣。1 見：房内記 46 行。即：口脣不乾。

　　表示“口脣”出現在馬王堆《房内記》第 46 行，而該詞語在《馬王堆漢墓帛書〔肆〕》（文物出版社，1985 年）中則屬於《雜療方》，該書被《集成》分爲《房内記》《療射工毒方》兩種。

【人州出不可入】　脱肛。1見：五十二病方276行。即：人州出不可入者，以膏膏出者，而到（倒）縣（懸）其人，以寒水戔（濺）其心腹，入矣。

表示"人州出不可入"出現於《長沙馬王堆漢墓簡帛集成》的《五十二病方》第276行，而該詞語在《馬王堆漢墓帛書〔肆〕》（文物出版社，1985年）中則出現在第263行。

三、如果是同一詞語的不同文字形式，則列爲同一條，以正體字形的詞語（如無正體字形詞語，則以首字筆畫少的詞語）作爲詞條，其餘排在該詞條下面，分別注明出處、出示例句（此處省略例句）。例如：

【上氣】　氣喘，指氣逆壅上，呼多吸少。3見：陰陽（甲）31行，陰陽（乙）13行，脈書41簡。

尚（上）氣　1見：足臂15行。

尐（上）燹（氣）　1見：包山楚簡249簡。

尐（上）慇（氣）　5見：包山楚簡236、239、242、245、247簡。

表示"上氣"這一個詞還有"尚（上）氣""尐（上）燹（氣）""尐（上）慇（氣）"等不同書寫形式。

四、一個詞語如有兩個以上義項，則用①②等數字符號標明，分別注明出處、出示例句（此處省略例句）。例如：

【清】　① 女子經血流量大。1見：脈書10簡。

② 精液稀薄清冷。1見：養生方132行。

表示"清"在簡帛醫書中有"女子經血流量大""精液稀薄清冷"兩個義項。

五、由於北京大學所藏秦代醫簡、西漢醫簡以及成都老官山西漢醫簡尚在整理之中，未完全刊佈，對這些材料中的醫藥詞語暫不作收錄。

六、在簡帛醫書中，有少量殘損醫藥詞語。出於詞語的完整性考慮，這些殘損醫藥詞語不列入正文，僅作爲附錄列出，置於"附錄一"。

七、本詞典對醫藥詞語的注釋，吸收和參考了學術界衆多學者的整理研究成果，因體例所限，在釋義時不列出所參考的具體文獻信息。

八、爲簡便計，在説明詞語出處時對部分簡帛醫書名稱使用了簡稱，分別是：

1. 周家臺秦簡《病方及其他》簡稱“病方”。

2. 馬王堆《足臂十一脈灸經》簡稱“足臂”，《陰陽十一脈灸經》甲本簡稱“陰陽（甲）”，《陰陽十一脈灸經》乙本簡稱“陰陽（乙）”。

3.《武威漢代醫簡》簡稱“武威醫簡”。

4. 居延新簡醫藥簡標示原簡出土地點及探方的順序編號：EPT 指破城子探方，EPF 指破城子房屋遺址，EPW 指破城子塢壁内，EPC 指破城子鄣、塢外的灰堆，EPS4 指甲渠塞第四燧遺址，ESC 指額濟納旗三十井次東燧。

九、簡帛藥物中有許多常見藥物，其意義在本草典籍皆有詳細解釋。爲節省篇幅，對部分常見藥物僅注作“植物類藥名”“動物類藥名”“礦物類藥名”“器物類藥名”，不作細釋。

十、簡帛醫學詞語下的病症詞語後附有“待考病症詞語”，簡帛藥學詞語下的藥物詞語後附有“待考藥物詞語”。

十一、本詞典所引簡帛文字材料，統一使用了以下符號：（　），表示前一字是通假字、異體字、俗字或古字，括號内寫出相應的本字、通行字、正字和今字；〈　〉，表示改正訛誤字；〚　〛，表示簡帛原有脱字，或簡帛殘損致有脱文，整理小組根據上下文或其他文獻補出的原簡帛脱文[1]；釋文外加方框（如 字 ），表示簡帛原有殘泐，可據殘筆或文例釋出的字；（?），表示簡帛原字模糊，不易識別，擬訂釋文對該字存疑；□，表示無法釋出和辨識的殘缺字，一“□”表示一字；┄，表示簡帛原文模糊不清，無法認讀，字數不能推定；⊿，表示簡帛原文殘斷；○，表示原文已塗去的廢字。

十二、在簡帛醫書中，原有表示篇章題的黑方塊和表示分條分段的圓點。詞典正文出示的例句僅保留個別有提示句讀作用的圓點符號。例如“陰陽（乙）9：齒朋（脈）·起〚于大指與次〛指上，出臂上廉。”此處“·”有斷句作用，予以保留。

---

[1]〚　〛：按照慣例，該處符號當爲“【　】”，在詞典正文例句中，爲區別詞條所加【　】，故改作“〚　〛”。除詞典正文、附録一“殘損醫藥詞語”外，其餘均依慣例用“【　】”。

目　　録

上編　簡帛醫學詞語

病 症 詞 語

二　畫

【七疾】　男子腎氣虧損的七種症狀。4
見：武威醫簡 84 甲(3)[1]、85 甲簡。
武威醫簡 84 甲：何謂七疾？一曰陰寒，
二曰陰痿(痿)，三曰苦衰，四曰精失，五
曰精少，六曰囊下養(癢)濕，□□臨事不
卒，名曰七疾。

【七傷】　男子腎氣虧損的七種症狀。2
見：武威醫簡 85 甲簡(2)。武威醫簡 85
甲—85 乙：何謂七傷？一曰陰寒；二曰
陰痿(痿)；三曰陰衰；四曰囊下濕而養
(癢)，黃汁出，辛惠(痛)；五曰小便有
餘；六曰莖中惠(痛)如林(淋)狀；七曰
精自出，空居獨怒，臨事不起，起，死玉
門中，意常欲得婦人，日甚者更而苔
(答)輕，重時腹中惠(痛)，下弱(溺)旁
(膀)光(胱)。

【人毒】　被人咬後形成的創傷。1 見：
五十二病方 76 行。即：禺(遇)人毒者。

【人星】　即人腥，指體臭。1 見：五十
二病方 66 行。即：東方之王，西方〖□
□□〗主冥冥人星。

【人州出不可入】　人的肛門外露而不
能回縮，即脫肛。1 見：五十二病方 276
行。即：人州出不可入者，以膏膏出者，
而到(倒)縣(懸)其人，以寒水戔(濺)其
心腹，入矣。

【九竅(竅)不道】　人體九處孔竅均不

通暢。1 見：天下至道談 18 簡。即：氣
血充贏，九竅(竅)不道，上下不用，產痤
雎(疽)。

三　畫

【三陰病】　足太陰脈、少陰脈、厥陰脈
所生的病症。1 見：足臂 23 行。即：三
陰病雜以陽病，可治。

【三陰之病】　即三陰病。1 見：足臂
21 行。即：三陰之病亂，不過十日死。

【下枯上沆(脫)】　下體痿廢，上體消
瘦。1 見：天下至道談 15 簡。即：七十
下枯上沆(脫)，陰氣不用，㮦(灌)泣留
(流)出。

【下弱(溺)旁(膀)光(胱)】　小便時
膀胱疼痛。1 見：武威醫簡 85 簡乙。
即：重時腹中惠(痛)，下弱(溺)旁(膀)
光(胱)。

【下潘(溜)旁(膀)急】　小便頻急。1
見：武威醫簡 84 簡甲。即：白下常惠
(痛)，溫溫下潘(溜)旁(膀)急。

【大風】　麻風病的古稱。1 見：武威醫
簡 86 簡甲。即：□惡病大風方。

【大帶】　古病名。當指一種形成帶狀
瘡瘍的皮膚病。1 見：五十二病方 132
行。即：大帶者：燔埱，與久膏而靡
(磨)，即傅之。

【上氣】　氣喘，指氣逆壅上，呼多吸少。
3 見：陰陽(甲)31 行，陰陽(乙)13 行，

---

　　[1]　武威醫簡 84 甲(3)簡：表示該詞語在武威醫簡 84 號簡的正面出現 3 次；以下括弧
內的數字，均表示詞語出現的次數。

脈書41簡。陰陽（甲）31：嗌乾，上氣，饐（噎）。

尚（上）氣　1見：足臂15行。即：舌帬（胠），□旦（癉），尚（上）氣。

走（上）燹（氣）　1見：包山楚簡249簡。即：已（以）亓（其）又（有）瘇（撞）疠（病），走（上）燹（氣），尚母（毋）外（死）。

走（上）慼（氣）　5見：包山楚簡236、239、242、245、247簡。包山楚簡236：既腹心疾，已（以）走（上）慼（氣）。

【上氣欬】　氣喘加咳嗽。1見：脈書6簡。即：在肺，爲上氣欬。

【上下不用】　身體上下功能失調，或失去正常功能。1見：天下至道談18簡。即：氣血充贏，九竅（竅）不道，上下不用，產痤疽（疽）。

【小便有餘】　小便淋漓不盡。1見：武威醫簡85簡乙。即：五曰小便有餘。

【小便數多】　小便頻數。1見：武威醫簡83簡乙。即：服藥十日知，小便數多，廿日愈（愈）。

【口乾】　口腔乾渴少津。3見：陰陽（甲）19行，陰陽（乙）9行，脈書32簡。脈書32：目黃，口乾。

【口喎】　嘴唇歪斜。1見：脈書32簡。即：爲五病，及口喎☑。

【口鈕（噤）】　唇口收緊，撮如魚口，即撮風。1見：五十二病方45行。即：其育（肎）直而口鈕（噤）。

【口痛】　嘴巴疼痛。3見：陰陽（乙）4行，脈書21簡，引書85簡。引書85：引口痛。

【口熱】　口腔灼熱。3見：陰陽（甲）30行，陰陽（乙）13行，脈書41簡。脈書41：口熱，舌柝（坼）。

【夕下】　古病名。當指發於腋下的一種皮膚病。3見：五十二病方68、69、70行。五十二病方70：巳（已）夕下麊。

【久（灸）創】　因灸失當灼傷肌肉而引發的瘡瘍。1見：武威醫簡87簡甲。即：治加（痂）及久（灸）創及馬𦙛方。

【久傷】　時間較長的外傷。1見：五十二病方21行。即：久傷者。

【久欬逆】　長時間咳嗽氣逆。1見：敦煌漢簡2012簡。即：☑治久欬逆、匃（胸）痹、痿痹、止泄、心腹久積、傷寒方。

【久欬上氣】　即"久欬逆上氣"之省，又稱上氣咳。因長時間咳嗽導致的氣逆上喘。2見：武威醫簡3、79簡。武威醫簡79：治久欬上氣喉中如百虫（蟲）鳴狀卅歲以上方。

【久欬逆上氣】　因長時間咳嗽導致的氣逆上喘。1見：武威醫簡80簡甲。即：治久欬逆上氣湯方。

【女病】　婦科疾病。1見：居延漢簡62：55簡。即：問禹曰之鱍得視女病。

【女子瘭（癃）】　女性淋症。一種婦科疾病。2見：五十二病方200、201行。五十二病方200：女子瘭（癃），取三歲陳靃（藿），丞（蒸）而取其汁，□而歓（飲）之。

【刃傷】　刀傷。1見：五十二病方10行。即：以〈已〉刃傷，頹（燔）羊矢，傅之。

四　畫

【王身】　即往身，由背部癰瘡惡化致使癰瘡遍佈全身。1見：脈書4簡。即：在北（背），癰，爲王身。

【支（肢）尻之上甬（痛）】　大腿與臀部疼痛。1見：引書52簡。即：支（肢）尻之上甬（痛），引之。

【不臥】　不能夠安睡。2見：陰陽（甲）22行，陰陽（乙）11行。陰陽（乙）11：〚能〛食，不臥，強吹（欠）。

【不起】　因男子性機能衰退導致陰莖不能勃起。2見：養生方13行（2）。即：〚不〛起，爲不起者，旦爲善水鬻（粥）而〚□□，以〛厭爲故。

【不内飤(食)】　不能夠進食。2見：包山楚簡 221、223 簡。包山楚簡 221：既又(有)肪(疠—病)，肪(疠—病)心疾，少憨(氣)，不内飤(食)。

【不甘飤(食)】　沒有食欲。5見：包山楚簡 236、239、242、245、247 簡。包山楚簡 236：既腹心疾，呂(以)走(上)憨(氣)，不甘飤(食)，舊(久)不瘳(瘥)。

【不出汗】　身體不排汗。1見：居延漢簡 89：20 簡。即：以溫湯飲一刀刲(圭)，日三，夜再，行解，不出汗。

【不耆(嗜)食】　不想飲食。1見：足臂 17 行。即：不耆(嗜)食，善意(噫)。

【不能食】　不能夠進食。3見：陰陽(甲)22 行，陰陽(乙)11 行，脈書 35 簡。陰陽(甲)22：不能食，不○臥。

不能飤(食)　2見：望山楚簡 37、38 簡，里耶秦簡 8－1042 簡。望山楚簡 37：☑呂(以)不能飤(食)，呂(以)心悸。

【不能息】　不能夠順暢呼吸。1見：脈書 16 簡。即：□□□□見(?)，不能息，爲癭。

【不能弱(溺)】　不能夠排小便。1見：脈書 5 簡。即：在戒，不能弱(溺)，爲閉。

【不能視】　眼睛不能夠視物或視物不清。1見：里耶秦簡 8－1363 簡。即：人病少氣者，惡聞人聲，不能視。

【不能詘(屈)】　肌肉強直而不能彎曲。1見：五十二病方 30 行。即：痙者，傷，風入傷，身倍〈信(伸)〉而不能詘(屈)。

【不得臥】　不能夠安睡。2見：足臂 22 行，武威醫簡 31 簡。足臂 22：不得臥，有(又)煩心，死。

【不欲食】　不想進食。3見：陰陽(甲)30 行，陰陽(乙)12 行，脈書 40 簡。陰陽(乙)12：不欲食，面黯如炲(炱)色。

【不可以顧】　頭頸不能夠回轉。3見：陰陽(甲)14 行，陰陽(乙)7 行，脈書 27 簡。陰陽(乙)7：瞳(腫)甬(痛)，不可以顧，肩以(似)脱。

不可以雇(顧)　1見：引書 31 簡。即：項疼不可以雇(顧)，引之。

【不耐食飲】　不想進食。1見：居延新簡 EPF22：80－81。即：病加兩脾雍(臃)種(腫)，匈(胸)肋(脅)支滿，不耐食飲。

【不耐飲食】　不想進食。1見：肩水金關漢簡 73EJT23：711。即：☑加匈(胸)脅支滿，心腹不耐飲食□☑

【不能飲食】　不能夠進食。2見：居延新簡 EPT59：157、肩水金關漢簡 73EJF3：339。居延新簡 EPT59：157：即日病傷寒、頭慮(痛)，不能飲食。

【不可以反則(側)】　不能夠翻身。1見：陰陽(乙)3 行。即：不可以反則(側)，甚則无膏。

不可以反稷(側)　1見：陰陽(甲)6 行。即：不可以反稷(側)，甚則无膏。

不可以反瘦(瘦)　1見：脈書 20 簡。即：不可以反瘦(瘦)，甚則無膏。

【犬所齧】　①被瘋狗咬傷。1見：五十二病方 56 行。即：取恆石兩，以相靡(磨)殴(也)，取其靡(磨)如麋(糜)者，以傅犬所齧者。

②被狗(非狂犬)咬傷。1見：五十二病方 64 行。即：犬所齧，令毋(無)痛及易瘳方。

【犬筮(噬)人傷】　人被狗(非狂犬)所咬傷。1見：五十二病方 61 行。即：犬筮(噬)人傷者：取丘(蚯)引(蚓)矢二□，以井上罋(甕)斷(斷)處土與等。

【少氣】　①即氣虚，呼吸短促微弱，言語無力。1見：里耶秦簡 8－1363 簡。即：人病少氣者，惡聞人聲，不能視。

少憨(氣)　2見：包山楚簡 218、220 簡。包山楚簡 220：呂(以)丌(其)下心而疾，少憨(氣)。

少憨(氣)　3見：包山楚簡 207、221、

223簡。包山楚簡223：既又（有）疠（疠—病），疠（疠—病）心疾，少𤸇（氣），不内（入）飤（食），尚毋又（有）恙（恙—恙）。
② 身體氣虛無力，力量不足。2見：養生方80行，引書48簡。引書48：苦兩手少氣，舉之不鈞〈鈞—均〉，指端湍〈浸〉湍〈浸〉善畀（痹）。

【少鍚(傷)】　男子身體功能受到損傷的疾病。1見：武威醫簡84簡乙。即：何謂七疾……有病如此，名为（為）少鍚（傷）。

【少腹膧(腫)】　小腹腫脹。1見：陰陽（乙）15行。即：丈夫則隤（㿗）山（疝），婦人則少腹膧（腫）。
少腹穜（腫）　2見：陰陽（甲）25行，脈書37簡。脈書37：丈夫則穨（㿗）山（疝），婦人則少腹穜（腫）。

【中煩氣亂】　心煩氣亂。1見：天下至道談17簡。即：疾使内，不能道，產病出汗椯（喘）息，中煩氣亂。

【内復】　因房勞太過而生的疾病。1見：五十二病方205行。即：胥弱（溺）：是胃（謂）内復。

【内傷】　男子身體機能受到損傷的疾病。2見：武威醫簡84簡乙、85簡乙。武威醫簡85乙：何謂七傷……此病名曰内傷。

【内熱】　體内臟腑陰陽偏勝之熱。1見：天下至道談17簡。即：弗能治，產内熱。

【内癉】　即内黄，又名黄疸。2見：脈書13簡，引書29簡。脈書13：内癉，身痛，艮（眼）蚤（爪）黄，弱（溺）赤，爲黄癉。

【水】　水脹，水腫。4見：陰陽（甲）22行，陰陽（乙）11行，脈書13、35簡。脈書13：腹盈，身、面、足、胻盡肖（消），爲水。

【手痛】　手臂疼痛。1見：足臂3行。即：項痛，手痛。

【手足熱】　手腳發熱。1見：武威醫簡84簡甲。即：膝脛寒，手足熱，且煩臥不安牀。

【手足雍(臃)種(腫)】　四肢癰腫。1見：武威醫簡81簡。即：治痹手足雍（臃）種（腫）方。

【反折】　身體向後反張。1見：脈書16簡。即：反折，爲閒（癇）。

【火疢】　一種熱病。2見：脈書5簡（2）。即：在身，炙痛以行身，爲火疢。

【心易(惕)】　心中驚恐不安。1見：陰陽（乙）12行。即：心易（惕），恐人將捕之。
心腸〈惕〉　2見：陰陽（甲）11、29行。陰陽（甲）10－11：〖聞〗木音則傷〈惕〉然驚，心腸〈惕〉，欲獨閉户牖而處。

【心𢜬】　即心悗，心胸煩悶。1見：望山楚簡37簡。即：▨目（以）不能飤（食），目（以）心𢜬，目（以）欬（欬），胷（胸）臘（脅）疾。
心𢘧　1見：望山楚簡38簡。即：▨目（以）心𢘧，不能飤（食）。

【心疾】　心臟疾患，又稱"心病"。2見：病方336、337簡。病方336：赤隗獨指，搕某叚（瘕）心疾。

【心痛】　胸脘部疼痛。7見：足臂14、25行，脈書34、45、46簡，引書67簡，萬物W007。足臂14：肝痛，心痛。
心甬（痛）　3見：陰陽（乙）11、17、18行。陰陽（乙）11：心甬（痛）牙（與）腹張（脹），死。
心痛（痛）　3見：陰陽（甲）22、35、36－37行。陰陽（甲）21－22：心痛（痛）與復（腹）張（脹），死。

【心煩】　胸中煩熱鬱悶的症狀，又稱煩心。7見：足臂17、25行，陰陽（甲）22、27行，陰陽（乙）11行，脈書34、38簡。足臂25：心痛，心煩而意（噫）。

【心如絶】　心氣好像被阻斷一樣，是一種危重脈證。1見：陰陽（乙）12行。

即：〖悒(喝)悒(喝)如喘〗，坐而起則目芒然无見，心如絕。

【心如縣(懸)】　心內感到虛懸不安。2見：陰陽(甲)29行、脈書40簡。脈書39-40：悒(喝)悒(喝)如亂，坐而起則目眇如無見，心如縣(懸)。

【心狄(惕)狄(惕)】　心中驚恐不安。1見：脈書40簡。即心狄(惕)狄(惕)恐人將捕之。

【心惕然】　心中驚恐不安。1見：脈書24簡。即：聞木音則狄(惕)然驚，心惕然欲獨閉戶牖而處。

【心寒氣】　心裏受寒而出現不適。1見：武威醫簡18簡。即：心寒氣脅下惠(痛)，吞五丸，日三吞。

【心腹痛】　心胸與腹部疼痛。2見：里耶秦簡8-1718(2)簡。即：☐治心腹痛，心腹痛者☐

心腹惠(痛)　1見：武威醫簡63簡。即：心腹惠(痛)，吞之。

【心與胠痛】　心和腋下側胸部疼痛。1見：脈書25簡。即：脊(肩)痛，心與胠痛。

心與胠庯(痛)　1見：陰陽(甲)12行。即：〖乳痛〗，心與胠庯(痛)。

心牙(與)胠痛　1見：陰陽(乙)6行。即：乳甬(痛)，心牙(與)胠痛。

【心與脅痛】　心和側胸部疼痛。2見：陰陽(甲)5行、脈書20簡。脈書20：少陽之脈⋯⋯是勤(動)則病：心與脅痛。

心牙(與)脅痛　1見：陰陽(乙)3行。即：〖少陽〗肶(脈)⋯⋯是勤(動)則病：心牙(與)脅痛。

【心腹大積】　因飲食不化而導致的心腹鼓脹異常。1見：武威醫簡44簡。即：治心腹大積上下行如虫(蟲)狀大惠(痛)方。

【心腹久積】　因飲食不化而導致的心腹長時間鼓脹。1見：敦煌漢簡2012簡。即：治久欬逆、匄(胸)痹、痿痹、止

泄、心腹久積、傷寒方。

【心腹支滿】　胸部和腹部支撐脹懣。4見：居延漢簡4：4A、293：5簡、肩水金關漢簡73EJT23：359A、73EJF3：339。肩水金關漢簡73EJT23：359A：欲往會病，心腹支滿甚☐☐注以故。

【心彭彭如痛】　胸內脹滿疼痛。1見：脈書44簡。即：臂鉅陰之脈⋯⋯是勤(動)則病：心彭彭如痛。

【心滂滂如庯(痛)】　胸內脹滿疼痛。1見：陰陽(甲)34行。即：臂鉅陰脈(脈)⋯⋯是勤(動)則病：心滂滂如庯(痛)。

心滂滂如甬(痛)　1見：陰陽(乙)16-17行。即：臂巨陰肶(脈)⋯⋯是勤(動)則病：心滂滂〖如〗甬(痛)。

五　畫

【左目痛】　左眼疼痛。1見：引書90簡。即：左目痛，右手指瘳(厭)內脈，左手指無(撫)顫而力引之。

【左黎(膝)痛】　左膝部疼痛。1見：引書45簡。即：左黎(膝)痛，右手據權，而力揮左足。

【左手指痛】　左手指疼痛。1見：引書88簡。即：其左手指痛，右手無(撫)左手指，反引之。

【石瘴(癃)】　石淋，又稱砂淋、沙淋、沙石淋。尿道因沙石阻礙而致小便不通。3見：五十二病方198行，武威醫簡9簡，萬物W016。五十二病方198：石瘴(癃)，三溫煮石韋若酒而歙(飲)之。

【右黎(膝)痛】　右膝部疼痛。1見：引書45簡。即：右黎(膝)痛，左手據權，內揮右足。

【右手指痛】　右手指疼痛。1見：引書88簡。引書88-89：其右手指痛，左手無(撫)右手指，力引之。

【北(背)痛】　背部疼痛。2見：陰陽

（乙）2 行，脈書 19 簡。陰陽（乙）2：北（背）痛，要（腰）〖痛〗。

北（背）甬（痛） 1 見：引書 50 簡。即：引北（背）甬（痛），熊經十，前據（?）十。

北（背）庯（痛） 1 見：陰陽（甲）4 行。即：北（背）庯（痛），要（腰）庯（痛）。

【目盲】 眼瞎。1 見：萬物 W014。即：□以寒水洒目盲也。

【目黃】 眼睛鞏膜泛黃。3 見：陰陽（甲）19 行，陰陽（乙）9 行，脈書 32 簡。陰陽（甲）19：目黃，口乾。

【目痛】 眼睛疼痛。2 見：足臂 4 行，引書 90 簡。足臂 4：目痛，泚（鼽）泑（衄）。

目悤（痛） 1 見：武威醫簡 16 簡。即：治目悤（痛）方。

【目以（似）脱】 眼珠像要脱落一樣疼痛。3 見：陰陽（甲）2 行，陰陽（乙）2 行，脈書 18 簡。陰陽（甲）2：目以（似）脱，項以（似）伐，智（胸）痛。

【目外際痛】 外眼角疼痛。1 見：脈書 30 簡。即：目外際痛，頰痛，耳聾。

【目外漬（眥）痛】 外眼角疼痛。1 見：足臂 8 行。即：耳前痛，目外漬（眥）痛。

目外膌（眥）甬（痛） 1 見：陰陽（乙）8 行。即：目外膌（眥）甬（痛），頰甬（痛）。

目外漬（眥）庯（痛） 1 見：陰陽（甲）17 行。即：目外漬（眥）庯（痛），頰痛。

【目解（繲）眽然】 目睛上翻而斜視。1 見：五十二病方 51 行。即：嬰兒瘛（瘲）者，目解（繲）眽然，脅痛，息瘛（嚶）瘛（嚶）然。

【目芒然无見】 兩眼昏花好像什麼都看不見。1 見：陰陽（乙）12 行。即：〖悒（喝）悒（喝）如喘〗，坐而起則目芒然无見。

【目眽如無見】 兩眼昏花好像什麼都看不見。1 見：脈書 40 簡。脈書 39 - 40：悒（喝）悒（喝）如亂，坐而起則目眽

如無見。

【目暝如毋（無）見】 兩眼昏花好像什麼都看不見。1 見：陰陽（甲）29 行。即：悒（喝）悒（喝）如喘，坐而起則目暝如毋（無）見。

【目圜視雎〈雅〉】 眼珠發直，目光歪斜。1 見：脈書 51 簡。即：面墨，目圜視雎〈雅〉，則血先死。

【目環（睘）視衺（衺）】 即"目圓視雅"。1 見：陰陽脈死候 3 行。即：面黑，目環（睘）視衺（衺），則氣先死。

【四末痛】 四肢疼痛。1 見：脈書 45 簡。即：心痛，四末痛，叚（瘕）。

四末庯（痛） 1 見：陰陽（甲）35 行。即：四末庯（痛），叚（瘕）。

【四胣甬（痛）】 四肢疼痛。胣，讀作"肢"。1 見：陰陽（乙）17 行。即：心甬（痛），四胣甬（痛）。

【四節痛】 四肢疼痛。1 見：脈書 15 簡。即：身塞〈寒〉熱，渴，四節痛，爲癉。

【四支（肢）不舉】 四肢不能活動，失去正常功能。1 見：肩水金關漢簡 73EJT29：115A。即：逎甲寅病溫，四支（肢）不舉。

【四枝（肢）不用】 四肢不能活動，失去正常功能。1 見：十問 67 簡。即：今四枝（肢）不用，家大紒（亂），治之奈何？

【四節不舉】 四肢不能活動，失去正常功能。4 見：居延漢簡 4：4A、5：18，255：22、239：59 簡，居延新簡 EPF22：280。居延漢簡 4：4A：第廿四隧（隊）卒高自當，以四月七日病頭悤，四節不舉。

四節不與（舉） 1 見：敦煌漢簡 1577 簡。即：□□戍卒杜充，病頭廬（痛），四節不與（舉）。

【失欲口不合】 下頜骨關節脱落而使嘴巴不能閉合，俗稱落下巴。1 見：引書 86 簡。即：失欲口不合，引之，兩手奉其頤，以兩拇指口中壓，窮耳而力

舉頤。

【白叚(瘕)】 白帶病。1見：脈書 10
簡。即：弱(溺)出白，如沐，爲白叚
(瘕)。

【白瘬】 古病名。當爲皮膚色素消失
症狀的皮膚病，如白癜風之類。2見：
五十二病方 130 行(2)。五十二病方
130：白瘬者，白毋(無)奏(腠)。
白屍(瘬) 1見：五十二病方 115 行。
即：白屍(瘬)方：取灌青，其一名灌曾，
取如〖□□〗鹽(鹽)廿分斗一，竈(竈)黃
土十分升一，皆冶。

【白下常惠(痛)】 小便濁白，排解時
陰莖疼痛。1見：武威醫簡 84 簡甲。
即：白下常惠(痛)，溫溫下潘(溜)旁
(膀)急。

【用少】 因男子性機能減退而導致的
精液稀少。2見：養生方 132 行(2)。養
生方 132：用少：男子用少而清。

【肊美】 心腹大積患者所出現的胸部
懣脹。1見：武威醫簡 45 簡。即：以肊
美閉塞十日壹飲荼(藥)。

【外漬(眥)痛】 即"目外眥痛"之省。
外眼角疼痛。1見：足臂 29 行。足臂
29－30：外漬(眥)痛，〖□〗臂外兼
(廉)痛。

【包(皰)】 面瘡。1見：脈書 4 簡。
即：在面，疕，爲包(皰)。

【尻痛】 臀部疼痛。2見：陰陽(乙)2
行，脈書 19 簡。陰陽(乙)2：要(腰)
〖痛〗，尻痛。
尻痛(痛) 1見：陰陽(甲)4 行。即：
尻痛(痛)，胕(痔)。

【出血】 血液流出。2見：病方 319
簡，武威醫簡 12 簡。病方 319：乾者，令
人孰(熟)以靡(摩)之，令欲出血。

【出汗】 身體非正常排出汗液。2見：
天下至道談 17、26。天下至道談 17：
產病出汗喘(喘)息，中煩氣亂。

六 畫

【老瘦】 年老力衰，身體羸弱。1見：
武威醫簡 73 簡。即：老瘦者，以人事
感之。

【老不起】 因年老體衰、腎虛不足而引
起的性功能減退。1見：養生方 1 行。
即：〖老不起：□□□□□□□□□〗臭
可〖□□□□〗。

【耳痛】 耳朵疼痛。1見：引書 96 簡。
即：引耳痛，內(入)指耳中而力引之。

【耳強】 耳部強硬腫脹。1見：陰陽
(甲)3－4 行。即：〖耳聾，項痛，耳強〗。
耳彊 1見：陰陽(乙)2 行。即：耳聾，
項痛，耳彊。

【耳聾】 聽力衰退或喪失，又稱失聰。
6見：陰陽(甲)3、17 行，陰陽(乙)2、8
行，脈書 19、30 簡。陰陽(甲)3：〖頭痛，
耳聾，項痛〗。

【耳前痛】 耳朵前面部位疼痛。1見：
足臂 8 行。即：膝(枕)痛，耳前痛，目外
漬(眥)痛。

【耳目不蔥(聰)明(明)】 聽力不強
和視力不好。1見：天下至道談 14－15
簡。即：六十而耳目不蔥(聰)明(明)。

【耳煇煇焞焞】 聽力模糊不清。1見：
脈書 29 簡。即：是勤(動)則病：耳煇煇
焞焞，益(嗌)穜(腫)，是耳脈主治。

【耳聾煇煇脖脖】 聽力模糊不清。1
見：陰陽(甲)16－17 行。即：是勤(動)
則病：耳聾煇煇脖脖，嗌穜(腫)，是耳眽
(脈)主治。
耳聾煇煇諄諄 1見：陰陽(乙)8 行。
即：是勤(動)則病：耳聾煇煇諄諄，嗌
瞳(腫)，是耳胐(脈)主治。

【百脈宛(菀)廢】 各種經脈閉塞與頹
廢。1見：十問 52－53 簡。即：必亓
(其)陰精扁(漏)泄，百脈宛(菀)廢。

【百節皆沈】 全身關節都感到沉重無

力。1見：脈書56簡。即：其氣乃多，其血乃淫，氣血腐闌(爛)，百節皆沈。

【死脈】 出現死亡徵兆的脈象。1見：脈書50簡。即：凡三陰，地氣殹(也)，死脈殹(也)。

死脈(脈) 1見：陰陽脈死候1行。即：凡三陰，地氣殹(也)，死脈(脈)殹(也)。

【虫(蟲)禹(齲)】 即齲齒，又稱蛀齒。牙齒發生腐蝕性病變。1見：脈書3簡。即：在齒，痛，爲虫(蟲)禹(齲)。

【因(咽)敝(蔽)】 咽喉腫痛，吞咽阻塞不利。1見：五十二病方263行。即：因(咽)敝(蔽)，歆(飲)藥將(漿)，毋歆(飲)它。

【肉雎(疽)】 肌肉結成塊狀的內瘡，瘡雖潰爛但没有膿液。1見：五十二病方284行。即：〖肉〗雎(疽)〖倍〗黄蓍(耆)。

【牝痔】 即內痔，生於肛門齒綫以上的痔。2見：五十二病方261、267行。五十二病方267：牝痔之有數竅，蟯白徒道出者方。

牝庤(痔) 1見：五十二病方266行。即：牝庤(痔)有空(孔)而欒(膿)血出者方。

牝府(痔) 1見：脈書12簡。即：在篡……其癰有空，汁出，爲牝府(痔)。

【舌坼】 舌頭乾燥開裂。1見：陰陽(乙)13行。即：〖舌坼，嗌乾，上氣〗，噎，嗌中甬(痛)。

舌柝(坼) 1見：脈書41簡。即：口熱，舌柝(坼)，嗌乾。

舌輅(坼) 1見：足臂15行。即：舌輅(坼)，□旦(癉)，尚(上)氣。

舌㮣(柝—坼) 1見：陰陽(甲)31行。即：舌㮣(柝—坼)，嗌乾，上氣，饐(噎)，嗌中庯(痛)。

【舌捆槖拳(卷)】 舌頭捆卷，睾丸卷縮。1見：脈書52簡。即：舌捆槖拳(卷)，則筋先死。

舌捆橐(櫜)卷 1見：陰陽脈死候3行。陰陽脈死候3-4：舌捆橐(櫜)卷，〖則筋〗先死。

【伏梁】 小腹部癰腫、潰瘍並見的病症。1見：武威醫簡46簡。即：治伏梁裹膿在胃腸之外方。

【血出】 即出血，血液流出。3見：五十二病方11、12、13行。五十二病方11：止血出者，燔皶(髮)，以安(按)其痏。

【血禹(齲)】 即齒衄，牙齦腫痛、潰爛，流出膿血。1見：脈書3簡。即：其癰，爲血禹(齲)。

【血叚(瘕)】 血凝成塊積聚於腹腔的病症。1見：脈書7簡。即：在腸中，痛，爲血叚(瘕)。

【血時(痔)】 有明顯便血症狀的內痔。1見：五十二病方277行。即：血時(痔)，以弱(溺)孰(熟)煮一牡鼠，以氣尉(熨)。

【血痒(癃)】 即血淋，淋證而見小便夾血者。2見：五十二病方197行，武威醫簡9簡。五十二病方197：血痒(癃)，煮荊(荆)，三溫之而歆(飲)之。

【血雎(疽)】 疑爲赤疽。一種伴有出血症狀的惡瘡。1見：五十二病方303行。即：血雎(疽)始發，倏(儵)倏(儵)以熱，痛毋適。

【血穨(癩)】 即血疝，指陰囊血腫。1見：脈書11簡。即：槖癰，爲血穨(癩)。

【血府恿(痛)】 小腹部疼痛。1見：武威醫簡63簡。即：血府恿(痛)，吞之，摩之。

【血在凶(胸)中】 胸部瘀血。1見：敦煌漢簡2013簡。即：股寒，曾載車馬驚隋(墮)，血在凶(胸)中，恩與惠君方。

【血氣不足】 因體內元氣與血液衰弱而導致氣血不充盈。1見：養生方208行。即：我須(鬚)麋(眉)溉(既)化(花)，血氣不足，我无所樂。

【血氣外揖】　體內氣血向外散發。1
見：養生方 220 行。即：今我血氣外揖
〖□□□□〗。

【行小便時難】　小便排解困難。1見：
武威醫簡 84 簡甲。即：行小便時難,溺
□赤黃泔白□。

【衄(衈)洴(衈)】　流清鼻涕和鼻血。
2見：足臂 4、11 行。即：目痛,衄(衈)
洴(衈),敷瘨(癲)疾。

【匈(胸)痹】　胸部麻木,沒有知覺。1
見：敦煌漢簡 2012 簡。即：治久欬逆、
匈(胸)痹、痿痹、止泄、心腹久積、傷
寒方。

【匈(胸)脅支滿】　胸脅部支撐脹滿。
2見：居延新簡 EPF22：80、肩水金關
漢簡 73EJT23 ： 711。居延新簡
EPF22：80：病加兩脾(髀)雍(臃)種
(腫),匈(胸)脅支滿,不耐食飲。

【多弱(溺)】　小便頻數。1見：足臂
20 行。即：病胻瘦,多弱(溺),耆(嗜)
歙(飲)。

【多惡薨(夢)】　常做恐怖、不祥之夢。
1見：雜禁方 3 簡。雜禁方 3-4：多惡
薨(夢),埻(塗)牀下方七尺。

【㾿(疝)】　疝氣。1見：武威醫簡 67
簡。即：□□□□㾿(疝),吞之。

【閉塞】　體內不舒暢。2見：武威醫簡
45、48 簡。武威醫簡 48：去中令病後不
復發閉塞方。

【羊鳴】　發出像羊一樣的叫聲。1見：
脈書 15 簡。即：身時債,沫出,羊鳴。

【羊不閒(癇)】　即羊癇。癇病之一,
發作時患者所發聲音如羊叫聲,喜揚目
吐舌。1見：五十二病方 151 行。即：
〖人病羊不閒(癇)：□□□□〗□靡(摩)
如數。

【汗出】　即出汗,汗液非正常流出。4
見：足臂 12 行、陰陽(甲)7 行、陰陽(乙)
4 行、脈書 21 簡。足臂 12：汗出,胻瘦,
顏(顏)寒。

【汗出如絑(珠)】　流汗細如小珠。1
見：脈書 51 簡。脈書 51-52：汗出如
絑(珠),槫(傅)而不流,則氣先死。

【汗出如絲】　流汗細如絲綫。1見：
陰陽脈死候 3 行。即：汗出如絲,傅而
不流,則血先死。

【汗不出而渴】　不流汗而口腔乾渴。
1見：脈書 14-15 簡。即：頭、身痛,汗
不出而渴,爲溫。

【艮(眼)蚤(爪)黃】　眼珠和指甲發
黃。1見：脈書 13 簡。即：內癉,身痛,
艮(眼)蚤(爪)黃,弱(溺)赤,爲黃癉。

七　畫

【赤散】　古病名。指傷寒頭痛身熱,腰
背強引項,及中風口噤瘖不絕,婦人產
生中風寒一類病症。1見：張家界古人
堤簡牘 1 正面。即：治赤散方。

【赤淫(淫)】　傷口紅腫、潰爛。1見：
脈書 12 簡。即：在胻,疕,赤淫(淫),
爲膫。

【折】　骨折。1見：萬物 W005。即：
操案已折也。

【折骨】　即骨折。3見：足臂 23 行、陰
陽脈死候 1 行、脈書 49 簡。足臂 23：陽
病折骨絕筋而无陰病,不死。

【昊(炅)中】　即熱中,內熱之症。1
見：導引圖。即：木(沐)矦(猴)讙引昊
(炅)中。

【足痛】　腳部疼痛。1見：養生方 196
行。即：行欲毋足痛者,南鄉(嚮)禹
步三。

【足輕】　足底輕飄。1見：去穀食氣 1
行。即：爲首重足輕體(體)軫(胗),則
昫(呴)炊(吹)之,視利止。

【足熱】　腳部發熱。1見：足臂 14 行。
即：病足熱,膞(腨)內痛,股內痛。

【足外反】　行走時腳掌向外翻,形成八
字腳。3見：陰陽(甲)6 行、陰陽(乙)3

行,脈書 20 簡。陰陽(甲)6:不可以反
稷(側),甚則无膏,足外反。

【足柎(跗)種(腫)】　足背部浮腫。1
見:足臂 20 行。即:足柎(跗)種(腫),
疾畀(痹)。

【足下筋痛】　腳掌筋絡疼痛。1見:
引書 57 簡。即:引足下筋痛,其在左
足,信(伸)左足,右股危坐,右手據地,
左手句(勾)左足指(趾)。

【足大指(趾)廢】　足拇趾麻痹,失去
知覺。1見:足臂 17 行。即:病足大指
(趾)廢,胕內兼(廉)痛,股內痛。

【足小指(趾)痹】　腳小趾麻痹,失去
知覺。1見:陰陽(乙)2行。即:腨痛,
足小指(趾)〖痹〗。

足小指(趾)踝〈踔(痹)〉　2見:陰陽
(甲)4行,脈書 19 行。陰陽(甲)4:胻
(胳—卻)痛(痛),腨痛(痛),〖足小〗指
(趾)踝〈踔(痹)〉。

【足小指(趾)廢】　足小趾麻痹,失去
知覺。1見:足臂 3行。即:病足小指
(趾)廢,膊(腨)痛。

【足中指(趾)渜(痹)】　腳第三趾麻
痹,失去知覺。1見:陰陽(乙)4行。
即:卻(膝)外〖廉〗痛,振寒,足中指(趾)
渜(痹)。

足中指(趾)踝〈踔(痹)〉　2見:陰陽
(甲)7-8行,脈書 22 簡。陰陽(甲)7-
8:卻(膝)〖外廉〗痛(痛),振寒,〖足中指
(趾)〗踝〈踔(痹)〉。

【足中指(趾)廢】　足中趾麻痹,失去
知覺。1見:足臂 11 行。即:病足中指
(趾)廢,胕痛,卻(膝)中種(腫)。

【足小指(趾)次指(趾)廢】　足小趾、
第二趾麻痹,失去知覺。1見:足臂 7
行。即:病足小指(趾)次〖指(趾)〗廢,
胕外兼(廉)痛。

【牡叚(瘕)】　凸起形狀異常並伴有明
顯疼痛感的腹內積塊。1見:脈書 7簡。
脈書 6-7:在腸中,小者如馬戻(矢),大

者如桮(杯),而堅痛,榣(搖),爲牡叚
(瘕)。

【牡痔】　即外痔,肛門邊生痔。3見:
五十二病方 252、257、259 行。五十二病
方 257:牡痔居竅旁,大者如棗,小者如
棗覈(核)方。

牡府(痔)　1見:脈書 12 簡。脈書 11-
12:在纂,癰如棗,爲牡府(痔)。

【禿】　頭瘡。1見:脈書 2簡。即:病
在頭……疕爲禿。

【每(霉)】　黴菌。2見:萬物 W053、
W054。萬物 W053:□已每(霉)也。

【身痛】　身體疼痛不適。3見:脈書
13(2)、14 簡。脈書 13-14:身痛,面
盈,爲風。

【身時債】　身體時常仆倒。1見:脈書
15 簡。即:身時債,沬出,羊鳴。

【身塞〈寒〉熱】　身體時冷時熱。1見:
脈書 15 簡。即:身塞〈寒〉熱,渴,四節
痛,爲瘧。

【身熱而數驚】　全身發熱,頻頻驚厥。
1見:五十二病方 50 行。即:閒(癇)
者,身熱而數驚,頸脊强而復(腹)大。

【肝痛】　肝臟部位疼痛。1見:足臂
14 行。即:肝痛,心痛,煩心。

【肘(疛)】　心跳過速、心悸之類的疾
病。2見:足臂 18 行,脈書 7簡。足臂
17-18:心〖煩〗,善肘(疛)。

【肘痛】　肘關節疼痛。1見:引書 87
簡。即:引肘痛,□□三百,□□三百。

肘甬(痛)　1見:陰陽(乙)7行。即:
臂甬(痛),肘甬(痛)。

【肘外痛】　肘關節外側疼痛。1見:脈
書 28 簡。即:肩痛,肘外痛。

肘外甬(痛)　1見:陰陽(甲)15 行。
即:〖臂痛,肘外〗甬(痛)。

【肘癰種(腫)】　肘關節癰腫。1見:
居延漢簡 311:8簡。即:□二月甲申,
病肘癰種(腫),丙巳死□

【狂犬齧】　瘋狗咬傷人。1見:五十二

病方 59 行。即：□□狂犬齧者，□□〖□〗莫傅。

【狂犬傷人】　人被瘋狗咬傷。1 見：五十二病方 60 行。即：狂犬傷人，冶礜與橐莫，釄半音（杯）歐（飲）之。

【狂犬齧人】　瘋狗咬傷人。2 見：五十二病方 56、57 行。五十二病方 56：狂犬齧人：取恆石兩，以相靡（磨）毆（也）。

【疕】　瘡瘍、疥瘡、癬一類的皮膚病。19 見：五十二病方 390、404、429（3）、430（2）、431、432、433、434 行，胎產書 16 行，脈書 2（2）、4、5、12（2）、15 簡。五十二病方 390：今若爲下民疕，涂（塗）若以豕矢。

【疕騷（瘙）】　皮膚瘡瘍、瘙癢類疾病。2 見：胎產書 17、31 行。胎產書 17：貍（埋）包（胞）席下，不疕騷（瘙）。

【辛㥜（痛）】　辣痛。1 見：武威醫簡85 簡乙。武威醫簡 85 甲 85 乙：四日橐下濕而養（癢），黃汁出，辛㥜（痛）。

八　畫

【苦衰】　男子因勞苦而導致性功能衰退。1 見：武威醫簡 84 簡甲。即：三日苦衰。

【直肎（肯）攣筋】　即肎直筋攣，指肌肉強直和牽繫。1 見：五十二病方 46 行。即：合撓而炁（蒸），以扁（遍）尉（熨）直肎（肯）攣筋所。

【兩胠蔪急】　兩胠部位像葪刺一樣裏急牽引。2 見：居延漢簡 4：4B 簡（2）。居延漢簡 4：4B：卒蘇賞三月旦病兩胠蔪急，少愈。

【兩脾（髀）雍（臃）種（腫）】　兩條大腿臃腫。1 見：居延新簡 EPF22：80。即：乃二月壬午，病加兩脾（髀）雍（臃）種（腫），匈（胸）脅支滿，不耐食飲。

【非時而血出】　女子月經非時而下。1 見：脈書 10 簡。即：□□□□非時而血出，痛（滴），爲痏。

【牧牧】　昏昏沉沉，神志不清。1 見：足臂 15 行。即：數胷（喝），牧牧，耆（嗜）臥以欬。

【金夷（痍）】　即金創，因受金屬利器傷害形成的創傷。1 見：萬物 W045。即：石卦築之已金夷（痍）也。

【金創】　即金瘡，因受金屬利器傷害形成的創瘍。7 見：武威醫簡 13、14、15、50、52、54、66 簡。武威醫簡 13：治金創止悤（痛）令創中溫方。

【金傷】　即金創，因受金屬利器傷害形成的創傷。4 見：里耶秦簡 8－1057 簡，五十二病方 16、23、25 簡。五十二病方 16：金傷者，以方（肪）膏、烏豙（喙）□□，皆相□煎，鉈（施）之。

【金創內痙】　受金創後創口形成破傷風。1 見：武威醫簡 15 簡。即：治金內痙創養（癢）不悤（痛）腹張（脹）方。

【金創內漏】　受金創後血瘀於體內。1 見：武威醫簡 50 簡。即：治金創內漏血不出方。

【金創腸出】　受金創後腸子外露。2 見：武威醫簡 14、54 簡。武威醫簡 14：治金創腸出方。

【乳痛】　乳房疼痛。2 見：陰陽（甲）12 行，脈書 25 簡。脈書 25：領〈頷〉疾，乳痛，脀（肩）痛。

乳甬（痛）　1 見：陰陽（乙）6 行。即：領〈頷〉頸甬（痛），乳甬（痛），心牙（與）胠痛。

【乳癰】　乳房癰腫。1 見：脈書 10 簡。即：乳癰，爲醉。

【乳餘疾】　即女子產後雜病，又名產乳餘疾、產後乳餘。1 見：武威醫簡 65－66 簡。即：又中郊（婦）人乳餘疾，吞之。

【乳內兼（廉）痛】　乳房內側疼痛。1 見：足臂 11 行。即：腹種（腫），乳內兼（廉）痛，□外㽷（腫）。

【股痛】 大腿疼痛。1見：陰陽（乙）4行。即：股痛，卻（膝）外〖廉〗痛。

【股寒】 大腿發冷。1見：敦煌漢簡2013簡。即：股寒，曾載車馬驚隋（墮），血在凶（胸）中，恩與惠君方。

【股癰】 即股疽，又稱股脛疽。指大腿癰潰。1見：五十二病方226行。即：積（癪）者及股癰、鼠復（腹）者，〖灸〗中指蚤（爪）二莊（壯）。

【股內痛】 大腿內側疼痛。2見：足臂14、17行。足臂14：膞（腨）內痛，股內痛。

【股外兼（廉）痛】 大腿外側疼痛。1見：足臂7行。即：股外兼（廉）痛，脾（髀）外兼（廉）痛。

【昏衄】 鼻竅出血伴見眩暈與頭痛。1見：武威醫簡64簡。即：昏衄，塗之。

【狐父】 即狐疝，又名陰狐疝氣、狐疝風。指有物入陰囊，時上時下的病症。2見：五十二病方217、223行。五十二病方223：若智（智一知）某病狐父☒

【狗齧人】 人被狗咬傷。1見：武威醫簡87簡乙。即：治狗齧人創恿（痛）方。

【卒雍（臃）】 突然癰腫。1見：武威醫簡87簡甲。即：治人卒雍（臃）方。

【炊（吹）】 哮喘。1見：病方321簡。即：人所恆炊（吹）者，上囊莫以丸礜，大如扁（蝙）蝠矢而乾之。

【沫出】 口流唾沫。1見：脈書15簡。即：身時債，沫出，羊鳴。

【泔瘤（癃）】 即泔淋，小便像淘米水一樣渾濁。1見：武威醫簡9簡。即：泔瘤（癃）出泔。

【泄】 腹瀉，泄痢。3見：脈書8、9簡，武威醫簡82簡甲。脈書9：食即出，爲泄。

【泄注】 即水瀉，大便瀉如水狀。1見：居延新簡EPF22：280。即：病泄注不愈（愈），乙酉加傷寒，頭通（痛），潘

（煩）懣，四節不舉。

【空居獨怒】 男子未性交時陰莖勃起。1見：武威醫簡85簡乙。即：七日精自出，空居獨怒，臨事不起。

【育（肎）直】 肌肉強直。肎，今寫作爲"肯"。1見：五十二病方45行。即：索痙者，如產時居濕地久，其育（肎）直而口釦（噤），筋攣（攣）難以倍〈信（伸）〉。

【肩痛】 肩部疼痛。2見：脈書28簡，引書78簡。脈書28：肩痛，肘外痛。

臂（肩）痛 2見：脈書25、45簡。脈書25：乳痛，臂（肩）痛，心與胠痛。

臂（肩）甬（痛） 1見：陰陽（甲）35行。即：腦（胸）甬（痛），臂（肩）甬（痛）。

瘜（肩）甬（痛） 1見：陰陽（乙）17行。即：胸甬（痛），瘜（肩）甬（痛），心甬（痛）。

【肩以（似）脱】 肩關節如同脱落一樣疼痛。3見：陰陽（甲）14-15行，陰陽（乙）7行，脈書27簡。陰陽（甲）14-15：肩以（似）脱，臑以（似）折。

【戾（矢）不化而青】 大便稀薄，完穀不化。1見：五十二病方51行。即：嬰兒瘛（瘛）者，目繲（繯）䀏然，脅痛，息瘦（嚶）瘦（嚶）然，戾（矢）不○化而青。

九 畫

【毒養（癢）】 身體染毒後導致的瘙癢。1見：武威醫簡73簡。即：此苯（藥）亦中治毒養（癢）。

【毒烏豙（喙）】 被用烏喙製作的箭毒所傷。1見：五十二病方71行。即：毒烏豙（喙）者，灸〖□〗，歙（飲）小童弱（溺），若產齊（薺）、赤豆，以水歙（飲）〖之〗。

【指斷】 手指斷絕。1見：五十二病方135行。即：使人鼻抉（缺）指斷。

【故般（瘢）】 陳舊性瘢痕。1見：五十二病方330行。即：去故般（瘢）：善

削瓜壯者,而其瓣材其瓜,〖□〗其□如兩指□。

【枨(矢)段(瘕)】 即腸梗阻。因腸道內容物通過障礙引起的腹內積塊。1見:脈書8簡。即:其衷約隋(堕),上下不通,枨(矢)段(瘕)殹(也)。

【柎(跗)上踝〈踝(痹)〉】 足背麻痹,失去知覺。1見:脈書26簡。即:瀱(膝)外(?),柎(跗)上踝〈踝(痹)〉。

付(跗)上踝〈踝(痹)〉 1見:陰陽(甲)13行。即:瀱(膝)跳,付(跗)〖上踝〈踝(痹)〉〗。

【要(腰)痛】 腰部疼痛。3見:足臂3行,陰陽(乙)2行,脈書19簡。足臂3:產寺(痔),要(腰)痛,夾(挾)脊痛。

要(腰)甬(痛) 1見:引書51簡。即:引要(腰)甬(痛),兩手之指夾膪(脊),力輄以印(仰)。

要(腰)庸(痛) 1見:陰陽(甲)4行。即:北(背)庸(痛),要(腰)庸(痛),尻庸(痛)。

【要(腰)以(似)折】 腰部如同被折斷。3見:陰陽(甲)2行,陰陽(乙)1行,脈書18簡。陰陽(甲)2:目以(似)脫,項以(似)伐,胷(胸)痛,要(腰)以(似)折,脾(髀)不可以運。

【要(腰)痛不可以印(仰)】 腰部疼痛而不能前俯後仰。1見:脈書37簡。即:婦人則少腹種(腫),要(腰)痛不可以印(仰)。

要(腰)痛不可以印〈印(仰)〉 1見:陰陽(甲)25-26行。即:〖婦人則少腹種(腫),要(腰)痛〗不可以印〈印(仰)〉。

要(腰)甬(痛)不可以印(仰) 1見:陰陽(乙)15行。即:婦人則少腹膧(腫),要(腰)甬(痛)不可以印(仰)。

【面盈】 面部浮腫。1見:脈書13簡。脈書13-14:身痛,面盈,爲風。

【面疵】 面部有病色。2見:陰陽(甲)26行,陰陽(乙)15行。陰陽(甲)26:其則嗌乾,面疵。

【面黑】 面容黔黑。1見:陰陽脈死候3行。即:面黑,目環(睘)視衺(衺),則氣先死。

【面墨】 面色黔黑。1見:脈書51簡。即:面墨,目圜視雖(雅),則血先死。

【面驪】 面色黔黑。1見:脈書37簡。即:婦人則少腹種(腫),要(腰)痛不可以印(仰),則嗌乾,面驪。

【面皰赤】 即面皰赤,面瘡。1見:五十二病方465行。即:面皰赤巳(已)。

【面黔如炓(炧)色】 面色灰暗,像燈燭灰燼顏色。1見:陰陽(乙)12行。即:不欲食,面黔如炓(炧)色。

面黯如地色 1見:脈書40簡。即:不欲食,面黯若地色。

面黔若炨(炧—地)色 1見:陰陽(甲)30行。即:不欲食,面黔(黔)若炨(炧—地)色。

【咽乾】 喉嚨乾渴少津。1見:武威醫簡63-64簡。即:咽乾,摩之。

【骨留(瘤)】 骨頭所生的惡性腫瘤。2見:萬物W009、W056。萬物W009:□□久膏之已骨留(瘤)也。

【骨厥】 由足少陰脈受外邪侵襲而引起的疾病。1見:陰陽(乙)13行。即:此爲〖骨厥,是少〗陰之肌(脈)主治。

骨麿(麿—厥) 2見:陰陽(甲)30行,脈書41簡。陰陽(甲)30:此爲骨麿(麿—厥),是少陰脈(脈)主〖治〗。

【骨雎(疽)】 即骨瘤,骨頭所生的惡性腫瘤。2見:五十二病方284、293行。五十二病方284:骨雎(疽)倍白薟(蘞)。

【便赤】 大便紅赤。1見:武威醫簡84簡甲。即:溺□赤黃泔白□,便赤膿餘。

【食不化】 飲食不能按時消化。1見:十問88簡。即:食不化,必如抯鞠(鞠)。

【食即出】 進食後未經消化就排泄出

來。1 見：脈書 9 簡。即：食即出，爲泄。

【食則欲歐(嘔)】 進食後就想嘔吐。2 見：陰陽(甲)21 行，陰陽(乙)10 行。陰陽(甲)21：使復(腹)張(脹)，善噫，食〖則〗欲歐(嘔)，得後與氣則怏然衰。

【胅責(積)】 胸及腋下部位積悶，脈懣不適。1 見：導引圖。即：引胅責(積)。

【胸養(癢)】 肛門瘙癢。1 見：五十二病方 278 行。即：胸養(癢)：痔，痔者其直(脂)旁有小空(孔)，空(孔)兌兌然。

【胅(頯)瞳(腫)】 眼眶下沿紅腫。2 見：陰陽(乙)9 行(2)。陰陽(乙)9：齒甬(痛)，胅(頯)瞳(腫)，目黃。

胅(頯)穜(腫) 4 見：陰陽(甲)19 行(2)，脈書 31、32 簡。陰陽(甲)19：齒甬(痛)，胅(頯)穜(腫)，目黃。

【風】 因感受風邪所引起的病症。1 見：脈書 14 簡。脈書 13-14：身痛，面盈，爲風。

【宏】 疑讀爲"痃"，指頭昏目眩。3 見：五十二病方 144(2)、145 行。五十二病方 144：宏：取蘭實〖□□□□〗去毒〖□〗□之，以鉛〖傅〗宏。

【疣】 贅疣，是生於體表的一種贅生物。2 見：五十二病方 459、460 行。五十二病方 459：疣其末大本小〖〖□〗□〗者。

尤(疣) 9 見：五十二病方 102(3)、103(2)、104(2)、106、111 行。五十二病方 102：尤(疣)：取敝蒲席若藉(薦)之弱(蒻)，繩之，即燔其末。

又(疣) 4 見：五十二病方 108 行(2)、109 行(2)。五十二病方 108：今日晦，弱(搦)又(疣)内北。

宥(疣) 3 見：五十二病方 111 行(3)。五十二病方 111：以月晦日之室北，靡(磨)宥(疣)。

【疥】 癬疥，疥瘡。2 見：五十二病方

426 行(2)。五十二病方 426：因炊三沸，以傅疥而炙之。

【音(瘖)】 口啞，失音症。3 見：陰陽(甲)31 行，陰陽(乙)13 行，脈書 41 簡。陰陽(甲)31：耆(嗜)臥，欸，音(瘖)。

【前出如拳】 即陰挺，指女子前陰挺出像拳頭。1 見：脈書 10 簡。即：前出如拳，爲暴。

【首重】 頭部昏沉。1 見：去穀食氣 1 行。即：爲首重足輕體(體)軫(胗)，則昫(呴)炊(吹)之，視利止。

【逆氣】 肺氣上逆，喘息急迫。1 見：武威醫簡 63 簡。即：逆氣，吞之。

【洒洒病寒】 身體瑟瑟發冷。2 見：陰陽(甲)10 行，陰陽(乙)5 行。陰陽(甲)10：洒洒病寒，喜龍(伸)，婁(數)吹(欠)。

西(洒)西(洒)病塞〈寒〉 1 見：脈書 23-24 簡。即：西(洒)西(洒)病塞〈寒〉，喜信(伸)，數吹(欠)。

【扁(偏)山(疝)】 即氣疝，因氣鬱而發作的陰囊墜痛。3 見：陰陽(甲)26 行，陰陽(乙)15 行，脈書 38 簡。陰陽(乙)15：降(癃)，隤(㿗)，扁(偏)山(疝)。

【段(瘕)】 腹内積塊。4 見：病方 323、336 簡，陰陽(甲)35 行，脈書 45 行。病方 323：段(瘕)者，燔劍若有方之端，卒(焠)之醇酒中。

假(瘕) 1 見：陰陽(乙)17 行。即：四䏚甬(痛)，假(瘕)。

十 畫

【馬】 同"瘍"，指腋下所生的堅而不潰的癰疽，又稱爲馬刀、馬刀挾癭，即瘰癧。2 見：足臂 8 行，脈書 4 簡。脈書 4：在夜(腋)下，爲馬。

【馬疣】 一種生於人體表皮的大型贅生物。2 見：五十二病方 456、459 行。

五十二病方 456：去人馬疣方。

【馬育】 人體表所生的大面積積瘡瘍。3 見：武威醫簡 87 簡甲，敦煌漢簡 1996、2004 簡。武威醫簡 87 甲：治加（痂）及久（灸）創及馬育方。

【馬蛕】 即大瘡。1 見：脈書 6 簡。脈書 5-6：其塞人鼻耳目，爲馬蛕。

【馬不閒（癇）】 即馬癇。癇病之一，發作時患者所發聲音如馬嘶鳴。1 見：五十二病方 146 行。即：〖人〗病馬不閒（癇）者：〖□□□□□〗□。

【振寒】 身體惡寒戰慄。2 見：陰陽（甲）7 行，陰陽（乙）4 行。陰陽（甲）7：卻（膝）〖外廉〗庯（痛），振寒。

晨（振）塞〈寒〉 1 見：脈書 21 簡。即：卻（膝）外廉痛，晨（振）塞〈寒〉。

【起居衰】 身體衰弱，起居不便。1 見：天下至道談 14 簡。即：五十而起居衰。

【者（嗜）臥】 喜歡躺臥。4 見：足臂 15 行，陰陽（甲）31 行，陰陽（乙）13 行，脈書 35 簡。足臂 15：數腸（喝），牧牧，者（嗜）臥以欬。

者〈嗜〉臥 1 見：脈書 41 簡。即：瘅，者〈嗜〉臥，欬，音〈瘖〉。

【者（嗜）歓（飲）】 乾渴多飲。1 見：足臂 20 行。即：病脞瘦，多弱（溺），者（嗜）歓（飲）。

【莖中恧（痛）如林（淋）狀】 陰莖疼痛如患有淋病，不能排溺。1 見：武威醫簡 85 簡乙。即：六曰莖中恧（痛）如林（淋）狀。

【索痙】 "嬰兒索痙"之省稱。指新生兒破傷風。1 見：五十二病方 45 行。即：索痙者，如產時居濕地久，其肎（肯）直而口釦（噤），筋攣（攣）難以信〈信（伸）〉。

【鬲（隔）中】 胃脘癰潰。1 見：脈書 6 簡。即：在胃管（脘），癰，爲鬲（隔）中。

【時養（癢）時痛】 一時瘙癢一時疼痛。1 見：五十二病方 259 行。即：牡痔之居竅廉（廉），大如棗覈（核），時養（癢）時痛者方。

【蚖】 被毒蛇咬傷。2 見：五十二病方 87 行，萬物 W067。五十二病方 87：蚖：熬（齋）蘭，以酒沃，歓（飲）其汁，以宰（滓）封其痏。

【缺盆痛】 鎖骨上窩疼痛。1 見：足臂 8 行。即：產馬，缺盆痛，癭（瘻）。

缺盆庯（痛） 1 見：陰陽（甲）34 行。即：心滂滂如庯（痛），缺盆庯（痛）。

缺（缺）汾（盆）甬（痛） 1 見：陰陽（乙）17 行。陰陽（乙）16-17：心滂滂〖如〗甬（痛），缺汾（盆）甬（痛）。

【氣臾】 疑指因氣鬱結不暢而造成的疼痛。或疑臾爲"曳"之誤，讀爲"泄"。1 見：萬物 W008。即：燔牡癘（蠣）止氣臾也。

【氣逆】 氣機逆亂失常。主要有氣機上逆、氣機橫逆兩種。1 見：武威醫簡 27 簡。即：氣逆，膝以下寒，氣脈不通。

【氣段（瘕）】 氣瘀積於腹中不散而導致腹脹的病症。1 見：脈書 7 簡。即：肘（疛），其從脊㬹（胸）起，使腹張（脹），得氣而少可，氣段（瘕）殹（也）。

【氣雎（疽）】 古疾名。疑爲腦爍。1 見：五十二病方 306 行。即：氣雎（疽）始發，溳（員）溳（員）以痒，如□狀。

【氣龍（聾）】 泛指聾耳病。1 見：武威醫簡 66 簡。即：氣龍（聾），裹茱（藥）以穀，塞之耳，日壹易之。

【氣不足】 心氣不充盈，呼吸短促微弱。3 見：陰陽（甲）29 行，陰陽（乙）12 行，脈書 40 簡。陰陽（甲）29：氣〖不〗足，善怒，心腸〈惕〉。

【氣實囊】 氣聚積於陰囊內，造成陰囊堅實。1 見：五十二病方 206 行。即：穜（腫）囊者，氣實囊，不去。

【氣血腐闌（爛）】 人體內的氣和血腐爛、枯竭。1 見：脈書 56 簡。即：其氣乃多,其血乃淫,氣血腐闌(爛),百節皆沈。

【氣脈不通】　血氣與脈息阻閉不通暢。1見:武威醫簡27簡。即:氣逆,膝以下寒,氣脈不通。

【氣脈壹絕】　血氣與脈息阻絕。1見:武威醫簡25簡。即:年已過百歲者不可灸(灸)剌(刺),氣脈壹絕,灸(灸)剌(刺)者隨蔵(藏)灸(灸)死矣。

【倚㥍(痛)】　身體偏痛,半身疼痛。1見:武威醫簡12簡。即:倚㥍(痛)者臥藥內當出血,久瘀。

【息瘳(噎)瘳(噎)然】　呼吸時痰聲漉漉。1見:五十二病方51行。即:嬰兒瘛(瘲)者,目𥈭(繏)邪然,脅痛,息瘳(噎)瘳(噎)然,戾(矢)不○化而青。

【虎(癜)】　白癜病別名。1見:五十二病方131行。即:以蚤(爪)挈(契)虎(癜)令赤,以傅之。

施(癜)　4見:五十二病方121(2)、122、127行。五十二病方127:少取藥,足以塗施(癜)者。

疣　1見:萬物W022。即:已疣也。

【飢】　有饑餓感但不想吃東西。3見:陰陽(甲)29行,陰陽(乙)12行,脈書40簡。陰陽(甲)29:病飢,氣〖不〗足,善怒。

【胻痛】　小腿疼痛。1見:足臂11行。即:胻痛,郄(膝)中穜(腫)。

【胻寒】　小腿感到寒冷。1見:足臂7行。即:胻寒,郄(膝)外兼(廉)痛。

【胻傷】　小腿部受傷。1見:五十二病方340行。即:胻傷:取久溺中泥,善擇去其蔡、沙石。

【胻臁(爒)】　小腿部灼傷。2見:五十二病方336行(2)。五十二病方336:治胻臁(爒),取陳赤叔(菽),冶,以犬膽和,以傅。

【胻久傷】　小腿部受傷時間長久。2見:五十二病方342行(2)。五十二病

方342:胻久傷者癰,癰潰,汁如麋(糜)。

【胻內兼(廉)痛】　小腿內側疼痛。1見:足臂17行。即:胻內兼(廉)痛,股內痛。

【胻外兼(廉)痛】　小腿外側疼痛。1見:足臂7行。即:胻外兼(廉)痛,胻寒。

【脈】　脈痔。相當於肛裂或出血性痔。2見:五十二病方250行,脈書9簡。脈書9:左右血先出,爲脈。

【脈渌(浸)】　即白內瘴。1見:脈書2簡。即:在目,泣出爲渌(浸),脈蔽童(瞳)子爲脈渌(浸)。

【䏶(胸)痛】　胸部疼痛。4見:陰陽(甲)2行,陰陽(乙)2行,脈書18、45簡。脈書18:䏶(胸)痛,要(腰)以(似)折,脾(髀)不可以運。

胸甬(痛)　1見:陰陽(乙)17行。即:胸甬(痛),瘛(肩)甬(痛),心甬(痛)。

腦(胸)甬(痛)　1見:陰陽(甲)35行。即:腦(胸)甬(痛),臂(肩)甬(痛)。

【病心】　患心臟疾病。2見:病方335、337簡。病方335:病心者,禹步三。

【病背】　患背部疾病。1見:居延漢簡35:22A簡。即:第十三隧(隊)長解宮病背,一傷右骹。

【病心腹】　患心腹疾病。4見:居延漢簡211:6A(2)、211:6B、275:8簡。居延漢簡211:6B:病心腹積五日□□□。

【病左足】　患左腳疾病。1見:居延新簡EPT56:339。即:☒正月壬午,病左足,癰□刺。

【病最(朘)穜(腫)】　患有陰莖腫大疾病。朘,讀爲"朘",陰莖。1見:養生方64行。即:〖病最(朘)〗穜(腫):冶柳付(柎),與志(膱)膏相挐和,以傅穜(腫)者。

【疽】　即癰疽,惡瘡。2見:五十二病

方 299、300 行。五十二病方 299：服藥
卅日,疽已(已)。

雎(疽) 8 見：五十二病方 287、288、
293、294、303、306、309 行,養生方殘片
149。五十二病方 287：雎(疽)始起,取
商〈商〉牢漬鹽(醢)中,以尉(熨)其穜
(腫)處。

【疾心腹】 心腹部疾病。2 見：居延
漢簡 5：18,255：22 簡,肩水金關漢簡
73EJT1：168。居延漢簡 5：18,255：
22：即日疾心腹、四節不舉。

【痂】 疥癬類皮膚病。1 見：五十二病
方 369 行。即：痂方:取三歲織(膱)豬
膏,傅之。燔肘(腐)葫(荆)箕。

加(痂) 9 見：五十二病方 347、348、
352、366、370、372(2)行,脈書 5 簡,武威
醫簡 87 簡甲。五十二病方 347：加
(痂):以少(小)嬰兒弱(溺)漬殺羊矢,
卒其時,以傅之。

【脊痛】 脊背疼痛。2 見：足臂 3 行,
陰陽(乙)1 行。足臂 3：要(腰)痛,夾
(挾)脊痛。

【唐(溏)泄】 因輕度腹瀉導致的大便
稀薄。3 見：陰陽(甲)22 行,陰陽(乙)
11 行,脈書 35 簡。陰陽(甲)22：唐(溏)
泄,死。

【唐(溏)叚(瘕)】 腹脹、大便溏泄、小
便不利並見的病症。2 見：足臂 22 行,
脈書 9 簡。脈書 9：在腸中,痛,左右不
化,泄,爲唐(溏)叚(瘕)。

【欬】 咳嗽。6 見：足臂 15 行,陰陽
(甲)31 行,陰陽(乙)13 行,脈書 41 簡,
引書 77 簡,肩水金關漢簡 73EJT5：70。
足臂 15：數腸(喝),牧牧,耆(嗜)臥
以欬。

【欬短氣】 咳嗽時氣不相接、呼吸短
促,又稱短氣咳。2 見：居延新簡
EPT59：428、EPT68：5。居延新簡
EPT59：428：□□大母淑,病欬短氣,
加番(煩)遬,命在旦夕□

【欬則有血】 咳嗽時所吐之物伴有血
絲。3 見：陰陽(甲)30 行,陰陽(乙)12 -
13 行,脈書 40 - 41 簡。陰陽(甲)30：不
欲食,面黚(黯)若竗(蚍—牝)色,欬則
有血。

【益(嗌)雎(疽)】 發於咽喉部位的癰
疽。1 見：五十二病方 297 行。即：益
(嗌)雎(疽)者,白薟(薂)三,罷合一,
并冶。

【涓目泣出】 眼淚不由自主地流出。
1 見：武威醫簡 84 簡甲。即：且煩臥不
安淋,涓目泣出。

【浚】 女子出血多且來勢急,即血崩。
浚,讀作"駿"。1 見：脈書 10 簡。即：
其清,爲浚。

【悒(喝)悒(喝)如喘】 喘息帶嘶啞
之聲,相當於哮喘。2 見：陰陽(甲)29
行,陰陽(乙)11 行。陰陽(甲)29：悒
(喝)悒(喝)如喘,坐而起則目瞙如毌
(無)見。

【悒(喝)悒(喝)如亂】 即喝喝如喘。
1 見：脈書 39 簡。脈書 39 - 40：悒(喝)
悒(喝)如亂,坐而起則目瞙如無見。

【弱(溺)赤】 小便濃赤。1 見：脈書
13 簡。即：内癉,身痛,艮(眼)蚤(爪)
黃,弱(溺)赤,爲黃癉。

【弱(溺)不利】 小便不利。1 見：五
十二病方 186 行。即：瘴(瘴—癃),弱
(溺)不利,胕盈者方。

【弱(溺)出白】 小便濁白。1 見：脈
書 10 簡。即：弱(溺)出白,如沐,爲白
叚(瘕)。

【弱(溺)而痛】 小便時陰部疼痛。1
見：脈書 11 簡。脈書 10 - 11：字而腸
痛,弱(溺)而痛,爲血□。

【陰衰】 男子性功能衰敗,陰莖勃起障
礙。1 見：武威醫簡 85 簡甲。即：三曰
陰衰。

【陰病】 三陰之脈所生的疾病。3 見：
足臂 23 行,陰陽脈死候 1 行,脈書 50

簡。足臂 23：三陰病雜以陽病，可治。

【陰瘻(痿)】　即"陽痿"，後世多寫作"陽萎"。指男子性功能喪失，陰莖不舉。2 見：武威醫簡 84 簡甲、85 簡甲。武威醫簡 84 甲：二曰陰瘻(痿)。

【陰寒】　男子前陰寒冷，陽痿而不舉。2 見：武威醫簡 84 甲、85 甲簡。武威醫簡 84 甲：一曰陰寒。

【陰氣不用】　因體內陰氣喪失作用而導致身體機能衰退。1 見：天下至道談 15 簡。即：七十下枯上涗(脫)，陰氣不用，涊(灌)泣留(流)出。

【陰氣自半】　體內陰氣衰退至半。1 見：天下至道談 14 簡。即：不能用八益、去七孫(損)，則行年卌而陰氣自半也。

【脅痛】　側胸部疼痛。6 見：足臂 7、27 行，五十二病方 51 行，陰陽(乙)4 行，脈書 21、47 簡。足臂 7：胜(髀)外兼(廉)痛，脅痛。

脅甬(痛)　1 見：陰陽(乙)18 行。即：其所產病：脅甬(痛)，為一病。

脅庯(痛)　2 見：陰陽(甲)7、37 行。陰陽(甲)7：脅庯(痛)，瘖，汗出。

【脅下恚(痛)】　側胸部以下疼痛。1 見：武威醫簡 18 簡。即：心寒氣脅下恚(痛)，吞五丸。

【脅外穜(腫)】　側胸部浮腫。1 見：足臂 8 行。即：耳前痛，目外漬(眥)痛，脅外穜(腫)。

【脅痛不耐言】　因側胸疼痛而不能説話。1 見：居延漢簡 123：58 簡。即：初欲言，候擊敲數十下，脅痛不耐言。

十一畫

【報】　眼眶赤爛。1 見：脈書 2 簡。即：在目際，麻(糜)，為報。

【乾加(痂)】　無分泌物的乾燥瘡痂。1 見：五十二病方 370 行。即：乾加(痂)：冶蛇牀實，以牡麌〈麋〉膏饍，先秸(刮)加(痂)潰，即傅而炙。

【乾騷(瘙)】　古病名。即乾癬。2 見：五十二病方 418、428 行。五十二病方 418：乾騷(瘙)方：以雄黃二兩，水銀兩少半，頭脂一升。

【黃癉】　即黃疸，以身黃、目黃、小便為主要症狀的病症。1 見：脈書 13 簡。即：內癉，身痛，艮(眼)蚤(爪)黃，弱(溺)赤，為黃癉。

【戜(蠍)食(蝕)齒】　即齲齒、蛀齒。牙齒發生腐蝕性病變。1 見：五十二病方 417 行。即：戜(蠍)食(蝕)齒，以榆皮、白□、美桂，而并〖□□□〗傅空(孔)。

【戜(蠍)食(蝕)口鼻】　口鼻被蠍蟲所蝕，即口鼻潰瘍。1 見：五十二病方 412 行。即：戜(蠍)食(蝕)口鼻，冶顴(菫)葵〖□□〗肥□者□□。

【堅痛】　腹腔積塊堅硬疼痛。2 見：脈書 6、7 簡。脈書 6：在心胠下，堅痛，為□□烝□。

【脣盡白】　口脣發白。1 見：天下至道談 49 - 50 簡。即：脣盡白，汗留(流)至國(膕)。

【脣反人盈】　口脣外翻，人中腫滿。2 見：陰陽脈死候 2 行，脈書 51 簡。陰陽脈死候 2：脣反人盈，則肉〖先死〗。

【帶下病】　泛指婦科病症。1 見：居延漢簡 255：17 簡。即：☐伺帶下病☐

【虖】　哮喘。1 見：引書 77 簡。即：引虖及欬，端立，將壁，手舉頤，稍去壁。

【閉】　小便不通之症，即尿閉，又稱作閉癃。4 見：陰陽(甲)23 行，陰陽(乙)11 行，脈書 5、35 簡。脈書 5：在戒，不能弱(溺)，為閉。

【蛇齧】　被蛇咬傷。1 見：五十二病方 373 行。即：蛇齧：以桑汁涂(塗)之。

【蛇不閒(癇)】　即蛇癇。癇病之一，發作時患者所表現的狀態如蛇伸頭吐舌。1見：五十二病方152行。即：〖人病蛇不閒（癇）：□□□〗□出舌，取蛇兑（蜕）〖□〗鄉（襁）者。

【偏枯】 中風、痿蹶等偏癱類疾病，半身不遂。1見：養生169行。養生方168-169：服之百日，令目〖明（明）耳〗蒽（聰），〖六〗末皆强，〖□□〗病及偏枯。

【胻（胁—却）綣（攣）】 膝膕窩僵直。1見：足臂3行。即：膞（腨）痛，胻（胁—却）綣（攣），膞痛。

【脞瘦】 大腿消瘦。2見：足臂12、20行。足臂12：汗出，脞瘦，顑（顔）寒。

【胁（却）痛】 膝膕窩疼痛。2見：陰陽（乙）2行，脈書19簡。陰陽（乙）2：胑（痔），胁（却）痛，腨痛。

胻（胁—却）痈（痛） 1見：陰陽（甲）4行。即：胑（痔），胻（胁—却）痈（痛），腨痈（痛）。

【胁（却）如結】 膝膕窩好像被繩子束縛着。3見：陰陽（甲）2-3行，陰陽（乙）1行，脈書18簡。陰陽（甲）2-3：〖脾（髀）不可以運，胁（却）如結〗，腨如〖裂〗。

【脬盈】 膀胱脹滿。1見：五十二病方186行。即：癃（癃—癃），弱（溺）不利，脬盈者方。

【魚股痛】 股四頭肌部位疼痛。1見：脈書21簡。即：脾（髀）廉痛，魚股痛，卻（膝）外廉痛。

魚股痈（痛） 1見：陰陽（甲）7行。即：脾（髀）〖外〗廉〖痛〗，魚股痈（痛），卻（膝）〖外廉〗痈（痛）。

【痿（瘻）病】 即痿痹，指身體某一部分萎縮或失去功能而不能行動。2見：病方324、325簡。病方324：治痿（瘻）病：以羊矢三斗，烏頭二七，牛脂大如手，而三溫煮（煮）之。

【胑】 肛門病，俗稱痔瘡。8見：五十二病方255、263、266、271、278(2)、281行，萬物W018。五十二病方255：即取

裹（鉛）末，叔（菽）酱（醬）之宰（滓）半，并螫（擣），以傅胑空（孔）。

寺（胑） 1見：足臂3行。即：膞痛，產寺（胑），要（腰）痛。

胑（胑） 2見：陰陽（甲）4行，陰陽（乙）2行。陰陽（甲）4：要（腰）痈（痛），尻痈（痛），胑（胑）。

【痈】 泛指傷口或瘡瘍。12見：五十二病方11、21、87、143、234、335、365、409、410、411行，五十二病方殘片2(2)。五十二病方11：止血出者，燔骴（髮），以安（按）其痈。

痏（痈） 2見：五十二病方12、93行。五十二病方12：取故蒲席厭□□〖□〗燔□〖□□□〗痏（痈）。

宥（痈） 1見：五十二病方76行。即：冶產〖□□□〗宰（滓）傅宥（痈）。

【產痂】 剛形成的瘡瘍。1見：五十二病方368行。即：產痂：先善以水泡（洗），而炙蛇膏令消，傅。

【癃（癃）】 小便排泄不暢之症，又稱淋病。13見：陰陽（甲）26行，五十二病方174、189、191、193(2)行，脈書38簡，引書60簡，武威醫簡9簡（2），萬物W002、W023，居延漢簡59：38簡。五十二病方174：癃（癃），痛於脬及衷，痛甚，弱（溺）則痛益甚。

癃（癃—癃） 2見：五十二病方186行，放馬灘秦簡日書乙種22簡。五十二病方186：癃（癃—癃），弱（溺）不利，脬盈者方。

廦（癃—癃） 1見：五十二病方212行。即：廦（癃—癃），以月十六日始毀，禹步三。

降（癃） 1見：陰陽（乙）15行。即：熱中，降（癃），隤（癀），扁（偏）山（疝）。

【清】 ① 女子經血顏色淺、流量大。1見：脈書10簡。即：其清，爲浚。

② 精液稀薄清冷。1見：養生方132行。即：男子用少而清。

【涿(瘃)】　即瘃足,腳部所生凍瘡。5
見:五十二病方 438(3)、439、444 行。
五十二病方 438:涿(瘃):先以黍潘孰
(熟)洄(洗)涿(瘃),即燔數年〖陳〗藥,
〖□〗其灰,冶。

【渪(灌)泣留(流)出】　眼淚流出,綿
綿不絕。1 見:天下至道談 15 簡。即:
七十下枯上涗(脫),陰氣不用,渪(灌)
泣留(流)出。

【濕(浸)】　"脈浸"之省稱,一種眼病,
即白内障。1 見:脈書 2 簡。即:在目,
泣出爲濕(浸)。

【瘴疠(病)】　腿腳癱腫。1 見:包山
楚簡 249 簡。即:㠯(以)元(其)又(有)
瘴(瘴)疠(病),走(上)㷱(氣)。

【張(脹)】　腹部脹滿。2 見:引書 35
簡(2)。引書 35:病腸之始也,必前張
(脹)。

【隋(惰)】　勞損怠惰。1 見:養生方
200 行。養生方 199 - 200:堅而不熱
者,氣不至也……氣不至而用則隋(惰)。
道(惰)　1 見:天下至道談 5 簡。天下
至道談 4 - 5:怒而不大者,肌不至
也……肌不至而用則道(惰)。

【陽病】　三陽之脈所生的病症。3 見:
足臂 23 行(3)。足臂 23:三陰病雜以陽
病,可治。

【陽瘚(厥)】　由足少陽脈受外邪侵襲
而引起的疾病。1 見:陰陽(乙)3 行。
即:〖此〗爲陽瘚(厥),是少陽朋(脈)
主治。
陽蹶(厥)　1 見:陰陽(甲)6 行。即:
此爲陽(蹶(厥)),是少陽脈(脈)〖主〗治。
陽麿(麿一厥)。1 見:脈書 20 - 21 簡。
即:此爲陽麿(麿一厥),是 少 陽 脈
主 治。

【巢】　當讀作"臊",即腥臊,指狐臭。1
見:五十二病方 66 行。即:巢者:疾
(候)天旬(電)而兩手相靡(摩),鄉(嚮)
旬(電)祝之。

十二畫

【項痛】　後頸部疼痛。7 見:足臂 3
行,陰陽(甲)3 行,陰陽(乙)2、4 行,脈
書 19、21 簡,引書 31 簡。足臂 3:〖頭〗
痛,項痛,手痛。

【項以(似)伐】　頸項像被刀砍一樣疼
痛。3 見:陰陽(甲)2 行,陰陽(乙)2
行,脈書 18 簡。陰陽(甲)2:目以(似)
脫,項以(似)伐,胷(胸)痛。

【喜信(伸)】　喜好伸展腰肢。2 見:
陰陽(乙)5 行,脈書 24 簡。陰陽(乙)5:
喜信(伸),數吹(欠)。
喜龍〈伸〉　1 見:陰陽(甲)10 行。即:
喜龍〈伸〉,婁(數)吹(欠)。

【喜怒不時】　喜怒無常。1 見:十問
53 簡。十問 52 - 53:百脈宛(菀)廢,喜
怒不時,不明(明)大道。

【惡傷(瘡)】　惡性腫瘤。1 見:武威
醫簡 64 簡。即:鼻中生惡傷(瘡),塗
之,亦可吞之。

【惡人與火】　厭惡見到人與火光。2
見:陰陽(甲)10 行,脈書 24 簡。陰陽
(甲)10 - 11:病〖至則惡人與火,聞〗木
音則惕〈惕〉然驚,心腸〈惕〉,欲獨閉户
牖而處。
亞(惡)人與火　1 見:陰陽(乙)5 行。
即:病至則亞(惡)人與火,聞木音則易
(惕)然驚,欲獨閉户牖而處。

【惡聞人聲】　討厭聽到說話聲。1 見:
里耶秦簡 8 - 1363 簡。即:人病少氣
者,惡聞人聲,不能視。

【裂膚】　皮肉撕裂。1 見:脈書 49 簡。
即:〖凡三〗陽,天 氣 殹(也),其
病 唯 折 骨 裂 膚,不死。
列(裂)膚　1 見:陰陽脈死候 1 行。即:
凡三陽,天氣殹(也),其病唯折骨列
(裂)膚,不死。

【閒(癇)】　即癇病,又稱癲癇。突然發

作的暫時性大腦功能紊亂,俗稱羊癲瘋。4見:五十二病方 48、50(2)行,脈書 16 簡。五十二病方 48:嬰兒病閒(癇)方。

【蛭食(蝕)】　被水蛭、螞蟥、山蛭等蛭蟲咬傷。1見:五十二病方 85 行。即:蛭食(蝕)人胻股,即產其中者,并黍、菽(尗)、秫(朮)而炊之,烝(蒸)以熏。

【喉(喉)痹】　咽喉腫痛、聲音嘶啞、吞咽困難之症。1見:武威醫簡 63 簡。即:喉(喉)痹,吞之,摩之。

朕(喉)痹　1見:引書 83 簡。即:引朕(喉)痹,無(撫)乳,上舉頤,令下齒包上齒,力卬(仰)。

喉踝〈踒(痹)〉　1見:陰陽(甲)15 行。即:〔喉踝〈踒(痹)〉,臂痛,肘外〕痛(痛)。

朕(喉)踝〈踒(痹)〉　2見:脈書 4、28 簡。脈書 4:在朕(喉)中,痛,朕(喉)踝〈踒(痹)〉殹(也)。

侯(喉)淠(痹)　1見:陰陽(乙)7 行。即:侯(喉)淠(痹),臂甬(痛),肘甬(痛)。

【黑子】　古病名。人皮膚上隆起的黑色斑點,俗稱痣。3見:病方 315、317、318 簡。病方 315:去黑子方。

【骭瘷(厥)】　由足陽明脈受外邪侵襲而引起的疾病。1見:陰陽(乙)6 行。即:此爲骭瘷(厥),是〔陽明(明)脈(脈)主治〕。

骭瘱(瘱—厥)　2見:陰陽(甲)12 行,脈書 25 簡。陰陽(甲)11 - 12:〔此爲〕骭瘱(瘱—厥),是陽明(明)脈(脈)主治。

【無膏】　全身皮膚粗糙失去潤澤。1見:脈書 20 簡。即:不可以反瘦(瘦),甚則無膏,足外反。

无膏　2見:陰陽(甲)6 行,陰陽(乙)3 行。陰陽(甲)6:不可以反稷(側),甚則无膏,足外反。

【筋癪(癩)】　古病名。即筋疝,指陰

莖痛癢、挺縱不收、出白如精之症。1見:引書 70 簡。即:引穨(癩),腸積(癩)及筋積(癩)。

【筋攣(攣)】　筋脈緊繫,伸展困難。1見:五十二病方 45 行。即:其肎(肎)直而口釦(噤),筋攣(攣)難以倍〈信(伸)〉。

【復(腹)大】　腹部鼓脹。1見:五十二病方 50 行。即:閒(癇)者,身熱而數驚,頸脊強而復(腹)大。

【創】　傷口,瘡瘍。5見:武威醫簡 13(2)、87 乙簡,居延新簡 EPT50:26(2)。武威醫簡 13:創立不愈(痛)。

【創愈(痛)】　傷口疼痛。2見:武威醫簡 62、87 乙簡。武威醫簡 62:創愈(痛)痙皆中之,良。

【創養(癢)】　傷口瘙癢。1見:武威醫簡 15 簡。即:治金創內痙創養(癢)不愈(痛)腹張(脹)方。

【脾(痹)痛】　因痹證引起的腰背及肢體關節部位疼痛。1見:導引圖。即:引脾(痹)痛。

【腄(垂)】　陰莖垂痿、疲軟。1見:養生方 200 行。養生方 199 - 200:怒而不大者,據(膚)不至也……據(膚)不至〔而用〕則腄(垂)。

歂(垂)　1見:養生方 87 行。即:令膚急毋歂(垂),有(又)令男子足▨

【脾(髀)廉痛】　大腿外側疼痛。1見:脈書 21 簡。即:節盡痛,脾(髀)廉痛,魚股痛。

【脾(髀)不可以運】　大腿不能隨意曲伸活動。3見:陰陽(甲)2 行,陰陽(乙)1 行,脈書 18 簡。陰陽(甲)2 - 3:要(腰)以(似)折,脾(髀)不可以運,胻(卻)如結。

【詘(屈)筋】　即筋痿,指筋攣急而成曲狀。1見:引書 38 簡。即:引詘(屈)筋,夸(跨)立,據兩股。

【扁】　指月經過期不停。扁,同"痛"。1見:脈書 10 簡。即:□□□□非時而血出,滴(滴),為扁。

【痙】 即破傷風,指熱性病過程中出現的背強反張、口噤不開的病症。2 見:五十二病方 30 行,武威醫簡 63 簡。五十二病方 30:痙者,傷,風入傷,身倍〈信(伸)〉而不能詘(屈)。

頸(痙) 1 見:五十二病方 42 行。即:即有頸(痙)者,冶,以三指一撮(撮),和以溫酒一音(杯)。

【痤】 痤瘡。3 見:天下至道談 18 簡,萬物 W013、W020。天下至道談 18:強用之,不能道,產痤種(腫)囊。

痤(痤) 1 見:望山楚簡 9 簡。即:既痤(痤),己(以)惡心,不內猷(食)。

痤(痤一痤) 1 見:望山楚簡 40 簡。即:☐己(以)痤(痤一痤),尚毋己(以)亓(其)古(故)又(有)大咎。

【痤疽(疽)】 痤瘡與癰疽。1 見:天下至道談 18 簡。即:九竅(竅)不道,上下不用,產痤疽(疽)。

【痤瘻】 痤瘡與瘻痔。1 見:十問 92 簡。即:六極堅精,是以內實外平,痤瘻弗處,癰(癰)壹(噎)不生。

【痛明(明)】 因目痛而導致視物不清。1 見:導引圖。即:痛明(明)。

【竣(朘)氣宛(菀)閉】 男子精道閉塞不通。1 見:十問 48 - 49 簡。即:竣(朘)氣宛(菀)閉,百脈生疾。

【善界(痹)】 肢體容易麻木失去知覺。1 見:引書 48 簡。即:苦兩手少氣,舉之不鈞〈鈞一均〉,指端湍〈浸〉湍〈浸〉善界(痹)。

【善怒】 容易生怒氣。3 見:陰陽(甲)29 行,陰陽(乙)12 行,脈書 40 簡。陰陽(甲)29:氣〖不〗足,善怒,心腸〈惕〉,恐〖人將捕之〗。

【善猷(食)】 食欲強,想進食。1 見:里耶秦簡 8 - 1042 簡。即:善猷(食)不能猷(食)。

【善噫】 頻繁噯氣。1 見:陰陽(甲)21

行。即:使復(腹)張(脹),善噫,食〖則〗欲歐(嘔)。

善意(噫) 2 見:足臂 17 行,陰陽(乙)10 行。足臂 17:不耆(嗜)食,善意(噫),心〖煩〗。

【渴】 口腔乾渴少津。1 見:脈書 15 簡。即:身塞〈寒〉熱,渴,四節痛,為瘖。

【渴欲歕(飲)】 口腔乾渴而想喝水。3 見:陰陽(甲)37 行,陰陽(乙)18 行,脈書 46 簡。陰陽(甲)37:益(嗌)〖乾〗,渴欲歕(飲)。

【寒中】 因脾胃虛寒、寒從內生導致大便秘結。1 見:脈書 9 簡。即:腸熱而渴,為寒中。

塞〈寒〉中 1 見:脈書 9 簡。脈書 8 - 9:在腸,左右不化,為塞〈寒〉中。

【寒炅】 即寒熱病。9 見:居延漢簡 4：4B、27：1A、33：22、49：18、52：12 簡,居延新簡 EPT4：51A、EPT51：535、EPT56：318,肩水金關漢簡 73EJT1：168。居延漢簡 4：4B:四月八日病頭廡(痛),寒炅,飲藥五齊,未愈。

【寒氣】 身體受寒後而出現不適。2 見:武威醫簡 19 簡,肩水金關漢簡 73EJT30：193。肩水金關漢簡 73EJT30：193:治寒氣丸:蜀椒四分,乾薑二分☐

【寒熱】 發冷和發熱。3 見:居延新簡 EPT59：10、EPT59：49A、EPT59：269。居延新簡 EPT59：10:十二月丙寅,病寒熱,脓(喉)癰(痛)。

寒執(熱) 1 見:萬物 W005。即:見〈貝〉母已寒執(熱)也。

塞〈寒〉熱 1 見:脈書 15 簡。即:身塞〈寒〉熱,渴,四節痛,為瘖。

【強吹(欠)】 想打哈欠而打不出。3 見:陰陽(甲)22 行,陰陽(乙)11 行,脈書 35 簡。陰陽(甲)22:不能食,不○臥,強吹(欠),三者同則死。

【絕筋】 肌腱斷裂。1 見:足臂 23 行。足臂 23 - 24:陽病折骨絕筋而无陰病,不死。

十三畫

【鼓張（脹）】 以腹部脹大、皮色萎黃、脈絡暴露爲特徵的病症。1 見：萬物 W011。即：商坴（陸）、羊頭之已鼓張（脹）也。

【夢号】 做惡夢。1 見：萬物 W043。即：□橐令人不夢号也。

【耑（喘）息中亂】 大口呼吸，內心煩亂。1 見：天下至道談 26 - 27 簡。即：爲之耑（喘）息中亂，曰煩。

【剢（膝）痛】 膝關節疼痛。2 見：導引圖，引書 45 簡。導引圖：引剢（膝）痛。

【剢（膝）跳】 膝部僵直，不能隨意彎曲。1 見：陰陽（甲）13 行。即：陽（腸）甬（痛），剢（膝）跳，付（跗）〖上踝〈踝〉（痹）〉〗。

【剢（膝）中穜（腫）】 膝蓋內腫脹不適。1 見：足臂 11 行。即：胕痛，剢（膝）中穜（腫），腹穜（腫）。

【剢（膝）外廉痛】 膝部外側疼痛。2 見：陰陽（乙）4 行，脈書 21 簡。陰陽（乙）4：股痛，剢（膝）外〖廉〗痛，振寒。

剢（膝）外兼（廉）痛　1 見：足臂 7 行。即：胕寒，剢（膝）外兼（廉）痛，股外兼（廉）痛。

剢（膝）外廉甬（痛）　1 見：陰陽（甲）7 行。即：魚股甬（痛），剢（膝）〖外廉〗甬（痛），振寒。

【剢（膝）足耑（痠）渜（痹）】 膝部僵直，足部麻痹。1 見：陰陽（乙）6 行。即：腹外穜（腫），腸甬（痛），剢（膝）足耑（痠）渜（痹）。

【睡】 嗜睡，貪睡。1 見：萬物 W041。即：圖土之已睡也。

【雎（疽）病】 即癰疽，惡瘡。1 見：五十二病方 284 行。即：雎（疽）病：冶白

薟（蘞）、黃蓍（耆）、芍樂（藥）、桂、畺（薑）、椒（椒）、朱（茱）臾（萸），凡七物。

【雎（疽）癰】 即癰疽，惡瘡。1 見：五十二病方 286 行。即：三沥煮蓬蔂（藟），取汁四斗，以洒雎（疽）癰。

【嗌乾】 咽喉乾渴少津。8 見：陰陽（甲）26、31 行，陰陽（乙）13、15、18 行，脈書 37、41、46 簡。陰陽（甲）26：甚則嗌乾，面疕。

益（嗌）乾　1 見：陰陽（甲）37 行。即：益（嗌）〖乾〗，渴欲歙（飲）。

【嗌悪（痛）】 咽喉疼痛。1 見：武威醫簡 63 簡。即：嗌悪（痛），吞之。

【嗌膧（腫）】 咽喉紅腫。1 見：陰陽（乙）8 行。即：耳聾煇煇諄諄，嗌膧（腫）。

嗌穜（腫）　1 見：陰陽（甲）17 行。陰陽（甲）16 - 17：耳聾煇煇諄諄，嗌穜（腫）。

益（嗌）穜（腫）　1 見：脈書 29 簡。即：耳煇煇焞焞，益（嗌）穜（腫）。

【嗌中痛】 咽喉疼痛。1 見：脈書 41 簡。即：上氣，饐（噎），嗌中痛，癉。

嗌中甬（痛）　1 見：陰陽（乙）13 行。即：噎，嗌中甬（痛），癉（癉）。

嗌中庯（痛）　1 見：陰陽（甲）31 行。即：饐（噎），嗌中庯（痛），癉。

【筥（屐）】 身體痿軟無力、緩縱不收一類的病症。1 見：養生方 21 行。即：筥（屐）：以五月望取蚩鄉蚚者，入篋□盈。

【節（癤）】 瘖瘤，小瘡。1 見：萬物 W006。即：烏喙與蠱之已節（癤）□也。

【節盡痛】 全身關節疼痛。2 見：陰陽（乙）4 行，脈書 21 簡。陰陽（乙）4：汗出，節盡〖痛，髀外廉〗痛。

節盡庯（痛）　1 見：陰陽（甲）7 行。即：汗出，節盡庯（痛），脾（髀）〖外〗廉〖痛〗。

【鼠】 "鼠瘻"之簡稱，即瘰癘，爲頸腋部淋巴結核。1 見：病方 372 行。即：已（已）鼠方。

【鼠復（腹）】 股陰部突出之物如鼠伏

之狀,相當於斜疝或腹股溝淋巴結腫大。1見:五十二病方 226 行。即:積(癥)者及股癰、鼠復(腹)者,〖灸〗中指畚(爪)二莊(壯)。

【傷汗】 因出汗過量而引起身體不適。8見:居延漢簡 44：23、46：9A、257：6A、265：43 簡,居延新簡 EPT4：101、EPT59：2、EPT59：49A、EPW：88。居延漢簡 44：23：曰病傷汗,未視事。

【傷要(腰)】 腰部受傷。1見:居延漢簡 227：103 簡。即:☑習,弓弩傷要(腰)☑

【傷痙】 又名風强病、金瘡痙。因受外傷而致使身體强直、痙攣。1見:五十二病方 30 行。即:傷痙:痙者,傷,風入傷,身倍〈信(伸)〉而不能詘(屈)。

傷脛(痙) 1見:五十二病方 43 行。即:傷脛(痙)者,擇蠡(藬)一把,以敦(淳)酒半斗者(煮)潰(沸)。

【傷寒】 因感受風寒濕等外因病邪所致的疾病,又泛指一切熱性病。14見:武威醫簡 6、43 簡,敦煌漢簡 2008、2012 簡,居延漢簡 89：20、居延漢簡 4：4A(2)、136：3、437：23 簡,居延新簡 EPT51：201A、EPT59：157、EPF22：280、ESC24、ESC80。武威醫簡 6:治傷寒遂〈逐〉風方。

【傷臟】 臟氣受損。1見:居延新簡 EPT9：3。即:☑六日,病傷臟,藥十齊☑☑

【傷左乳】 左乳房受傷。1見:居延漢簡 248：17 簡。即:☑所,劇傷左乳☑

【傷而頸(痙)】 即傷痙,又名風强病、金瘡痙。2見:五十二病方 34、41 行。五十二病方 34:傷而頸(痙)者,以水財煮李實,疾沸而抒,浚取其汁。

【傷右手指】 右手指受傷。1見:居延漢簡 13：6 簡。即:與戍卒函何陽爭言鬭,以劍擊傷右手指二所。

【傷矢右膝】 右膝被箭所傷。1見:居延新簡 EPS4.T2：2.61。即:☑傷矢右膝一所,不直。

【魃】 傳說中一種驚駭小孩使其生病的疫鬼,簡帛醫書用指小兒病。5見:五十二病方 452、453(2)、455(2)行。五十二病方 452:魃:禹步三,取桃東枳(枝),中別爲〖□□□〗之倡,而笄門、户上各一。

【領〈頷〉頸痛】 頷部、頸部疼痛。1見:陰陽(甲)12 行。即:領〈頷〉〖頸痛〗乳痛〗。

領〈頷〉頸甬(痛) 1見:陰陽(乙)6 行。即:領〈頷〉頸甬(痛),乳甬(痛)。

【腸痛】 腸道疼痛。2見:脈書 10、26 簡。脈書 10:字而腸痛。

腸甬(痛) 1見:陰陽(乙)6 行。即:腹外瘇(腫),腸甬(痛)。

陽(腸)甬(痛) 1見:陰陽(甲)13 行。即:腹外穜(腫),陽(腸)甬(痛)。

【腸辟(澼)】 古病名。即痢疾。5見:病方 309 簡,脈書 9 簡,引書 49 簡,居延漢簡 462：1、504：9 簡。病方 309:用之,取十餘叔(菽)置鬻(粥)中而歃(飲)之,已(已)腸辟(澼)。

腸癖(澼) 1見:萬物 W075。即:蜂罿〈蜜〉已腸癖(澼)也。

腸辟(澼) 1見:武威醫簡 82 簡甲。即:治久泄腸辟(澼)臥血□□裹□□□□醫不能治皆射(謝)去方。

【腸積(癪)】 因寒濕侵犯下焦而致的小腹、睾丸牽引作痛,腫瘤、墜脹的病症。2見:脈書 11 簡,引書 70 簡。脈書 11:其癰上下鳴,爲腸積(癪)。

【腸中大澒】 腹部嚴重脹澒不適。1見:居延新簡 EPT59：75B。即:見告,腸中大澒,不知當奈何。

【腸熱而渴】 腸道有灼熱感且口腔乾渴。1見:脈書 9 簡。即:腸熱而渴,爲寒中。

【腨痛】　小腿肚疼痛。2見：陰陽（乙）2行，脈書19簡。陰陽（乙）2：胎（卻）痛，腨痛，足小指（趾）〖痹〗。

腨庯（痛）　1見：陰陽（甲）4行。即：胻（胎—卻）庯（痛），腨庯（痛），〖足小〗指（趾）踝〈踝（痹）〉。

膊（腨）痛　1見：足臂3行。即：病足小指（趾）廢，膊（腨）痛，胎（胎—卻）䜌（攣）。

【腨如裂】　小腿肚如同開裂。2見：陰陽（甲）3行，脈書18簡。陰陽（甲）2-3：脾（髀）不可以運，胎（卻）如結，腨如〖裂〗。

【腹盈】　腹部腫脹而顯得充盈。1見：脈書13簡。即：腹盈，身、面、足、胻盡肖（消），爲水。

【腹張（脹）】　腹部脹滿不適或腫脹。10見：足臂17、22行，陰陽（乙）10、11行，五十二病方483行，脈書7、33、35簡，引書74簡，武威醫簡15簡。足臂17：腹痛，腹張（脹），復□。

復（腹）張（脹）　2見：陰陽（甲）21、22行。陰陽（甲）21：使復（腹）張（脹），善噫，食〖則〗欲歐（嘔）。

【腹痛】　脘腹、臍腹、少腹部疼痛。1見：足臂17行。即：股內痛，腹痛，腹張（脹）。

腹甬（痛）　1見：引書72簡。即：引腹甬（痛），縣（懸）纍版（板），令人高去地尺，足踐其上。

【腹穜（腫）】　腹部腫脹。1見：足臂11行。即：胎（膝）中穜（腫），腹穜（腫），乳內兼（廉）痛。

【腹滿】　腹部脹滿不適，俗稱肚脹。1見：武威醫簡19簡。即：寒氣在胃莞（脘），腹滿、腸⋯

【腹外穜（腫）】　腹部外側腫脹。1見：陰陽（乙）6行。即：腹外穜（腫），腸甬（痛）。

腹外穜（腫）　2見：陰陽（甲）13行，脈書25-26簡。陰陽（甲）13：腹外穜（腫），陽（腸）甬（痛）。

【腹胗胗】　腹部腫脹。1見：脈書7-8簡。即：其腹胗胗如膚張（脹）狀，鳴如蕾（蛙）音，膏段（瘕）殹（也）。

【腹中痛沉】　腹部疼痛異常。1見：居延漢簡582：12簡。即：□腹中痛沉，□菜□各一未。

【腹街、脊內兼（廉）痛】　腹股溝中央、脊柱內側疼痛。1見：足臂14行。即：膊（腨）內痛，股內痛，腹街、脊內兼（廉）痛。

【膲（枕）痛】　枕骨疼痛。1見：足臂8行。即：膲（枕）痛，耳前痛。

【胅（喉）癔（痛）】　咽喉疼痛。1見：居延新簡EPT59：10。即：十二月丙寅，病寒熱，胅（喉）癔（痛）。

【痹】　身體麻木，失去知覺。1見：武威醫簡81簡。即：治痹手足雍（臃）種（腫）方。

畀（痹）　1見：足臂20行。即：足柎（跗）種（腫），疾畀（痹）。

踝〈踝（痹）〉　1見：脈書5簡。脈書4-5：在身，頯頯然，□之不智（智—知）人，爲踝〈踝（痹）〉。

【痿】　身體痿痹，喪失活動功能。2見：萬物W013、W105。萬物W013：可以已痿也。

【痿痹】　肢體不能運動或喪失感覺。1見：敦煌漢簡2012簡。即：治久欬逆、匄（胸）痹、痿痹、止泄、心腹久積、傷寒方。

痿瘅（痹）　1見：引書37簡。即：足不痿瘅（痹），首不蹱（腫）軌。

【痿入中】　身體痿痹。2見：五十二病方480、483行。五十二病方483：痿入中，腹張（脹），寒溫不〖□□〗。

【瘀】　血瘀。2見：武威醫簡11、12簡。武威醫簡12：倚悳（痛）者臥藥內當出血,久瘀。

【痛〈痿〉】 足部癰腫。1見:脈書12簡。即:在踝下,癰,爲痛〈痿〉。

【意〈噫〉】 即噯氣,指胃腔的積氣因上升受阻鬱而發出聲響。1見:足臂25行。即:其病:心痛,心煩而意〈噫〉。

【雍〈癰〉】 即"癰",癰腫。1見:武威醫簡87簡乙。即:塗雍〈癰〉上,以愈〈愈〉為故。

【雍〈癰〉種〈腫〉】 身體癰腫。2見:武威醫簡26簡,居延新簡EPT53:14。武威醫簡26:□□扁〈遍〉雍〈癰〉種〈腫〉上下左右轉□□。

【煩】 心胸煩熱鬱悶。1見:導引圖。即:煩。

【煩心】 胸中煩熱鬱悶,又稱心煩。7見:里耶秦簡8-1937簡,足臂14、21、22(2)行,陰陽(乙)16行,萬物W006。里耶秦簡8-1937:病煩心。

【煩懣】 煩悶。心情鬱悶不暢快。2見:居延新簡EPT51:201A、EPT59:49A。居延新簡EPT51:201A:□傷寒,即日加倄,頭痛煩懣。

番〈煩〉懣 1見:居延新簡EPT59:428。即:□□大母淑,病欬短氣,加番〈煩〉懣,命在旦夕□

潘〈煩〉懣 1見:居延新簡EPF22:280。即:病泄注不愈〈愈〉,乙酉加傷寒,頭通〈痛〉潘〈煩〉懣,四節不舉。

【煩臥不安床】 因心煩而睡不安穩。1見:武威醫簡84簡甲。即:膝脛寒,手足熱,且煩臥不安牀,洎目泣出。

【溫】 溫熱病的簡稱。5見:脈書15、22簡,居延漢簡7:31簡,肩水金關漢簡73EJT28:18、73EJT29:115A。脈書14-15:頭、身痛,汗不出而渴,爲溫。

【溫病】 多種熱性的總稱。泛指溫熱病。1見:導引圖。即:引溫病。

【溫病不汗】 身體發熱而不出汗。1見:病方311簡。即:溫病不汗者,以

淳酒漬布,歙〈飲〉之。

【辟】 ① 同"癖",指兩脅之間疼痛。1見:萬物W002。即:此蔚〈蔴〉之□□已辟也。

② 讀爲"僻",指口眼喎斜一類病症。1見:引書81簡。即:引辟,在〖左〗煩,右手據右顴之髮,信〈伸〉左手而右手引之。

【辟病】 兩脅之間疼痛。辟,同"癖"。1見:居延新簡EPF22:655。即:□正月旦病,持辟病,居三堠下盧中,死。

【辟聶〈懾〉】 即"聶辟",指肌膚麻木緊縮。1見:十問78簡。十問78-79:故辟聶〈懾〉懯〈懹〉胅〈怴〉者,食之恆張。

十四畫

【惡心】 即悗心,心胸煩悶。1見:望山楚簡9簡。即:既痙〈痓〉,呂〈以〉惡心,不內〈入〉飤〈食〉。

【鼻肍〈衄〉】 鼻塞。或指鼻流清涕。3見:陰陽(甲)12行,陰陽(乙)6行,脈書25簡。陰陽(甲)12:顏〈顏〉庯〈痛〉,鼻肍〈衄〉。

【鼻抉〈缺〉】 鼻梁缺損。1見:五十二病方135行。即:使人鼻抉〈缺〉指斷。

【鼻不利】 因鼻道閉塞導致呼吸不暢。1見:武威醫簡70簡。武威醫簡70-71:即鼻不利,茱〈藥〉用利〈藜〉盧〈蘆〉一本。

【蝕】 爛瘡。1見:萬物W103。即:已蝕。

【領〈頷〉疢】 下巴灼熱。1見:脈書25簡。即:鼻肍〈衄〉,領〈頷〉疢,乳痛。

【領〈頷〉痛】 下巴疼痛。1見:脈書28簡。即:領〈頷〉痛,朕〈喉〉踝〈踔〈痹〉〉,肩痛。

領〈頷〉庯〈痛〉 1見:陰陽(甲)15行。即:領〈頷〉庯〈痛〉,〖喉踝〈踔〈痹〉〉,臂痛,肘外〗庯〈痛〉。

領〈頷〉甬（痛）　1見：陰陽（乙）7行。即：領〈頷〉甬（痛），侯（喉）淠（痹）。

【領〈頷〉穜（腫）痛】　下巴腫脹疼痛。1見：脈書27簡。即：領〈頷〉穜（腫）痛，不可以顧，肩以（似）脫。

領〈頷〉瞳（腫）甬（痛）　1見：陰陽（乙）7行。即：〖領〈頷〉〗瞳（腫）甬（痛），不可以顧。

領〈頷〉穜（腫）痛　1見：陰陽（甲）14行。即：〖領〈頷〉穜（腫）痛〗，不可以顧。

【髆（腨）內痛】　小腿肚裏面疼痛。1見：足臂14行。即：病足熱，髆（腨）內痛，股內痛。

【脾痛】　臀部疼痛。1見：足臂3行。即：脾痛，產寺（痔）。

【膏段（瘕）】　腹部腫脹嚴重、皮膚發亮，如有油脂光澤。1見：脈書8簡。脈書7-8：其腹脟脟如膚張（脹）狀，鳴如黽（蛙）音，膏段（瘕）殹（也）。

【膏弱（溺）】　小便中帶有膏狀物。1見：五十二病方205行。即：膏弱（溺）：是胃（謂）內復。

【膏瘁（癃）】　即膏淋，指小便中有如脂膏，沉澱物如膏狀。1見：武威醫簡9簡。即：膏瘁（癃）出膏。

膏瘁（瘁—癃）　1見：五十二病方199行。即：膏瘁（瘁—癃），澡石大若李樺（核），已（已）食歙（飲）之。

【瘑】　蝕瘡，痤瘡類疾病。9見：五十二病方461(3)、463、464(2)、466(2)、467行。五十二病方461：瘑居右，□馬右頰〖骨〗。

【瘧】　瘧疾，是以間歇性寒戰、高熱、出汗爲特徵的傳染病。8見：病方376簡(3)，陰陽（甲）4、7行，脈書15、19、21簡。病方376：我智（知）令某瘧，令某瘧者某也。

虐（瘧）　1見：陰陽（乙）4行。即：虐（瘧），汗出，節盡〖痛〗。

瘧（瘧）　1見：陰陽（乙）2行。即：瘧

（瘧），北（背）痛，要（腰）〖痛〗。

【養（癢）】　皮膚瘙癢。8見：五十二病方429行，養生方49、50(2)、168行，脈書2、5、15簡。五十二病方429：身疕：疕毋（無）名而養（癢）。

儴（癢）　6見：養生方136(2)、145(4)行。養生方136：身若儴（癢）若不儴（癢）。

【養（癢）身】　身體瘙癢。1見：居延新簡EPT54：14。即：治養（癢）身□☑

【精少】　男子精液稀少。1見：武威醫簡84簡甲。即：五曰精少。

【精失】　男子精液缺失。1見：武威醫簡84簡甲。即：四曰精失。

【湯火凍〈凍〉】　被熱水燙傷或火燒傷。1見：武威醫簡87簡乙。即：治湯火凍〈凍〉方。

十五畫

【熱中】　即內熱，指熱邪滯留於腸胃而不得散發。3見：陰陽（甲）26行，陰陽（乙）15行，脈書38簡。陰陽（甲）26：〖其〗所產病：熱中，〖瘁（癃），瘕（瘕），扁（偏）山（疝）〗。

【醉】　乳房潰爛。1見：脈書10簡。即：乳癰，爲醉。

【齒痛】　牙齒疼痛。3見：足臂33行，脈書31、32簡。足臂33：病齒〖痛〗。

齒庯（痛）　2見：陰陽（甲）19行(2)。陰陽（甲）19：齒庯（痛），胠（頤）穜（腫）。

齒甬（痛）　2見：陰陽（乙）9行(2)。陰陽（乙）9：齒甬（痛），胠（頤）瞳（腫）。

齒惡（痛）　1見：武威醫簡64簡。即：齒惡（痛），塗之。

【齒齲】　即齲齒，蛀牙。牙齒出現腐蝕性病變。1見：病方332簡。即：某病齒齲。

【膚張（脹）】　因寒氣留於皮膚而出現的全身腫脹。1見：脈書8簡。脈書7-

8：其腹胗胗如膚張（脹）狀，鳴如鼃（蛙）音。

盧（膚）張（脹） 1見：脈書13簡。即：身、面、足、胻盡盈，爲盧（膚）張（脹）。

【膚雎（疽）】 古病名。指皮膚結成塊狀的內瘡，造成肌膚堅硬並潰爛。1見：五十二病方284行。五十二病方284－285：膚雎（疽）倍芍藥。

【暴】 女子前陰外挺。當爲子宫脱垂之症。1見：脈書10簡。即：前出如拳，爲暴。

【暴心痛】 心胸突然劇烈疼痛。2見：里耶秦簡8－876、8－1221簡。里耶秦簡8－876：□治暴心痛方。

【噎】 咽喉噎塞不通。1見：陰陽（乙）13行。即：〖嗌乾，上氣〗，噎，嗌中甬（痛）。

饐（噎） 2見：陰陽（甲）31行，脈書41簡。陰陽（甲）31：嗌乾，上氣，饐（噎），嗌中庯（痛）。

【數吹（欠）】 頻繁打哈欠。2見：陰陽（乙）5行，脈書24簡。陰陽（乙）5：喜信（伸），數吹（欠）。

婁（數）吹（欠） 1見：陰陽（甲）10行。即：喜龍〈伸〉，婁（數）吹（欠）。

【數腸（喝）】 頻繁哮喘。1見：足臂15行。即：數腸（喝），牧牧，耆（嗜）臥以欬。

【數熱】 頻繁發熱。1見：足臂11－12行。即：數熱，汗出，脞瘦。

【踝痛】 踝骨疼痛。1見：引書43簡。即：引踝痛，在右足內踝，引右股陰筋。

【踊】 瘃足，腳部凍瘡。1見：萬物W017。即：蘭賓〈實〉、鼠出（腦）之已踊也。

【箭傷】 人被箭矢所傷。1見：敦煌漢簡867簡。即：〼人，即曰箭傷〼

【膝脛寒】 膝部與小腿發冷。1見：武威醫簡84簡甲。即：膝脛寒，手足熱，且煩臥不安牀。

【腸中恿（痛）】 腹內疼痛。1見：武威醫簡82簡乙。即：不知□□□□，腸中恿（痛），加甘草二分。

【諸傷】 各種金刃、跌打所引起的出血、感染、瘀血等外傷。2見：五十二病方1、37行。五十二病方37：諸傷，風入傷，傷癰痛。

【諸食病】 各種因飲食原因引起的疾病。1見：五十二病方小標題。即：諸食病。

【厲（癘）】 癘風，即麻風病。1見：脈書15簡。即：四節疕如牛目，麋（眉）突（脱），爲厲（癘）。

【瘛】 即瘛瘲、癇病，俗稱抽風，又稱小兒急驚風。2見：脈書16簡，引書80簡。脈書16：□□□□見（?），不能息，爲瘛。

【瘨（癲）疾】 即癲狂病，指精神錯亂、喜笑不常。1見：足臂4行。即：尬（尳）洒（衄），數瘨（癲）疾。

廙（瘨—癲）疾 1見：五十二病方114行。即：廙（瘨—癲）疾者，取犬尾〈戻（矢）〉及禾在圈垣上者，段冶，湮汲以歆（飲）之。

顛（癲）疾 1見：五十二病方112行。即：顛（癲）疾：先待（偫）白雞、犬矢。

【瘢】 生瘢痕。1見：五十二病方321行。即：冶蘖米，以乳汁和，傅之，不痛，不瘢。

般（瘢） 6見：五十二病方14、15、328、330、332行。五十二病方14：令傷毋（無）般（瘢），取彘（彘）膏、□衍并冶，傅之。

【瘚】 氣閉、昏瘚，或四肢僵直。1見：引書63簡。即：引瘚，臥，詘（屈）兩厀（膝），直踵（踵），并䍃（踰）廿。

瘚（瘚） 1見：引書66簡。即：夜日臥瘚（瘚），學（覺）心腹及匈（胸）中有痛者。

麼（蹶—瘚） 1見：引書106簡。即：人之所以善麼（蹶—瘚），蚤（早）衰於陰

（陰）。

【溑】 應指"膿耳"。1見：脈書3簡。即：在耳……其膿（農—膿）出，爲溑。

【殿（殿）】 腳跟潰爛。1見：脈書12簡。即：在足下，爲殿（殿）。

十六畫

【薈（潰）腐】 化膿腐爛。1見：十問35簡。十問34-35：中不薈（潰）腐，故身无苛（疴）央（殃）。

【頤癰】 腮面癰腫。1見：五十二病方388行。即：頤癰者，冶半夏一，牛煎脂二，醯六，并以鼎〖□□□〗如□林（霖），以傅。

【嘶（嘶）敗】 聲音嘶啞。1見：武威醫簡68簡。即：六十日須（鬚）麋（眉）生，音聲雖嘶（嘶）敗，能復精。

【囊下養（癢）濕】 陰囊下面瘙癢且潮濕。2見：武威醫簡84簡甲（2）。武威醫簡84甲：六日囊下養（癢）濕。

【囊下濕而養（癢）】 即"囊下癢濕"。1見：武威醫簡85甲-85乙簡。即：四日囊下濕而養（癢），黃汁出，辛惠（痛）。

【頭痛】 腦袋疼痛。7見：足臂3行、陰陽（甲）3行、陰陽（乙）2行、脈書19簡、居延漢簡142：27、283：7簡、居延新簡EPT51：201A。陰陽（乙）2：頭痛，耳聾，項痛。

頭癰（痛） 3見：居延新簡EPT4：101、EPT51：102、EPT51：535。居延新簡EPT4：101：候長敢言□□隧（隊）卒陳崇，乃□病傷汗、頭癰（痛）。

頭廇（痛） 10見：敦煌漢簡1577簡、居延漢簡4：4B、27：1A、49：18、59：37、283：7簡、居延新簡EPT10：9、EPT59：157、EPT59：269、ESC80。敦煌漢簡1577：□□戍卒杜充，病頭廇（痛），四節不與（舉）。

頭惠（痛） 4見：居延漢簡4：4A、52：

12簡、居延新簡EPT58：28、EPT59：49A。居延漢簡4：4A：第廿四隧（隊）卒高自當，以四月七日病頭惠，四節不舉。

頭通（痛） 1見：居延新簡EPF22：280。即：病泄注不愈（愈），乙酉加傷寒，頭通（痛）潘（煩）懣，四節不舉。

【頭惠（痛）風】 即頭風，指由風邪引起的頭部骨節疼痛。1見：武威醫簡66簡。武威醫簡66-67：頭惠（痛）風，塗之，以三指摩。

【頭頸痛】 腦袋、脖子疼痛。2見：陰陽（乙）4行、脈書21簡。陰陽（乙）4：頭頸痛，脅〖痛〗，虐（瘧）。

頭頸痛（痛） 1見：陰陽（甲）6-7行。即：〖頭〗頸痛（痛），脅痛（痛）。

【頰痛】 顴骨外部疼痛。3見：足臂31行、陰陽（甲）17行、脈書30簡。陰陽（甲）17：頰痛，耳聾。

頰甬（痛） 1見：陰陽（乙）8行。即：頰甬（痛），耳聾。

【頸脊強】 頸部和脊部肌肉僵直。1見：五十二病方50行。即：閒（癇）者，身熱而數驚，頸脊強而復（腹）大。

【螶食】 被蟨蟲蛀蝕，相當於鼻癰一類疾病。1見：脈書3簡。脈書2-3：在鼻……其疕痛，爲螶食。

【篡】 口腔嚴重潰瘍。1見：脈書3簡。即：在口中，靡（糜），爲篡。

【鼽】 鼻塞。或鼻流清涕。2見：引書37、84簡。引書84：引鼽，危坐，以手力循（插）鼻以印（仰）。

肌（鼽） 1見：脈書2簡。即：在鼻，爲肌（鼽）。

【膫】 小腿燒傷。1見：脈書12簡。即：在腂，疕，赤淫（淫），爲膫。

【瞳（腫）】 癰腫，腫脹。1見：陰陽（乙）5行。即：顏（顏）黑，病瞳（腫）。

穜（腫） 4見：五十二病方287、377、387行、養生方64行。五十二病方287：

以尉(熨)其種(腫)處。

蹱(腫) 1 見：引書 37 簡。即：首不蹱(腫)䟺。

【顀痛】 面顀部疼痛。1 見：足臂 11 行。即：顀痛，胜(䡇)泑(䀼)。

【顀及顏(顏)痛】 顀部和額頭疼痛。1 見：引書 97 簡。即：苦顀及顏(顏)痛，漬以寒水如䭫(餐)頃，掌安(按)顀。

【瘻】 瘰癧，即頸部淋巴結核。2 見：脈書 4 簡，萬物 W024。脈書 4：在頸，爲瘻。

瘰(瘻) 1 見：引書 92 簡。即：引瘰(瘻)，其在右恆陽之肘脈，視左足之指(趾)，俒(俛)，力引之。

瘰(瘻) 1 見：足臂 8 行。即：缺盆痛，瘰(瘻)，聾。

【瘕(癃)不出】 小便不通之症。1 見：五十二病方 171 行。即：□〖□〗及瘕(癃)不出者方。

【潞(露)】 即"露疬"，指顯露在外的疬瘡。1 見：脈書 12 簡。即：其疬就就然，爲潞(露)。

【避】 陰莖萎縮而不舉，回避不前。2 見：養生方 200 行，天下至道談 5 簡。養生方 199 - 200：大〖而不堅者〗，筋不至也……筋不至而用則避。

十七畫

【䵣】 白禿。1 見：脈書 2 簡。即：病在頭，農(農—膿)爲䵣。

【㿦(顏—顏)色鹿〈麁〉䵍〈䵍(黧)〉】 臉色粗糙，暗黃。1 見：十問 8 簡。即：民何失而㿦(顏—顏)色鹿〈麁〉䵍〈䵍(黧)〉，黑而蒼？

【臨事不卒】 男子因性功能障礙，與女性交合活動不能順利完成。1 見：武威醫簡 84 簡甲。即：┄臨事不卒。

【臨事不起】 性交時陰莖不能夠勃起，即陽痿。1 見：武威醫簡 85 簡乙。即：空居獨怒，臨事不起，起，死玉門中。

【臨食而惡臭】 進食時討厭聞到食物的氣味。1 見：里耶秦簡 8 - 1363 簡。即：臨食而惡臭，以赤雄雞冠，完(丸)。

【嬰兒瘲(瘈)】 即小兒瘈瘲，俗稱抽風，爲小兒驚風之症。3 見：五十二病方 51(2)、54 行。51：嬰兒瘲(瘈)者，目解(繲)瞅然，脅痛，息癭(嚶)瘈(嚶)然，戾(矢)不〇化而青。

【嬰兒索痙】 相當於撮口、臍風、噤風，即新生兒破傷風。1 見：五十二病方 45 行。即：嬰兒索痙：索痙者，如產時居濕地久，其育(肓)直而口釦(噤)，筋攣(攣)難以倍〈信(伸)〉。

【嬰兒病閒(癇)】 即胎癇，指初生兒所發之癇症。1 見：五十二病方 48 行。即：嬰兒病閒(癇)方：取靁(雷)尾〈戾(矢)〉三果(顆)，冶，以豬煎膏和之。

【嬰兒善泣】 小兒喜歡啼哭。1 見：雜禁方 4 - 5 簡。即：嬰兒善泣，涂(塗)琇(牖)上方五尺。

【闌(爛)】 燒傷。1 見：五十二病方 317 行。即：闌(爛)者，爵〈壽(擣)〉糵米，足(捉)取汁而煎。

【髀外廉痛】 大腿外側疼痛。1 見：陰陽(乙) 4 行。即：節盡〖痛，髀外廉〗痛。

脾(髀)外廉痛 1 見：陰陽(甲) 7 行。即：節盡庸(痛)，脾(髀)〖外〗廉〖痛〗。

脾(髀)外兼(廉)痛 1 見：足臂 7 行。即：股外兼(廉)痛，脾(髀)外兼(廉)痛。

【穜(腫)囊】 陰囊腫大。1 見：天下至道談 18 簡。即：強用之，不能道，產痤穜(腫)囊。

【穜(腫)囊】 陰囊腫大。2 見：五十二病方 206 行(2)。五十二病方 206：穜(腫)囊者，氣實囊，不去。

【龜手】 手部皮肉凍裂。1 見：萬物 W010。即：柬與醯使人不龜手也。

【膲】　"孕"之古字,指腫塊、膿色。1
見:脈書3簡。即:在齙,癰,爲膲。

【膿(體)軫(胗)】　身體久病。1見:
去穀食氣1行。即:爲首重足輕膿(體)
軫(胗),則昫(呴)炊(吹)之。

【膿(體)涊(浸)涊(浸)痛】　身體逐
漸疼痛。1見:引書33簡。即:引癉病
之台(始)也,意回回然欲步,膿(體)涊
(浸)涊(浸)痛。

【癉】　即黃疸。2見:陰陽(甲)31行、
脈書41簡。陰陽(甲)31:嗌中庸(痛)、
癉,耆(嗜)臥。

單(癉)　1見:陰陽(乙)13行。即:嗌
中甬(痛)、單(癉),耆(嗜)臥。

【癉病】　濕熱病。1見:引書33簡。
即:引癉病之台(始)也。

【癉疾】　濕熱病。1見:放馬灘秦簡日
書乙種15簡。即:癉疾,死。

【麋(眉)突(脱)】　眉毛脱落。1見:
脈書15簡。即:四節疕如牛目,麋(眉)
突(脱),爲廬(癘)。

【濡加(痂)】　有膿液分泌的濕痂。1
見:五十二病方366行。即:濡加(痂):
冶巫(菵)夷(荑)半參,以肥滿刻蕡膏。

【澟】　讀爲"涕",流鼻涕。1見:萬物
W026。即:〖□莫盜之〗已澟也。

【臂外兼(廉)痛】　手臂外側疼痛。1
見:足臂30行。足臂29－30:其〖病〗:
外潰(眥)痛,〖□〗臂外兼(廉)痛。

【臂厥】　由臂太陰脈和臂少陰脈受外
邪侵襲而引起的疾病。2見:陰陽(乙)
17、18行。陰陽(乙)17:此爲臂厥,是
臂巨陰之胭(脈)主治。

臂麿(麿—厥)　3見:陰陽(甲)34、37
行、脈書46簡。陰陽(甲)37:此爲臂麿
(麿—厥),是臂少陰之胭(脈)主治。

【臂痛】　手臂疼痛。1見:陰陽(甲)15
行。即:〖臂痛,肘外〗庸(痛)。

臂甬(痛)　1見:陰陽(乙)7行。即:
臂甬(痛),肘甬(痛)。

十八畫

【覆(腹)中】　腹部脹懣。1見:導引
圖。即:覆(腹)中。

【題䪼(顬)】　相當於頓萃、頓卒、頓
䪼、贏疾貌。1見:十問46簡。即:使
其題䪼(顬)堅强而緩事之。

【蟲蝕】　被蟲齧食或咬傷。1見:五十
二病方400行。即:〖蟲蝕:□〗□在於
朕(喉),若在它所。

蟲奝(蝕)　1見:五十二病方411行。
即:蟲奝(蝕):取禹竈(竈)〖□□□〗寒傷
痛,〖□□〗兔皮裹其□〖□□□〗

【衛(衝)頭】　因逆氣上衝而導致的頭
痛。1見:陰陽(甲)2行。即:衛(衝)
頭,目以(似)脱,項以(似)伐。

潼(衝—衝)頭　1見:陰陽(乙)1行。
陰陽(乙)1－2:潼(衝—衝)頭,〖目以
(似)脱,項以(似)伐〗。

【臑痛】　肱部疼痛。1見:脈書32簡。
即:口乾,臑痛。

臑甬(痛)　1見:陰陽(乙)9行。即:
口乾,臑甬(痛)。

【臑以(似)折】　肱部如同被折斷。3
見:陰陽(甲)15行、陰陽(乙)7行、脈書
27簡。陰陽(甲)14－15:肩以(似)脱,
臑以(似)折。

【癰(膿)】　化膿,膿腫。1見:五十二病
方158行。即:癰(膿)而□,其巳(已)潰☑

農(膿)　1見:五十二病方157行。即:
之柔〖□□□□〗農(膿)☑

膿(膿)　5見:脈法4、5(2)、7、8行。脈
法4－5:膿(膿)深〖而〗碧(砭)戟(淺),
謂上〈之〉不遝。

【懣】　腹部懣脹。1見:武威醫簡19
簡。即:懣俞(愈),出蔵(箴)。

十九畫

【騷(瘙)】　伴有皮膚瘙癢的癬疥。5
見:五十二病方419、424(2)、427行,脈

書15簡。五十二病方419：先孰(熟)洶(洒)騷(瘙)以湯。

蚤(瘙)　1見：病方378簡。即：即女子蚤(瘙)巳(已)。

【慸(懹)胠(怯)】　精神畏縮恐懼。1見：十問78簡。十問78－79：故辟聶(懾)慸(懹)胠(怯)者，食之恆張。

【橐癰】　陰囊潰爛。1見：脈書11簡。即：橐癰，爲血積(㿗)。

【蹱(踵)厥】　由於足太陽脈受外邪侵襲而引起的疾病。1見：陰陽(乙)2行。即：〖此爲蹱(踵)〗厥，是巨陽脈(脈)主治。

蹱(踵)蹷(蹷—厥)　2見：陰陽(甲)3行，脈書18簡。陰陽(甲)3：〖此〗爲蹱(踵)蹷(蹷—厥)，是鉅陽脈(脈)〖主治〗。

【穨(㿗)】　即腸穨(㿗)、㿗疝。因寒濕侵犯下焦而致的小腹、睾丸牽引作痛，腫癢、墜脹的病症。25見：陰陽(甲)26行，五十二病方208、209(2)、213(2)、219(3)、220(2)、221、222、223、226、230(2)、233、234、236、238、243、248行，脈書38簡，引書70簡。五十二病方208：穨(㿗)：操柏杵，禹步三。

隤(㿗)　1見：陰陽(乙)15行。即：降(癃)，隤(㿗)，扁(偏)山(疝)。

積(㿗)　2見：五十二病方224行，五十二病方殘片5。五十二病方224：積(㿗)及瘻，取死者叕(錣)烝(蒸)之。

【穨(㿗)山(疝)】　疝氣一種，其症狀爲陰囊腫大、疼痛或腫結堅硬。2見：陰陽(甲)25行，脈書37簡。脈書37：丈夫則穨(㿗)山(疝)。

隤(㿗)山(疝)　1見：陰陽(乙)15行。即：丈夫則隤(㿗)山(疝)。

【靡(糜)】　肌肉糜爛。2見：脈書2、3簡。脈書2：在目際，靡(糜)，爲赧。

【膺(膺)痛】　胸部疼痛。1見：引書65簡。即：引膺(膺)痛。

二十畫

【譮】　生怒氣。1見：萬物W044。即：□□□□之已譮也。

【蹷(蹷)】　腳部麻痹而失去知覺。1見：引書59簡。即：引蹷(蹷)，危坐，信(伸)左足，右足支尻。

【顮(顏)黑】　額頭暗黑。2見：陰陽(甲)10行，陰陽(乙)5行。陰陽(甲)10：婁(數)吹(欠)，顮(顏)〖黑，病穜(腫)〗。

【顮(顏)痛】　額頭疼痛。2見：陰陽(甲)12行，脈書25簡。陰陽(甲)12：顮(顏)痛(痛)，鼻肍(鼽)。

顮(顏)甬(痛)　1見：陰陽(乙)6行。即：顮(顏)甬(痛)，鼻肍(鼽)。

【顮(顏)寒】　額頭發冷。2見：足臂4、12行。顮(顏)寒，產聾。

【顮(顏)墨】　額頭暗黑。1見：脈書24簡。即：喜信(伸)，數吹(欠)，顮(顏)墨，病穜(瘇)。

二十畫以上

【蠚】　指蛇蠚、犬蠚等傷病。1見：萬物W015。即：蠚煮陳蒲也。

【鬃】　因接觸漆而引起皮膚過敏的漆瘡。1見：五十二病方390行。即：鬃：唾曰："歕(噴)！桼(漆)。"

膝(鬃)　1見：五十二病方393行。即：令人終身不膝(鬃)。

【露疕】　顯露在外的疕瘡。1見：五十二病方434行。即：露疕：燔飯焦，冶，以久膏和傅。

【齦齊齒長】　牙齦軟縮，牙齒變長。2見：陰陽脈死候2行，脈書51簡。脈書51：齦齊齒長，則骨先死。

【廱(癰)壹(噎)】　咽喉癰腫、噎塞不通。1見：十問92簡。即：痤瘻弗處，廱(癰)壹(噎)不生。

【爛疽】 已經潰破的癰疽。2見：五十二病方298行(2)。五十二病方298：爛疽者，疙□起而□痛〖□〗□□骨〖□〗冶。

【濔强】 耳部强硬腫脹。1見：脈書19簡。即：項痛，濔强，瘛。

【鬐】 頭部瘙癢，或疑讀爲"鬖"，指頭髮散亂。1見：脈書2簡。即：病在頭……養（癢）爲鬐。

【癭】 頸瘤。多指甲狀腺腫大的一種病症。2見：五十二病方224行，脈書4簡。五十二病方224：積（癭）及瘦，取死者叕（餟）烝（蒸）之。

【聾】 耳朵失聰。7見：足臂4、8、31行，導引圖，脈書3簡，引書95簡(2)。足臂4：產聾，目痛。

【蠱】 古病名。6見：五十二病方445、447(2)、448、451行，萬物W037。五十二病方445：□蠱者：燔扁（蝙）輻（蝠）以菥（荆）薪，即以食邪者。

【攣右脛】 右脛抽搐。1見：居延新簡EPT53：14。即：病攣右脛，雍（臃）種（腫）〖□〗

【癘（厲）】 被蠍子螫傷。1見：五十二病方78行。即：〖癘（厲）：□〗□□□□以財鍘藍〖□□□□□〗漬□〖□〗

【癰】 癰腫。20見：病方338、339簡，五十二病方37(2)、342、345(2)、374、375、379(2)行，脈書3(2)、4、6、11(2)、12(2)簡。病方338：某癰某波（破）。

【癰耳】 耳癰，耳瘡。1見：萬物W018。即：蜱蛸、杏覈（核）之已癰耳也。

【癰首】 頭面浮腫。1見：五十二病方378行。即：癰首，取此半斗，細劑（劑）。

【癰痛】 癰瘡疼痛。1見：五十二病方37行。即：諸傷，風入傷，傷癰痛。

【癰潰】 癰腫潰爛。1見：五十二病方342行。即：胕久傷者癰，癰潰，汁如靡（麋）。

【癰種（腫）】 癰瘡浮腫。3見：五十二病方376、386、387行。五十二病方376：癰種（腫）者，取烏豙（喙）、犁（藜）盧（蘆），冶之鈞。

癕（癰）種（腫）　1見：五十二病方377行。即：令癕（癰）種（腫）者皆已（已）。

雍（臃）種（腫）　1見：居延新簡EPT53：14。即：病攣右脛，雍（臃）種（腫）〖□〗

【癰而潰】 即癰潰，癰腫潰爛。1見：五十二病方466行。即：瘍者，癰而潰。

【癰痛而潰】 癰腫疼痛而潰爛。1見：五十二病方461行。即：〖瘍〗者，癰痛而潰。

【癰種（腫）有農（農—膿）】 身體癰疽且伴有膿腫。1見：脈書58簡。脈書58-59：癰種（腫）有農（農—膿），稱其小大而爲之砭（砭）。

雍（癰）種（腫）有臚（膿）　1見：脈法4行。即：雍（癰）種（腫）有臚（膿），則稱其小大而〖爲〗之〖砭（砭）〗。

【齲】 即齲齒。牙齒發生腐蝕性病變。9見：病方326(2)、329、330(2)、332(2)簡，引書98簡(2)。病方326：已（已）齲方。

【齲齒】 即蛀齒。牙齒發生腐蝕性病變。1見：病方326簡。即：某病齲齒。

待考病症詞語

五　畫

【左右不化】 具體含義待考，或疑爲臟腑不能運化。2見：脈書8、9簡。脈書8：在腸中，痛，左右不化，泄，爲唐（溏）段（瘕）。

【左右血先出】 具體含義待考，或疑

爲大便時先出血。1見：脈書9簡。即：左右血先出，爲脈。

十　畫

【病足篗】　患某類足部患病。1見：五十二病方487行。即：病足〖篗：□□□□〗□篗，篗去湯〈湯〉可一寸，足篗〖□□□□□□□□□□□〗。

【冥(螟)病】　疑爲麻風病。1見：五十二病方134行。即：冥(螟)病方。

十三畫

【邽(膝)外(?)】　"外"字模糊，圖版字形爲跎，該字左半形當隸作"足"，右半形爲"兆"的殘形，當釋作"跳"。膝跳，意

爲膝部僵直。1見：脈書26簡。即：邽(膝)外(?)，柎(跗)上踝〈踝(痹)〉。

十六畫

【瘳(?)癉】　圖版"瘳、癉"兩字模糊，是否確釋，尚存疑問，該詞當指一種疾病，但是具體所指不明。1見：引書36簡。即：病瘳(?)癉。

二十畫

【蠭】　具體含義待考。一説指手掌藏蟲而危重，即後世所説手心毒；另一説疑即痼瘡。1見：脈書4簡。即：在掌中，爲蠭。

人　體　詞　語

二　畫

【十指】　十個手指。1見：五十二病方453行。即：縣(懸)若四體(體)，徧若十指。

【十二節】　人體十二個關節，指四肢的兩肩、兩肘、兩腕、兩髖、兩膝、兩踝十二個關節。2見：十問43簡，天下至道談1簡。十問43：人有九繳(竅)十二節，皆設而居。

【人】　穴位名，"人中"之省稱。指人中溝，又名水溝。在鼻下方、唇上方的皮膚縱溝處。2見：陰陽脈死候2行，脈書51簡。陰陽脈死候2：唇反人盈，則肉〖先死〗。

【人氣】　人體元氣、陽氣。2見：十問

48簡(2)。十問48：人氣何是爲精虖(乎)？

【九竅】　人體兩耳、兩目、兩鼻、口、前陰和後陰九個孔道。1見：引書111簡。即：閉玄府，啓繆門，闔五臧(藏)，達九竅。

九徹(竅)　1見：十問32簡。即：以鞏(鞏)九徹(竅)，而實六府。

九繳(竅)　1見：十問43簡。即：人有九繳(竅)十二節，皆設而居。

九誡(竅)　2見：天下至道談1、18簡。天下至道談1：陰陽九誡(竅)十二節俱產而獨先死，何也？

三　畫

【三里】　穴位名，"足三里"之省稱。位

於小腿前外側外膝眼下三寸，脛骨前脊
外側一橫指處。1見：武威醫簡20簡。
武威醫簡19-20：次刺(刺)膝下五寸分
間，榮深三分，留(留)葴(葴)如炊一升
米頃，出葴(葴)，名曰三里。

【三咎】　口與兩鼻三個孔道。1見：十
問3簡。即：虛而五臟(臟)，廣而三咎。

【三陰】　太陰、厥陰、少陰三條陰脈。3
見：陰陽脈死候1、2行，脈書50簡。陰
陽脈死候1：凡三陰，地氣殹(也)。

【三陽】　太陽、少陽、明陽三條陽脈。2
見：陰陽脈死候1行，脈書49簡。陰陽
脈死候1：凡三陽，天氣殹(也)。

【下齒】　長在口腔下部的牙齒。1見：
引書83簡。即：令下齒包上齒，力卬
(仰)。

【大指(趾)】　腳拇指。2見：足臂16、
19行。足臂16：足泰(太)陰溫(脈)：
出大指(趾)內兼(廉)骨蔡(際)。

【大指】　手拇指。3見：陰陽(甲)18
行，陰陽(乙)9行，脈書31簡。陰陽
(甲)18：齒脈(脈)：起於次指與大
指上。

【大便】　屎，糞便。3見：武威醫簡
14、51、72簡。武威醫簡14：不(否)，不
(否)即大便血。

【大(太)陰】　經脈名，指足太陰脈。2
見：陰陽(甲)24行，陰陽(乙)14行。陰
陽(乙)14：厥陰胂(脈)……上腂(踝)五
寸〔而〕出於大(太)陰〔之〕後。

【大漬(眥)】　內眼角。1見：陰陽
(甲)25行。即：觸少腹，大漬(眥)旁。
大資(眥)　1見：陰陽(乙)15行。即：
鰾(觸)少腹，大資(眥)旁。

【上齒】　長在口腔上部的牙齒。1見：
引書83簡。即：令下齒包上齒，力卬
(仰)。

【小指】　手的第五指。2見：病方315
簡，足臂29行。病方315：取櫜(藥)本
小弱者，齊約大如小指。

【小便】　尿。3見：武威醫簡83乙、84
甲、85乙簡。武威醫簡83乙：服茱(藥)
十日知，小便數多。

【口】　嘴巴。29見：足臂10、33行，陰
陽(甲)6、19、30行，陰陽(乙)4、9行，五
十二病方35、45、134、412行，養生方17
行，十問5簡(2)，天下至道談9簡，脈書
3、21、32、41簡，引書34、53、85(3)、86
(2)、97、100(2)簡。足臂10：足陽明
(明)溫(脈)……夾(挾)口以上，之鼻。
甘〈口〉　1見：五十二病方339行。即：
皆以甘〈口〉沮(咀)而封之。

【口脣】　嘴脣。1見：房內記46行。
即：使人面不焦，口脣不乾。

【夕(液)】　陰道分泌的黏液。1見：天
下至道談43簡。即：下夕(液)股濕，
徐操。
汐(液)　1見：合陰陽6簡。合陰陽6-
7：四曰下汐(液)股濕，徐操。

四　畫

【天將(漿)】　口中所生津液，又名玉
漿。1見：十問99簡。十問98-99：翕
其神霧(霧)，歙(飲)夫天將(漿)。

【云石】　女子生殖器部位名稱。具體
所指不明。1見：養生方203行。即：
一曰云石，二曰祜瓠。

【云(魂)柏(魄)】　靈魂。2見：十問
36、100簡。十問36-37：云云(魂)柏
(魄)安刑(形)，故能長生。

【五臟(藏)】　即五臟，指心、肝、脾、
肺、腎五種器官。7見：十問3、5、99、
101簡，脈書52-53、53簡，引書111
簡。十問3：虛而五臟(藏)，廣而三咎。

【巨陰胂(脈)】　經脈名。指足太陰
脈，即足太陰經。2見：陰陽(乙)10、
10-11行。陰陽(乙)10：〔巨陰〕胂(脈)：
是胃(胃)胂(脈)也。

【巨陽胂(脈)】　經脈名。指足太陽

脈，即足太陽經。2 見：陰陽（乙）1、2
行。陰陽（乙）2：〖此爲踵（踵）〗厥，是巨
陽朋（脈）主治。

【少腹】　即小腹，腹的下部，位於臍與
骨盆之間。15 見：足臂 10 行，陰陽（甲）
25 行（2），陰陽（乙）15 行（2），五十二病
方 165 行，脈書 9、37（3）簡，引書 35、53、
62、69、72、75 簡。足臂 10：足陽明（明）
温（脈）：循胻中，上貫卻（膝）中，出股，
夾（挾）少腹，上出乳内兼（廉）。

【少陰眽（脈）】　經脈名。指足少陰
脈，即足少陰經。2 見：陰陽（甲）28、30
行。陰陽（甲）28：少陰眽（脈）：殼（繫）
於内腂（踝）外廉。

少陰朋（脈）　1 見：陰陽（乙）11 行。
即：少陰朋（脈）：殼（繫）于内腂（踝）
外廉。

【少陽脈】　經脈名。指足少陽脈，即足
少陽經。1 見：脈書 21 簡。脈書 20 -
21：此爲陽麜（麠—厥），是少陽
脈主治。

少陽眽（脈）　2 見：陰陽（甲）5、6 行。
陰陽（甲）6：此爲陽〖蹶（厥）〗，是少陽眽
（脈）〖主〗治。

少陽朋（脈）　2 見：陰陽（乙）3 行（2）。
陰陽（乙）3：〖此〗爲陽瘶（厥），是少陽朋
（脈）主治。

少陽温（脈）　1 見：足臂 9 行。足臂 8 -
9：諸〖病〗此物者，皆久（灸）少陽温
（脈）。

【少陰之脈】　經脈名。指足少陰脈，
即足少陰經。2 見：脈書 39、43 簡。脈
書 39：少陰之脈：殼（繫）於内踝之
外廉。

少陰之眽（脈）　2 見：陰陽（甲）31 行，
脈書 41 簡。脈書 41：此爲骨麜（麠—
厥），是少陰之眽（脈）主治。

少陰之朋（脈）　2 見：陰陽（乙）13 行
（2）。陰陽（乙）13：少陰之朋（脈），久
（灸）則强食，産肉。

【少陽之脈】　經脈名。指足少陽脈，
即足少陽經。1 見：脈書 20 簡。即：少
陽之脈：殼（繫）於外踝之前廉，上出魚
股之外，出脅上，出耳前。

【中】　①特指身體。2 見：五十二病
方 480、483 行。五十二病方 480：瘻人
中者：取流水二石〖□□□〗窾（核）。
②專指陰莖。3 見：養生方 26、74、87
行。養生方 87：以黎巾方寸入中，一入
而出之，令膚急毋歃（垂），有（又）令男
子足□
③專指陰道。3 見：養生方 46、51、52
行。養生方 51：以汁肥猭，以食女子，令
益甘中美。

【中身】　陰莖。4 見：房内記 6、10、
11、15 行。房内記 6：用布抿（揹）揹中
身及前，舉而去之。

【中府】　人體臟腑。1 見：合陰陽 27
簡。即：故能發閉通塞，中府受輸而盈。

【中指】　手的第三指。3 見：足臂 31、
33 行，養生方 180 行。足臂 31：臂少陽
温（脈）：出中指，循臂上骨下兼（廉），
奏耳。

【中極】　陰道口。1 見：合陰陽 32 簡。
即：中極氣張，精神入臧（藏）。

【中顛】　頭頂正中部。2 見：五十二病
方 88、222 行。五十二病方 88：以菌印
其中顛。

【中指蚤（爪）】　手第三指的指甲。1
見：五十二病方 226 行。即：積（瘕）者
及股癰、鼠復（腹）者，〖灸〗中指蚤（爪）
二莊（壯）。

【内眽】　即内眥，又名大眥，指内眼角。
2 見：引書 90 簡（2）。引書 90：左目痛，
右手指瘮（摩）内眽。

【内漬（眥）】　内眼角，上下眼瞼在鼻
側連結處。1 見：足臂 2 行。即：其直
者貫目内漬（眥），之鼻。

【内踝】　脛骨下端向内的骨突，又名合
骨。7 見：足臂 13、16 行，陰陽（甲）20

行,脈書 33、39 簡,引書 43 簡(2)。足臂
13:足少陰溫(脈):出內踝窶(婁)中。

內果(踝) 1 見:陰陽(乙)10 行。即:
〖巨陰〗胻(脈)……出內果(踝)之上廉。

內踝(踝) 4 見:陰陽(甲)24、28 行,陰
陽(乙)11、14 行。陰陽(甲)24:麿
(麿—厥)陰脈(脈)……乘足〖跗上廉〗,
去內踝(踝)一寸。

【水道】 人體水液的通道。2 見:合陰
陽 13 簡,天下至道談 12 簡。合陰陽
13:六而水道行,七而至堅以強。

【手】 手掌。69 見:病方 324、336 簡,
陰陽(甲)34 行,陰陽(乙)17 行,五十二
病方 58(2)、66、123、262、295、377、410、
418 行,養生方 118、128、152 行,十問 50
簡,合陰陽 1 簡,引書 7、15、16、17(2)、
18、19、20、21、22、23、25、26(3)、28、34、
41、48、49、50、51(3)、52、55、56、65、66、
67、68(2)、71、72、73、75(2)、76、77、84、
86、90、91、93、97 簡,武威醫簡 23、31
簡,放馬灘秦簡日書乙種 217 簡。病方
336:即兩手搯病者腹。

【手北(背)】 手掌背後。12 見:陰陽
(甲)14、16 行,陰陽(乙)8 行,脈書 27、
29 簡,引書 13(2)、14(2)、15、16、18 簡。
陰陽(甲)14:肩脈(脈)……出臂外〖宿
(腕)〗〖上〗,乘手北(背)。

【手足】 上肢和下肢。7 見:五十二病
方 46 行,合陰陽 31 簡,引書 31、104 -
105 簡,武威醫簡 81、84 甲簡,敦煌漢簡
2013 簡。五十二病方 46:道頭始,稍□
手足而已(已)。

【手指】 人手前端的五個分支。2 見:
五十二病方 134 行,引書 85 簡。五十二
病方 134:蟲所齧穿者□,其所發毋(無)
恆處,或在鼻,或在口旁,或齒齦,或在
手指〖□□〗。

【手掌】 手心。2 見:陰陽(甲)33 行,
脈書 44 簡。脈書 44:臂鉅陰之脈:在
於手掌中。

手常(掌) 1 見:陰陽(乙)16 行。即:
臂巨陰胂(脈):在于手常(掌)中。

【手溫(脈)】 即臂脈。1 見:足臂 34
行。即:上足溫(脈)六、手〖溫(脈)五〗。

【毛】 體毛。3 見:養生方 61 行(2),
天下至道談 49 簡。養生方 61:欲去毛,
新乳始沐,即先沐下,乃沐,其汩毛去矣。

【毛脈】 毛髮和經脈。1 見:十問 6
簡。即:毛脈乃遂,陰水乃至。

【反去】 女子生殖器部位名稱,具體所
指不明。1 見:天下至道談 48 簡。即:
七曰嬰女,八曰反去。

【月朔】 月經。又名月水、月事、月信。
1 見:胎產書 1 行。即:月朔已去汁□,
三日中從之,有子。

【六末】 人體四肢與前後二陰。2 見:
養生方 151、168 行。養生方 151:服之
六末強,益壽。

【六府】 即六腑,指胃、膽、三焦、膀胱、
大腸、小腸六種器官。2 見:十問 32、37
簡。十問 32:以勞(徹)九徹(竅),而實
六府。

【六極】 即六末,指人體四肢和前後二
陰。3 見:十問 68、92(2)簡。十問 68 -
69:六極之宗也,此氣血之續也。

【心】 心臟。五臟之一。83 見:望山
楚簡 9、37、38 簡,包山楚簡 218、220、
221、223 簡,里耶秦簡 8 - 876、8 - 1376
簡,足臂 14(2)、17、21、22(2)、25(2)行,
陰陽(甲)5、11、12、21、22(2)、27、29
(2)、33、34、35、36(2)行,陰陽(乙)3、6、
10、11(2)、12(2)、16(3)、17、18(2)行,
五十二病方 83、84 行,十問 5、19、55、
88、98 簡,天下至道談 39、42、49 簡,脈
書 6、20、24、25、33、34(2)、38、40(2)、44
(2)、45、46(2)、56 簡,引書 67、75、84、
100 簡,武威醫簡 18、21 簡,萬物 W006、
W007、W114、W129,放馬灘秦簡日書乙
種 230、260 簡。足臂 14:心痛,煩心。

【心腸】 心臟與腸胃。2 見:放馬灘秦

簡日書乙種 206、216 簡。放馬灘秦簡日書乙種 206；善病心腸。

【心腹】　心胸與腹部。13 見：五十二病方 276 行，引書 66 簡，武威醫簡 44、63 簡，敦煌漢簡 2012 簡，放馬灘秦簡日書乙種 235 簡，居延漢簡 4：4A、5：18、255：22、211：6A、211：6A、211：6 B、275：8、293：5 簡。五十二病方 276：而到(倒)縣(懸)其人，以寒水戔(濺)其心腹。

五　畫

【玉門】　又稱產門。陰道。1 見：武威醫簡 85 簡乙。即：臨事不起，起，死玉門中。

【玉泉】　① 口中津液。1 見：天下至道談 10 簡。即：噇(踵)以玉泉，食以粉(芬)放(芳)。
② 男子精液。1 見：十問 18 簡。即：玉閉堅精，必使玉泉毋頃(傾)。

【玉閉】　即陰莖，男性生殖器官的雅稱，又稱玉關。5 見：十問 17(2)、18 簡，天下至道談 8、11 簡。十問 17：長生之稽，慎用玉閉。

【玉筴(策)】　男子陰莖，又稱玉莖。男性生殖器官的雅稱。4 見：養生方 83、93 行，十問 12、98 簡。養生方 83：節(即)用之，操以循(揗)玉筴(策)，馬因驚矣。
玉莢(筴—策)　1 見：合陰陽 24 簡。合陰陽 24 - 25：紊(纍)濺者，玉莢(筴—策)入而養(癢)乃始也。

【玉寶】　即陰道，又稱玉戶、玉門。1 見：十問 12 - 13 簡。即：大(太)上執(勢)遇，靡(壅)坡(彼)玉寶，盛乃從之。

【玉體】　身體。1 見：脈書 53 簡。即：五臟(藏)虛則玉體利矣。

【末】　即六末，指人體四肢與前後二陰。1 見：十問 30 簡。十問 29 - 30：翕

氣之道，必致之末。

【左手】　左邊上肢。28 見：病方 340、341 簡，脈法 8 行，引書 21、29(2)、36、45(2)、46、53、55(3)、57(2)、59、61、69、70(2)、71、80、81、87、88(2)、96 簡。病方 340：以左手袤〈牽〉繘，令可下免罋(罋)。

【左目】　左眼。1 見：引書 90 簡。即：左目痛，右手指瘞(壓)內脈。

【左尻】　左臀。1 見：引書 71 簡。即：左手據左尻以偃，極之。

【左足】　左腳。20 見：病方 337 簡，里耶秦簡 8 - 1376 簡，養生方 224 行，引書 20、21、28、36、39、43、47、57(2)、59(2)、61、70、80(2)、92 簡，居延新簡 EPT56：339。病方 337：即令病心者南首臥，而左足踐之二七。

【左乳】　左邊乳房。1 見：居延漢簡 248：17 簡。即：☐所，劇傷左乳。

【左股】　左腿。5 見：引書 43(2)、57、61、70 簡。引書 43：在〖左〗足內踝，引左股陰筋。

【左肩】　左胳膊。2 見：引書 92、96 簡。引書 92：其在右則(側)陽筋胕脈，視左肩，力引之。

【左胻】　左小腿。1 見：五十二病方 248 行。即：癢(癩)〖☐〗久(灸)左胻☐☐

【左掮(腕)】　左邊手腕。2 見：引書 68、87 簡。引書 68：危坐，手操左掮(腕)而力舉手。

【左䣝(膝)】　左邊膝蓋。2 見：引書 45、70 簡。引書 45：左䣝(膝)痛，右手據權，而力揮左足。

【左輯(頜)】　左邊口腔上下部的肌肉和組織。1 見：引書 85 簡。即：力張左輯(頜)。

【左頰】　左臉從眼睛到下巴部分。1 見：引書 81 簡。即：在〖左〗頰，右手據右顳之髮。

【左臂】 左邊胳膊。3 見：引書 47、71、95 簡。引書 47：信（伸）右足，撟左臂。

【左手指】 左邊手掌的分支。3 見：引書 88(2)、90 簡。引書 88：其左手指痛，右手無（撫）左手指，反引之。

【左右脛】 兩小腿。1 見：居延漢簡 272：35 簡。即：當曲隧（隊）左道十月丙寅，病左右脛雍（臃）。

【左足股】 左腿腳。1 見：引書 39 簡。即：信（伸）左足股，卻（膝）傅（附）地。

【左足指（趾）】 左邊腳掌的分支。2 見：引書 45－46、57 簡。引書 45－46：左手句（勾）左足指（趾），後引之。

【左手大指】 左手拇指。1 見：五十二病方 203 行。即：以衣中袭（裋－紝）緇（纑）約左手大指一，三日□。

【左足之指（趾）】 左足趾。2 見：引書 59、92 簡。引書 59：左手句（勾）左足之指（趾）而引。

【左足中指（趾）】 左腳第三趾。1 見：五十二病方 168 行。即：久（灸）左足中指（趾）。

【右手】 右邊上肢。25 見：脈書 63 簡，引書 20、21、28、29、36、45、46、53、55(2)、57、58、59、61、69、70、80、81(2)、87、88、89、96 簡，居延漢簡 149：19、511：20 簡。脈書 63：右手直踝而篲之。

【右足】 右邊下肢。10 見：引書 36、43、45、47、57、59、70(2)、80(2) 簡。引書 36：右足踱（蹠）壁，亦卷（倦）而休。

【右股】 右邊大腿。5 見：引書 38、43(2)、57、61 簡。引書 38：壹倚左，信（伸）右股。

【右肩】 右邊胳膊。1 見：引書 96 簡。即：左手據右肩，力引之。

【右掮（腕）】 右手腕。2 見：引書 87、88 簡。引書 87：其在右，左手把右掮（腕）。

【右脛】 右邊小腿。1 見：居延新簡 EPT53：14。即：病攣右脛。

【右脾（髀）】 右邊大腿骨。2 見：放馬灘秦簡日書乙種 224 簡，居延漢簡 118：18。放馬灘秦簡日書乙種 224：善病右脾（髀）。

【右膝】 右邊膝蓋。1 見：居延新簡 EPS4.T2：2.61。即：□傷矢右膝一所，不直。

右剹（膝） 2 見：引書 45、61 簡。引書 45：右剹（膝）痛，左手據權，內揮右足。

【右輯（領）】 右邊口腔上下部的肌肉和組織。1 見：引書 85 簡。即：有（又）力張右輯（領），乇（吒）而勿發。

【右頰】 右臉從眼睛到下巴部分。1 見：引書 81 簡。即：在右頰，引之如左。

【右臂】 右邊胳膊。2 見：引書 47、71 簡。引書 47：信（伸）左足，撟右臂，力引之。

【右顓】 頭部右側。顓讀爲“顛”，指頭頂。1 見：引書 81 簡。即：右手據右顓之髮。

【右手指】 右邊手掌的分支。4 見：引書 88(2)、90 簡，居延漢簡 13：6 簡。引書 88：其右手指痛，左手無（撫）右手指。

【右足指（趾）】 右邊腳掌的分支。2 見：引書 46、58 簡。引書 46：右（又）以左手據權，右手引右足指（趾）。

【右足躓（踵）】 右腳後跟。1 見：引書 93 簡。即：其在左則（側）陰（陰）筋胕脈，雇（顧）右足躓（踵），力引之。

【目】 眼睛。46 見：足臂 2、4、6、8、29 行，陰陽（甲）2(2)、5、9、17、19、29 行，陰陽（乙）1、3、5、8、9、12 行，陰陽脈死候 3 行，養生方 168 行，胎產書 7 行，十問 40、79 簡，脈書 2、6、17、18、23、29、32、40、51 簡，引書 31、90(2)、91、99 簡，武威醫簡 16(2)、84 甲，萬物 W014、W035、W112，放馬灘秦簡日書乙種 219、228(2) 簡。足臂 4：產聾，目痛。

【目際】 眼睛邊緣。1見：脈書2簡。即：在目際，靡（糜），爲根。

【目解（繲）】 眼内深處繫聯於腦的經脈。1見：五十二病方51行。即：嬰兒瘈（瘛）者，目繲（繲）脈然。

【目外際】 外眼眶。1見：脈書30簡。即：目外際痛，煩痛。

【四支（肢）】 手和足的合稱。4見：五十二病方49行，十問71簡，脈書52簡，居延新簡EPT59：49A。五十二病方49：浴之道頭上始，下盡身，四支（肢）毋濡。

四枝（肢） 1見：十問67簡。即：今四枝（肢）不用，家大紀（亂），治之奈何？

【四末】 四肢。2見：陰陽（甲）35行，脈書45簡。陰陽（甲）35：四末痛（痛），叚（瘕）。

【四胎】 四肢。胎，讀作"支"。1見：陰陽（乙）17行。即：心甬（痛），四胎甬（痛）。

【四節】 四肢。7見：脈書15簡（2），居延漢簡4：4A，5：18，255：22，239：59簡，居延新簡EPF22：280、ESC80。脈書15：身塞〈寒〉熱，渴，四節痛。

【四體（體）】 四肢。1見：五十二病方453行。即：縣（懸）若四體（體），編若十指。

【生氣】 生命精氣。1見：十問53簡。即：不明（明）大道，生氣去之。

【付（跗）】 足背。陰陽（甲）13行。即：付（跗）〖上踝〈踝〉〗。

柎（跗） 1見：脈書26簡。即：柎（跗）上踝〈踝〉。

【白】 小便中的白色物質。2見：脈書10簡，武威醫簡84簡甲。脈書10：弱（溺）出白，如沐，爲白叚（瘕）。

【白汗】 冷汗。1見：引書109簡。即：勞卷（倦）飢渴，白汗夬（決）絶。

【白髮】 白色頭髮。1見：萬物W029。即：□令白髮復黑之。

【外漬（眥）】 外眼角，又名鋭眥、目鋭眥、小眥。4見：足臂6、8、29行，陰陽（甲）17行。足臂6：足少陽溫（脈）……出目外漬（眥）。

外膭（眥） 1見：陰陽（乙）8行。即：目外膭（眥）甬（痛）。

【外踝】 腓骨下端向外的骨突，又名核骨。7見：足臂1行，陰陽（甲）1、5行，脈書17、20簡，引書43(2)簡。足臂1：足泰（太）陽溫（脈）：出外踝婁（婁）中。

外踝（踝） 2見：陰陽（乙）1、3行。陰陽（乙）1：〖巨陽朋（脈）·叟（繫）于〗潼（踵）外踝（踝）婁中。

【外館（腕）】 手腕骨外側。1見：脈書27簡。即：肩脈……出臂外館（腕）上，乘手北（背）。

【包（胞）】 人妊娠期子宮内包裹胎兒的膜質囊。11見：房内記40(2)、42(2)行，胎産書14、15、17、18(2)、19、33行。房内記40：貍（埋）包（胞），避小時、大時所在。

【玄門】 即玄牝之門，又稱玉門、産門，指女子陰户。2見：合陰陽3、4簡。合陰陽4：交筋者，玄門中交脈也。

【玄府】 即汗孔，又稱氣門、元府。1見：引書111簡。即：閉玄府，啓繆門，闔五臧（藏），達九竅。

【玄尊】 本指古代祭祀所用的玄酒，又稱明水。比喻成口中所生津液。1見：十問5簡。十問4-5：四輔所貴，玄尊乃至。

【汁】 指濃液。2見：五十二病方342行，脈書12簡。五十二病方342：胅久傷者癰，癰潰，汁如靡（糜）。

【尻】 臀部。25見：陰陽（甲）4行，陰陽（乙）2行，五十二病方164、193行，十問21、63簡，合陰陽31簡，天下至道談22(2)、52簡，脈書9、19簡，引書19、29、49(2)、51(2)、52、59、60、69、73、76、80簡。陰陽（甲）4：要（腰）甬（痛），尻甬

（痛）。

【尻厥（骶）】　尾椎骨。1 見：五十二病方 184 行。即：而〖□□〗尻厥（骶）。

【尻脾（髀）】　臀部和大腿。2 見：合陰陽 12 簡，天下至道談 12 簡。合陰陽 12：五而尻脾（髀）方。

尻脾（髀）　1 見：十問 21 簡。即：五至勿星，尻脾（髀）能方。

【皮】　皮膚。1 見：五十二病方 234 行。即：穨（癩），先上卵，引下其皮。

【皮奏（腠）】　皮膚和腠理。1 見：天下至道談 16 簡。即：皮奏（腠）曼密，氣血充贏。

【皮革】　皮膚。2 見：合陰陽 12 簡，天下至道談 11 簡。合陰陽 12：三而皮革光，四而脊脅強。

被（皮）革　2 見：十問 20、40 行。十問 20：三至勿星，被（皮）革有光。

【皮膚】　人體表皮。1 見：合陰陽 27 簡。即：皮膚氣血皆作。

【母（拇）指端】　拇指頭。1 見：引書 95 簡。即：信（伸）左臂，撟母（拇）指端。

六　畫

【刑（形）】　特指身體。20 見：胎產書 2 行，十問 5、16（2）、19、23（2）、27、29、34、36、37、38、54、57、87、99 簡，合陰陽 10 簡，天下至道談 34、36 簡。胎產書 2：一月名曰留（流）刑（形）。

【耳】　耳朵。35 見：足臂 2、6、8、31 行，陰陽（甲）3（2）、14、16（2）、17 行，陰陽（乙）2（2）、3、7、8（3）行，養生方 168 行，十問 36、40、79 簡，脈書 3、6、19、20、27、29（2）、30 簡，引書 86、95、96（2）、97 簡，武威醫簡 66 簡。足臂 2：足泰（太）陽溫（脈）……枝顏（顏）下，之耳。

【耳目】　耳朵和眼睛。8 見：十問 19、35、66 簡，合陰陽 11 - 12 簡，天下至道談 11、14 - 15、27 簡，放馬灘秦簡日書乙種 223 簡。十問 19 - 20：壹至勿星，耳目蔥（聰）明（明）。

【耳脈】　經脈名，即臂少陽脈。2 見：脈書 29 簡（2）。脈書 29：耳脈：起手北（背），出臂外廉兩骨之閒（間），上骨下廉，出肘中，入耳中。

耳眿（脈）　2 見：陰陽（甲）16、17 行。陰陽（甲）17：是耳眿（脈）主治。

耳刖（脈）　2 見：陰陽（乙）8 行（2）。陰陽（乙）8：是耳刖（脈）主治。

【百脈】　各種經脈。4 見：十問 21、40、49、52 簡。十問 21：六至勿星，百脈通行。

【百節】　全身關節。2 見：胎產書 3 行，脈書 56 簡。胎產書 3：百節皆病。

【至精】　即真精，指男子精液。1 見：天下至道談 9 簡。即：物（忽）往物（忽）來，至精將失。

【肉】　肌肉。12 見：脈法 6 行，陰陽脈死候 2 行，五十二病方 121、345（2）、403、404、405 行，脈書 51、53、54、55 簡。脈法 6：碧（砭）□者，傷良肉殹（也），四害。

【牝】　特指女性外陰。2 見：養生方 91、96 行。養生方 91：臥而漬巾，以抿（捪）男，令牝亦□〖〗

【舌】　舌頭。人體辨別滋味、幫助咀嚼和發音的器官。10 見：足臂 15 行，陰陽（甲）31 行，陰陽（乙）13 行，陰陽脈死候 3 行，五十二病方 152 行，合陰陽 6 簡，天下至道談 43 簡，脈書 41、52 簡。足臂 15：舌輅（坼），□旦（癉），尚（上）氣。

【舌本】　舌根。4 見：足臂 13 行，陰陽（甲）28 行，陰陽（乙）12 行，脈書 39 簡。足臂 13：足少陰溫（脈）……毄（繫）舌〖本〗。

【血】　血液。31 見：病方 316、319 簡，陰陽（甲）30 行，陰陽（乙）13 行，陰陽脈死候 3 行，五十二病方 11、12、13、54、

267、355 行,胎產書 6、7 行,脈書 9、10、11、41、51、54(2)、56 簡,武威醫簡 9、12、14(2)、50、51、82 甲、85 甲、90 乙,敦煌漢簡 2013 簡。病方 316:以靡(摩)之,令血欲出。

【血門】 氣血之門,指前陰。1 見:天下至道談 36 簡。即:汗不及走,旋(遂)氣血門。

【血府】 指小腹,男子爲精室,女子爲胞宮。1 見:武威醫簡 63 簡。即:血府恿(痛),吞之,摩之。

【血氣】 元氣與血液,是維持人生命的物質基礎,又稱氣血。3 見:養生方 208、220 行,十問 68 簡。養生方 208:我須(鬚)麋(眉)溉(既)化(花),血氣不足。

【肌】 專指陰莖的肌肉。2 見:天下至道談 4 簡(2)。天下至道談 4:怒而不大者,肌不至也。

【肌膚】 肌肉和皮膚。1 見:十問 5 簡。即:刑(形)乃極退撙(搏)而肌膚。

【交脈】 女子陰戶内的經脈。1 見:合陰陽 4 簡。即:交筋者,玄門中交脈也。

【交筋】 ① 泛指男女前陰。1 見:引書 99 簡。即:閉息以利交筋。
② 專指女子陰蒂。2 見:合陰陽 3、4 簡。合陰陽 3:入玄門,御交筋。

【次指(趾)】 腳的第四趾。1 見:足臂 7 行。即:病足小指(趾)次〖指(趾)〗廢。

【次指】 手的第二指,即示指。3 見:陰陽(甲)18 行,陰陽(乙)9 行,脈書 31 簡。陰陽(甲)18:齒脈(脈):起於次指與大指上。

【州】 肛門。3 見:五十二病方 276 行,十問 63 簡,天下至道談 22 簡。五十二病方 276:人州出不可入者。

周(州) 2 見:天下至道談 22、23 簡。天下至道談 22:歙(飲)食,垂尻,直脊,翕周(州)。

【汗】 汗液。21 見:病方 316 簡,足臂 12 行,陰陽(甲)7 行,陰陽(乙)4 行,陰陽脈死候 3 行,五十二病方 32、43、305 行,天下至道談 17、26、36、50 簡,脈書 15、21、51 簡,引書 32 簡,居延漢簡 44:23,46:9A、89:20、257:6A、265:5 簡。病方 316:因多食蔥,令汗出。

【艮(眼)】 眼睛。視覺器官。1 見:脈書 13 簡。即:艮(眼)蚤(爪)黄,弱(溺)赤。

七 畫

【戒】 指陰戶。2 見:養生方 53 行,脈書 5 簡。養生方 53:以牛若鹿朏骰,令女子自罙(探)入其戒中。

【赤子】 特指陰莖。2 見:十問 51 簡(2)。十問 51-52:赤子驕悍數起,慎勿□使。

【赤朱(珠)】 女子生殖器部位名稱,疑爲陰蒂。1 見:養生方卷末。即:赤朱(珠)、〖琴〗弦。

赤殳(珠) 1 見:天下至道談 49 簡。即:十一曰赤殳(珠),十二曰礫石。

赤剟 1 見:養生方 203 行。即:四〖曰〗伏□,五曰赤剟。

【赤繳】 女子生殖器部位名稱,疑即《醫心方》卷二十八所述“丹穴”,指陰道内穹窿。1 見:天下至道談 49 簡。即:九曰何□,十曰赤繳。

【材】 特指身體。1 見:十問 47 簡。即:材將積,氣將褚(蓄),行年百歲,賢於往者。

【里(理)】 肌膚腠理。1 見:天下至道談 49 簡。即:走里(理)毛,置杚(腰)心。

【足】 腳。42 見:陰陽(甲)6 行,陰陽(乙)3、6 行,脈法 2 行,五十二病方 43、211、305、343(2)、444、487(2)行,去穀食氣 1 行,養生方 79、80、87、196 行,脈

書 13(2)、20、57 簡,引書 7、9、11(2)、16、19、20(2)、24、37、40、50、52、67(2)、72(3)、75、84 簡,武威醫簡 23 簡。陰陽(甲)6；甚則无膏,足外反。

【足下】　腳掌。2 見：脈書 12 簡,武威醫簡 68 簡。脈書 12：在足下,爲殿(殿)。

【足指(趾)】　腳趾頭。2 見：五十二病方 160 行,引書 10 簡。五十二病方 160：〖□□□〗者,在足指(趾)若〖〗

【足骨】　腳骨。2 見：望山楚簡 38、39 簡。望山楚簡 38：足骨疾〖〗

【足氣】　足部陽氣。1 見：引書 102 簡。即：跌指(趾)以利足氣。

【足跗】　腳背。2 見：陰陽(甲)24 行,引書 12 簡。陰陽(甲)24：乘足〖跗上廉〗,去内腂(踝)一寸。

足柎(跗)　2 見：足臂 20 行,脈書 36 簡。足臂 20：足柎(跗)穜(腫),疾畀(痹)。

足旨(跗)　1 見：陰陽(乙)14 行。即：乘足旨(跗)上廉,去内腂(踝)一寸。

【足溫(脈)】　足部經脈。1 見：足臂 34 行。即：上足溫(脈)六、手〖溫(脈)五〗。

【足蹢】　腳底。1 見：引書 102 簡。引書 101 - 102：反擘以利足蹢。

【足下筋】　腳掌筋絡。1 見：引書 57 簡。即：引足下筋痛。

【足大指(趾)】　腳拇趾。4 見：足臂 17 行,陰陽(甲)24 行,陰陽(乙)14 行,脈書 36 簡。足臂 17：病足大指(趾)廢。

【足小指(趾)】　腳的第五趾。5 見：足臂 3、7 行,陰陽(甲)4 行,陰陽(乙)2 行,脈書 19 簡。足臂 3：病足小指(趾)廢。

【足中指(趾)】　腳的第三趾。4 見：足臂 11 行,陰陽(甲)7 行,陰陽(乙)4 行,脈書 22 簡。足臂 11：病足中指(趾)廢。

【足少陰溫(脈)】　經脈名。即足少陰經。2 見：足臂 13、15 行。足臂 13：足少陰溫(脈)：出内踝婁(婁)中,上貫胂(腨),入胕(胎─卻)。

【足少陽溫(脈)】　經脈名。即足少陽經。1 見：足臂 5 行。即：足臂 5：足少陽溫(脈)：出於踝前,枝於骨閒(間),上貫胠(膝)外兼(廉)。

【足希(厥)陰溫(脈)】　經脈名。即足厥陰經。1 見：足臂 19 行。即：足希(厥)陰溫(脈)：循大指(趾)閒(間),以上出胻内兼(廉)。

【足泰(太)陰溫(脈)】　經脈名。即足太陰經。2 見：足臂 16、18 行。足臂 16：足泰(太)陰溫(脈)：出大指(趾)内兼(廉)骨蔡(際)。

【足泰(太)陽溫(脈)】　經脈名。即足太陽經。2 見：足臂 1、4 行。足臂 1：足泰(太)陽溫(脈)：出外踝婁(婁)中,上貫胂(腨),出於胎(卻)。

【足陽明(明)溫(脈)】　經脈名。即足陽明經。1 見：足臂 10 行。即：足陽明(明)溫(脈)：循胻中,上貫胠(膝)中,出股。

【男】　特指男子陰莖。3 見：養生方 43(2)、91 行。養生方 43：漬梓實一斗,五日以泡(洗)男,男強。

【男女】　特指男女陰處。1 見：養生方 89 行。即：臥,以抿(捪)男女。

【身】　身體。59 見：五十二病方 30、49、50、127、242(2)、354、379、386、429、433 行,五十二病方殘片 6,養生方 136、145、200 行、(戲)、養生方殘片 27、64、110,房内記 53 行(2),胎產書 30 行,十問 26、35、44、45(2)、61(2)、68 簡,合陰陽 14、25 簡,天下至道談 3、8、24、53 簡,脈書 5(4)、13(4)、14、15(3)、55 簡,引書 6(2)、7、107、111、112(2)簡,武威醫簡 26、67 簡,居延新簡 EPT54：14。五十二病方 30：風入傷,身倍〈信(伸)〉而不

能詘(屈)。

【身體(體)】　全身。6見：五十二病方387、474、479行，養生方168行，天下至道談16、27簡。五十二病方387：稍取以塗身體(體)穜(腫)者而炙之。

【肝】　肝臟。五臟之一。3見：足臂13、14行，養生方殘片105。足臂13：足少陰溫(脈)……出肝，入胲。

【肘】　上臂與下臂交接處的關節。14見：陰陽(甲)15、16、18行，陰陽(乙)7、8、9行，五十二病方191行，脈法3行，脈書27、2、29、31簡，引書86簡，居延漢簡311：8簡。陰陽(甲)18：齒脈(脈)：起於次指與大指上，出臂上廉，入肘中。

扫(肘)　3見：合陰陽1、19、21簡。合陰陽1：出揎(腕)陽，揰扫(肘)房，抵夜(腋)旁。

紂(肘)　1見：天下至道談41簡。即：信(伸)紂(肘)者，欲上之麻(摩)且據(距)也。

紂(肘)　1見：天下至道談38簡。即：二曰信(伸)紂(肘)。

【卵】　睾丸的俗稱。1見：五十二病方234行。即：穨(癩)，先上卵，引下其皮。

【良氣】　人體精氣、元氣。1見：養生方218行。即：暴進暴退，良氣不節。

八　畫

【拇指】　手拇指。1見：引書86簡。即：兩手奉其頤，以兩拇指口中擘。

母(拇)指　1見：敦煌漢簡505簡。即：☐大如母(拇)指。

【直(腤)】　直腸。7見：五十二病方275(2)、278(2)、281、282(2)行。五十二病方275：巢塞直(腤)者。

【直】　讀爲“植”，指經脈主榦，即主脈，與“枝”(經脈分支)相對。3見：足臂1、2、6行。足臂1：足泰(太)陽溫(脈)……其直者貫臀。

【枝(肢)】　特指上肢。1見：十問62簡。十問62-63：一曰垂枝(肢)，直脊，橈(撓)尻。

【枝】　經脈的分支，即支脈，與“植”(經脈主榦)相對。4見：足臂1、2、5(2)行。足臂1：足泰(太)陽溫(脈)……枝之下脾。

【乳】　①乳房。14見：足臂10、11行，陰陽(甲)9、12行，陰陽(乙)5、6行，合陰陽6簡，天下至道談43簡，脈書10、23、25簡，引書83、94簡，放馬灘秦簡日書乙種228簡。足臂10：足陽明(明)溫(脈)……上出乳內兼(廉)。

②乳汁。1見：病方379簡。即：女杯復產☐☐之期曰益若子乳。

【肺】　肺臟。五臟之一。1見：脈書6簡。即：在肺，爲上氣欬。

絺(肺)　1見：脈書37簡。即：觸少腹，夾(挾)絺(肺)旁。

【肺輸(俞)】　穴位名。位於北部，第三胸椎棘突下旁開1.5寸處。1見：武威醫簡21簡。武威醫簡20-21：次刺(刺)項從上下十一椎俠(俠)椎兩〚傍〛刺(刺)，榮深四分，笛(留)蔵(箴)百廿息，乃出蔵(箴)，名曰肺輸(俞)。

【肢】　特指下肢。1見：引書76簡。即：去臥而尻壁，舉兩肢，兩手絇(鉤)兩股而力引之。

支(肢)　1見：引書52簡。即：支(肢)尻之上甬(痛)，引之。

【胆】　讀爲“肚”，胸脅部。1見：五十二病方455行。即：若☐〚☐☐〛徹胆，魃☐魃婦〚☐〛☐☐所。

【股】　大腿。30見：足臂5、7、10、13、14、16、17、19行，陰陽(乙)4行，五十二病方85行，合陰陽6簡，天下至道談43簡，引書38、39、47、53(2)、55、56、59、61、68、69、73、75、76、79(2)、101(2)簡。足臂5：足少陽溫(脈)……出於股外兼

（廉）。

【沫】　唾沫。1見：脈書15簡。即：身時債，沫出，羊鳴。

【泣】　眼淚。3見：天下至道談15簡，脈書2簡，武威醫簡84簡甲。天下至道談15：七十下枯上浣(脫)，陰氣不用，深(灌)泣留(流)出。

【宗門】　指陰部，爲各種筋脈會聚之所。1見：合陰陽10簡。合陰陽9-10：接刑(形)已(已)沒，遂氣宗門。

【肩】　上臂和軀幹相連接的部位。18見：足臂29行，陰陽(甲)14行(2)，陰陽(乙)7行(2)，脈書4、27(2)、28簡，引書14、26、78(2)、79、101簡，武威醫簡23簡，放馬灘秦簡日書乙種213、217簡。足臂29：臂泰(太)陽溫(脈)……循骨下兼(廉)，出臑下兼(廉)，出肩外兼(廉)。
脊(肩)　2見：脈書25、45簡。脈書25：乳痛，脊(肩)痛，心與肱痛。
臂(肩)　1見：陰陽(甲)35行。即：臂(肩)痈(痛)，〖心痈(痛)〗。
瘛(肩)　1見：陰陽(乙)17行。即：瘛(肩)甬(痛)，心甬(痛)。

【肩上】　胳膊上端。1見：引書78簡。即：引肩痛，其在肩上，爰行三百。

【肩後】　即後肩，胳膊後面。1見：引書78簡。即：其在肩後，前據三百。

【肩前】　即前肩，胳膊前面。1見：引書78簡。即：其在肩前，後復三百。

【肩脈】　經脈名。相當於臂太陽脈，即手太陽經。2見：脈書27簡(2)。脈書27：肩脈：起於耳後，下肩，出肘內廉，出臂外館(腕)上，乘手北(背)。
肩脈(脈)　2見：陰陽(甲)14、15行。陰陽(甲)14：肩脈(脈)：起於耳後，下肩。
肩朋(脈)　2見：陰陽(乙)7行(2)。陰陽(乙)7：肩朋(脈)·起〖于耳後，下肩〗。

【肩緂(錦)】　即肩胛。1見：引書100

簡。即：引信(伸)以利肩緂(錦)。

【肩薄(髆)】　肩胛和臂膊。1見：足臂5行。即：足少陽溫(脈)……枝之肩薄(髆)。

【肎(肯)】　骨間肉。今寫作"肯"。2見：五十二病方45、46行。五十二病方45：其肎(肯)直而口鈚(噤)，筋孿(攣)難以倍〈信(伸)〉。

【戾(矢)】　糞便。1見：五十二病方51行。即：戾(矢)不○化而青。

九　畫

【奏(腠)】　皮膚腠理。2見：五十二病方130行，胎產書9行。五十二病方130：白癜者，白毋(無)奏(腠)。

【封紀】　女子生殖器部位名稱。疑指大陰唇。2見：天下至道談48、52-53簡。天下至道談48：一曰笄光，二曰封紀。

【指(趾)】　腳趾。2見：引書8、102簡。引書8：信(伸)胻詘(屈)指(趾)世。

【指】　手指。16見：陰陽(乙)7行，五十二病方72、135、330行，五十二病方殘片2，養生方128行，房內記18行，引書28、51、52、56、90、91、96、97、105簡，武威醫簡67簡。陰陽(乙)7：肩朋(脈)……出臂外，出指上廉。

【指端】　指尖。5見：五十二病方殘片2，養生方45、111行，房內記27行，引書48簡。養生方45：以蝨(蜜)若棗脂和丸，大如指端。

【拯匡】　穴位名。疑爲"承漿"，位於頦上唇下的凹陷處。1見：合陰陽2簡。即：抵領鄉，揗拯匡，覆周環。

【柎項】　頸項底端。1見：引書100簡。即：梟栗以利柎項。

【勃海】　即渤海，比喻腹部。人體水穀之海、下氣海、血海皆在腹部。1見：合陰陽2簡。即：下缺盆，過醴津，陵勃海。

【要(腰)】　背部十二根肋骨以下至髂脊以上的軟組織。24 見：足臂 3 行，陰陽(甲)2、4、25 行，陰陽(乙)1、2、15 行，脈書 18、19、37 簡，引書 20(2)、49、51、53、60、67、69、101、104 簡，放馬灘秦簡日書乙種 210、225、231 簡，居延漢簡 227：103 簡。足臂 3：要(腰)痛，夾(挾)脊痛。

杚(腰)　1 見：天下至道談 49 簡。即：走里(理)毛，置杚(腰)心。

【要(腰)庫】　腰腹部。1 見：放馬灘秦簡日書乙種 239 簡。即：善病要(腰)庫。

【要(腰)脾(髀)】　腰部和大腿。2 見：放馬灘秦簡日書乙種 221、237 簡。放馬灘秦簡日書乙種 221：善病要(腰)脾(髀)。

【要(腰)腹】　腰部和腹部。1 見：放馬灘秦簡日書乙種 215 簡。即：善病要(腰)腹。

【面】　臉部。22 見：陰陽(甲)26、30 行，陰陽(乙)12、15 行，陰陽脈死候 3 行，五十二病方 385、465 行，養生方 50 行(2)，房內記 46 行，合陰陽 5 簡，天下至道談 43 簡，脈書 4、13(3)、37、40、51 簡，引書 7、56、68 簡。陰陽(甲)26：甚則嗌乾，面疵。

免(面)　1 見：養生方 126 行。即：益氣，有(又)令人免(面)澤。

【背】　脊背。2 見：武威醫簡 23 簡，居延漢簡 35：22A 簡。武威醫簡 23：人生三歲毋灸(灸)背，廿日死。

北(背)　7 見：陰陽(甲)4 行，陰陽(乙)2 行，脈書 4、19 簡，引書 50、83 簡，放馬灘秦簡日書乙種 240 簡。陰陽(甲)4：北(背)痈(痛)，要(腰)痈(痛)。

【胃】　胃腑。六腑之一。4 見：陰陽(甲)20 行，陰陽(乙)10 行，脈書 33 簡，武威醫簡 46 簡。陰陽(甲)20：鉅陰眽

(脈)……彼(被)胃，下出魚股陰下廉。

【胃脈】　經脈名。指足太陰脈，即足太陰經。1 見：脈書 33 簡。即：泰(太)陰之脈：是胃脈殹(也)。

胃眽(脈)　1 見：陰陽(甲)20 行。即：鉅陰眽(脈)：是胃眽(脈)殹(也)。

胃(胃)胴(脈)　1 見：陰陽(乙)10 行。即：〔巨陰〕胴(脈)：是胃(胃)胴(脈)也。

【胃腸】　即腸胃。1 見：放馬灘秦簡日書乙種 232 簡。即：病胃腸。

【胃管(脘)】　胃腔。1 見：脈書 6 簡。即：在胃管(脘)，癰，爲鬲(隔)中。

胃莞(脘)　1 見：武威醫簡 19 簡。即：寒氣在胃莞(脘)，腹懣、腸 …

【咽】　咽喉。1 見：武威醫簡 63 簡。武威醫簡 63-64：咽乾，摩之。

因(咽)　2 見：五十二病方 263 行，天下至道談 36 簡。五十二病方 263：因(咽)敝(蔽)，歙(飲)藥將(漿)，毋歙(飲)它。

泅(咽)　1 見：足臂 14 行。即：煩心，泅(咽)□。

【骨】　骨骼，骨頭。34 見：足臂 5、16、23、29、31、33 行，陰陽(甲)16(2)、33(2)、36(2)行，陰陽(乙)8(2)、16(2)、17、18 行，陰陽脈死候 1、3 行，五十二病方 288 行，去穀食氣 4 行，胎產書 9 行，合陰陽 28 簡，天下至道談 46 簡，脈書 29(2)、44(2)、46(2)、51、54(2)簡。足臂 5：足少陽溫(脈)：出於踝前，枝於骨間(間)。

【便】　大便、糞便。2 見：武威醫簡 84 甲、84 乙。武威醫簡 84 甲：溺□赤黃汏白□，便赤膿餘酒 …

【肎(腐)血】　色迹晦暗之血。1 見：武威醫簡 69 簡。武威醫簡 68-69：鼻柱鼻中當肎(腐)血出。

【泉水】　穴位名。疑即"水泉"，位於內踝尖跟腱水平連綫中點直下 1 寸，跟骨

結節前上方凹陷處。1 見：武威醫簡 27
簡。即：▨膝者,名曰泉水也。

【後】　大便、糞便。2 見：陰陽(甲)21
行,陰陽(乙)10 行。陰陽(甲)21：得後
與氣則怏然衰。

【胠】　腋下脅上部位。11 見：足臂 13
行,陰陽(甲)12 行,陰陽(乙)6 行,導引
圖,脈書 6、18、19、25 簡,引書 101 簡,居
延漢簡 4：4B 簡(2)。足臂 13：足少陰
溫(脈)……出肝,入胠。

【胕】　同"肘"。上臂與下臂交接處的
關節。2 見：脈書 58 簡,引書 48 簡。脈
書 58：氣壹上壹下,當胲(胈—卻)與胕
之脈而砭(砭)之。

【胸】　肛門。1 見：五十二病方 278
行。即：胸養(癢)。

【肶(𦞤)】　臀部。1 見：引書 13 簡。
即：引肶(𦞤)者,反昔(錯)手北(背)而
前佝(俛)。

【胅(頔)】　顴骨。6 見：陰陽(甲)19
行(2),陰陽(乙)9 行(2),脈書 31、32
簡。陰陽(甲)19：齒庸(痛),胅(頔)穜
(腫)。

【前】　① 前陰,指尿道。1 見：五十二
病方 177 行。即：病已(已),類石如沙
從前出。
② 專指女子前陰。4 見：房內記 6、21、
23 行,脈書 10 簡。房內記 6：即用,用
布抵(揹)揹中身及前,舉而去之。

【前中】　陰道。6 見：房內記 16、18、
21、25、28、32 行。房內記 16：爲小囊,
入前中。

【前剎(膝)】　即左膝。3 見：引書 17、
18、23 簡。引書 17：屈前剎(膝),信
(伸)後。

【首】　頭部,腦袋。8 見：病方 320、337
簡,五十二病方 223、378 行,去穀食氣
1、4 行,引書 37、99 簡。病方 320：東首
臥到晦,朔復到南臥。

百(首)　2 見：望山楚簡 41、42 簡。望

山楚簡 41：▨百(首)疾,尚毋▨

【首輄】　頭部。1 見：引書 99 簡。即：
鼻沃以利首輄。

【泃毛】　體毛。1 見：養生方 61 行。
即：欲去毛,新乳始沐,即先沐下,乃沐,
其泃毛去矣。

【恆脈】　爲"恆陽之胕脈"省略形式。1
見：引書 99 簡。即：堂落以利恆脈。

【恆陽之胕脈】　即臂大陽脈,手太陽
經。胕脈,即臂脈。1 見：引書 92 簡。
即：在右恆陽之胕脈,視左足之指(趾),
佛(俛),力引之。

【神】　精神。5 見：十問 29、38、56、97、
100 簡。十問 37－38：將欲壽神,必以
奏(腠)理息。

【神明(明)】　人的精神、心思。9 見：
十問 2、7、18、22 簡,合陰陽 13、32 簡,天
下至道談 7、8、13 簡。十問 3：食陰模
陽,稽於神明(明)。

【神禝(霧)】　人體神氣。1 見：十問
98－99 簡。即：翕其神禝(霧),歙(飲)
夫天將(漿)。

【阴(陰)筋胕脈】　指臂少陰脈,即手
少陰經。2 見：引書 93 簡(2)。引書
93：其在左則(側)阴(陰)筋胕脈,雇
(顧)右足蹱(踵),力引之。

【蚤(爪)】　指甲。1 見：脈書 13 簡。
即：艮(眼)蚤(爪)黄,弱(溺)赤。

十　畫

【泰(太)陰】　經脈名。似指足太陰
脈,即足太陰經。1 見：五十二病方 235
行。即：而久(灸)其泰(太)陰、泰(太)
陽〖□□〗。

【泰(太)陽】　經脈名。似指足太陽
脈,即足太陽經。1 見：五十二病方 235
行。即：而久(灸)其泰(太)陰、泰(太)
陽〖□□〗。

【泰(太)陰溫(脈)】　經脈名。指足太

陰脈,即足太陰經。1 見:足臂 19 行。
即:足卷(厥)陰温(脈)……交泰(太)陰
温(脈),循股內。

【泰(太)陽温(脈)】 經脈名。指足太
陽脈,即足太陽經。1 見:足臂 4 行。
即:諸病此物者,皆久(灸)泰(太)陽温
(脈)。

【泰(太)陰之脈】 經脈名。指足太陰
脈,即足太陰經。2 見:脈書 33、34 簡。
脈書 33:泰(太)陰之脈:是胃脈殹
(也)。

【馬】 代指陰莖。3 見:養生方 83、94、
96 行。養生方 83:節(即)用之,操以循
(揗)玉筴(策),馬因驚矣。

【莖】 專指陰莖。1 見:武威醫簡 85
簡乙。即:六曰莖中惡(痛)如林
(淋)狀。

【鬲(膈)】 胸內膈膜。2 見:武威醫簡
34 簡(2)。武威醫簡 34:☐鬲(膈)上當
歐(嘔),在鬲(膈)下當下泄。

【缺盆】 鎖骨上窩,其形狀像無蓋之
盆,空虛如缺。3 見:足臂 8 行,陰陽
(甲)34 行,合陰陽 2 簡。足臂 8:產馬,
缺盆痛。

缺汾(盆) 1 見:陰陽(乙)17 行。即:
缺汾(盆)甬(痛)。

【氣】 ① 人體精氣、元氣。43 見:陰
陽(甲)29 行,陰陽(乙)12 行,脈法 2、3
行,陰陽脈死候 3 行,養生方 198(2)、
220 行,胎產書 7、13 行,十問 19、24、47、
55、92、99 簡,合陰陽 5、8(2)、9、10 簡,
天下至道談 10、14、16、17(2)、22、24、
36、37、43、52 簡,脈書 40、51、54、55、56、
57(2)、58 簡,引書 106、107(2)簡。陰陽
(甲)29:病飢,氣〖不〗足,善怒。

② 專指陰莖部位的氣血。5 見:養生方
199、200 行,天下至道談 4、5、45 簡。養
生方 199:堅而不熱者,氣不全也。

③ 人體排泄的污濁之氣,俗稱屁。3
見:病方 312 簡,陰陽(甲)21 行,陰陽

(乙)10 行。陰陽(甲)21:得後與氣則
快然衰。

【氣血】 即血氣,血液和元氣。5 見:
十問 68 簡,合陰陽 27 簡,天下至道談
16、18 簡,脈書 56 簡。十問 68 - 69:六
極之宗也,此氣血之續也。

【氣脈】 元氣和脈息。2 見:武威醫簡
25、27 簡。武威醫簡 27:膝以下寒,氣
脈不通。

【笄光】 女子生殖器部位名稱。疑指
陰道深三寸處。2 見:養生方卷末,天
下至道談 48 簡。天下至道談 48:一曰
笄光,二曰封紀。

【臭鼠】 女子生殖器部位名稱。疑即
“鼠婦”,指陰道深六寸處。1 見:養生
方卷末。即:〖臭〗鼠、☐☐。

【息肉】 增生的贅肉。1 見:武威醫簡
69 簡。武威醫簡 69 - 70:以絮裹茱
(藥)塞鼻,諸息肉皆出。

【胻】 小腿。朋膝下到腳跟的部分。
22 見:足臂 7(2)、10、11、16、17、19 行,
五十二病方 85、336(2)、340、342(2)行,
脈書 12、13(2)簡,引書 8(2)、9、10(2)、
40 簡。足臂 7:胻外兼(廉)痛,胻寒。

【脈】 ① 經脈。19 見:脈書 48、53
(2)、54(2)、56、57、58(2)、63(4)、64
(2)、65、66 簡,引書 99 簡。脈書 48:泰
(大)凡廿二脈,七十七病。

脈(脈) 12 見:脈法 1(2)、3(2)、4、8
(2)、9(3)、10、11 行。脈法 1:以脈(脈)
法明(明)教下。

辰(脈) 1 見:天下至道談 36 簡。即:
翕因(咽)榣(摇)前,通辰(脈)利筋。

温〈温(脈)〉 1 見:足臂 22 行。即:温
〈温(脈)〉絶如食頃,不過三日死。

② 眼睛白膜。1 見:脈書 2 簡。即:脈
蔽童(瞳)子爲脈淥(浸)。

【胸】 胸部。1 見:陰陽(乙)17 行。
即:胸甬(痛),瘛(肩)甬(痛)。

凶(胸) 1 見:敦煌漢簡 2013 簡。即:

血在凶(胸)中。

匈(胸)　3見：引書66、102簡，敦煌漢簡2013簡。引書66：學(覺)心腹及匈(胸)中有痛者。

臂(胸)　5見：陰陽(甲)2行，陰陽(乙)1行，脈書7、18、45簡。陰陽(甲)2：臂(胸)痛，要(腰)以(似)折。

脑(胸)　1見：陰陽(甲)35行。即：脑(胸)庸(痛)，臂(肩)庸(痛)。

【臂(胸)脅】　胸部和脅部。1見：放馬灘秦簡日書乙種233簡。即：善病臂(胸)脅。

匈(胸)脅　1見：居延新簡EPF22：80。即：匈(胸)脅支滿。

脑(胸)臘(脅)　1見：望山楚簡37簡。即：脑(胸)臘(脅)疾。

【脊】　脊柱，脊椎。背部中間的骨頭。13見：足臂1、3、13行，陰陽(甲)1、28行，陰陽(乙)1、12行，天下至道談22(2)、23、24簡，脈書7、17簡。足臂1：足泰(太)陽溫(脈)……夾(挾)脊，出〖項〗。

責(脊)　1見：脈書39簡。即：少陰之脈……上穿責(脊)之内廉。

膌(脊)　1見：引書51簡。即：引要(腰)甬(痛)，兩手之指夾膌(脊)，力軟以卬(仰)。

【脊骨】　背部中間的骨頭。1見：天下至道談12簡。天下至道談11-12：四蟪(動)脊骨強。

【脊胅】　背脊和腰側。1見：十問20簡。十問20-21：四至勿星，脊胅不陽(傷)。

【脊脅】　脊背與腰側。1見：合陰陽12簡。即：四而脊脅強。

【旁(膀)】　膀胱。1見：武威醫簡84簡甲。即：溫溫下潘(溜)旁(膀)急。

【旁(膀)光(胱)】　貯存尿液的器官。1見：武威醫簡85簡乙。即：重時腹中惡(痛)，下弱(溺)旁(膀)光(胱)。

【拳】　拳頭，屈指卷握的手。1見：脈書10簡。即：前出如拳，爲暴。

卷(拳)　1見：五十二病方283行。即：取石大如卷(拳)二七。

【陳】　"陳氣"之省。體内的濁氣。1見：十問50簡。十問50-51：必先吐陳，乃复竣(唆)氣。

【陳氣】　體内的濁氣。1見：十問34簡。即：則陳氣日盡而新氣日盈。

【陰】　①陰氣。5見：十問2、3、10、40、94簡。十問10：君必食陰以爲當(常)。

陰(陰)　4見：引書106、107、108、112簡。引書107：能善節其氣而實其陰(陰)，則利其身矣。

②人體陰部。4見：十問43、50、63、71簡。十問43-44：人有九繳(竅)十二節，皆設而居，何故而陰與人具(俱)生而先身去？

音(陰)　1見：養生方223行。即：利益氣，食歆(飲)恆移音(陰)撞(動)之。

【陰水】　男子體内陰精。1見：十問6簡。即：毛脈乃遂，陰水乃至。

【陰氣】　與"陽氣"相對，指人體營氣。4見：天下至道談14、15、27-28簡，引書53簡。天下至道談14：不能用八益、去七孫(損)，則行年卌而陰氣自半也。

陰(陰)氣　1見：引書108簡。引書107-108：喜則陽氣多，怒則陰(陰)氣多。

【陰脈】　陰經之脈，包括手足三陰經、任、陰維、陰蹻等經脈。1見：脈書48簡。即：凡陽脈十二，陰脈十，泰(大)凡廿二脈，七十七病。

【陰筋】　即陰脈，與"陽筋"相對。2見：引書43簡(2)。引書43：在〖左〗足内踝，引左股陰筋。

【陰精】　男子體内的精液。1見：十問52簡。即：坡(彼)生有央(殃)，必亓(其)陰精扁(漏)泄。

【脅】 從腋下到肋骨盡處。23 見：足臂 5、7、8、27(2)行，陰陽(甲)5(2)、7、37 行，陰陽(乙)3(2)、4、18 行，五十二病方 51 行，脈書 20(2)、21、47 簡，引書 48、80 簡，武威醫簡 18 簡，放馬灘秦簡日書乙種 222 簡，居延漢簡 123：58 簡。足臂 5：足少陽溫(脈)⋯⋯出於股外兼(廉)，出脅。

十一畫

【黄汁】 因患皰疹、癰瘡流出的膿液。2 見：武威醫簡 84 甲、85 乙簡。武威醫簡 84 甲：囊下養(癢)濕，搔之，黃汁出。
【掮(腕)】 手臂與手掌相連處。3 見：合陰陽 1 簡，引書 79、87 簡。合陰陽 1：握手，出掮(腕)陽，揗扚(肘)房。
掔(腕) 1 見：五十二病方 393 行。即：□□竁(齋)鼠□掔(腕)，歓(飲)其〖□〗一音(杯)。
【麥齒】 女子生殖器部位名稱。疑指陰道深二寸處。2 見：養生方卷末，天下至道談 48 簡。天下至道談 48：五曰穀實，六曰麥齒。
【堅血】 瘀血塊。1 見：五十二病方 258 行。即：若有堅血如柏(指)末而出者，即已(已)。
【脣】 嘴唇。5 見：陰陽脈死候 2 行，合陰陽 31 簡，天下至道談 49 簡，脈書 3、51 簡。陰陽脈死候 2：脣反人盈，則肉〖先死〗。
【常山】 曲骨與橫骨(恥骨)部位。1 見：合陰陽 2 - 3 簡。即：陵勃海，上常山，入玄門。
【距腦】 大腦。1 見：引書 99 簡。即：蛇甄以利距腦。
【國(膕)】 膝膕窩。1 見：天下至道談 50 簡。即：汗留(流)至國(膕)。
【唾】 口液，唾沫。3 見：合陰陽 7 簡，天下至道談 43 簡，萬物 W019。合陰陽 7：五曰嗌乾咽唾，徐搣(撼)。

7：五曰嗌乾咽唾，徐搣(撼)。
【脛】 小腿。2 見：武威醫簡 23、68 簡。武威醫簡 23：人生七日〈歲〉毋灸(灸)脛，世日而死。
【胻(胜)】 大腿。3 見：足臂 12、19、20 簡。足臂 12：胻(胜)瘦，顏(顏)寒。
【脞(卻)】 膝膕窩。7 見：陰陽(甲)1 行，陰陽(乙)1、2(2)行，脈書 17、39 簡。陰陽(甲)1：鉅陽脈(脈)：毄(繫)於潼(踵)外踝婁中，出脞(卻)中。
卻(卻) 1 見：足臂 1 行。即：足泰(太)陽溫(脈)⋯⋯出於卻(卻)。
胵(脞—卻) 4 見：陰陽(甲)4、28 行，脈法 3 行，脈書 58 簡。陰陽(甲)4：胵(脞—卻)痛，腨痛(痛)。
䏶(脞—卻) 1 見：足臂 3 行。即：膞(腨)痛，䏶(脞—卻)戀(攣)。
翮(脞—卻) 1 見：足臂 13 行。即：足少陰溫(脈)⋯⋯入翮(脞—卻)。
【脬】 膀胱。2 見：五十二病方 174、186 行。五十二病方 174：瘁(癃)，痛於脬及衷，痛甚。
【魚股】 大腿部前面的股四頭肌，屈膝時狀如魚形。13 見：陰陽(甲)5、8、9、20、25 行，陰陽(乙)3、4、10、14 - 15 行，脈書 20、21、23、33 簡。陰陽(甲)5：〖少〗陽脈(脈)：毄(繫)於外踝之前廉，上出魚股之〖外〗。
【庫中】 疑指女子陰戶內。1 見：房內記 25 行。即：即□□□□□□□庫中。
【陽氣】 與"陰氣"相對，指人體衛氣。1 見：引書 107 - 108 簡。即：喜則氣多。
【陽脈】 陽經之脈，包括手足三陽經、督、沖、陽維、陽蹺等經脈。2 見：脈書 38、48 簡。脈書 38：有陽〖脈〗與之俱病，可治也。
陽脈(脈) 1 見：陰陽(甲)27 行。即：有陽脈(脈)與之俱病，可治殹(殹—也)。

【陽胕（脈）】　1見：陰陽（乙）16行。即：有陽胕（脈）牙（與）〖之〗俱病，可治也。

【陽筋】　即陽脈，與"陰筋"相對。2見：引書43簡（2）。引書43：在外踝，引右股陽筋。

【陽明（明）脈】　經脈名。指足陽明脈，即足陽明經。1見：脈書25簡。即：此爲骭蹷（蹷—厥），是陽明（明）脈主治。

陽明（明）脈（脈）　2見：陰陽（甲）9、12行。陰陽（甲）11－12：〖此爲〗骭蹷（蹷—厥），是陽明（明）脈（脈）主治。

陽明（明）溫（脈）　1見：足臂12行。即：諸病此物者，皆久（灸）陽明（明）溫（脈）。

陽明（明）胕（脈）　2見：陰陽（乙）4、6行。陰陽（乙）4：陽明（明）胕（脈）·骰（繫）于骭骨外廉（廉），揗〈循〉骭（骭）骨而上。

【陽明（明）之脈】　經脈名。指足陽明脈，即足陽明經。1見：脈書23簡。即：陽明（明）之脈：骰（繫）於骭骨之外廉，循骭而上。

【陽筋胕脈】　指臂少陽脈，即手少陽經。2見：引書92、93簡。引書92：其在右則（側）陽筋胕脈，視左肩，力引之。

【巢】　特指痔瘡的瘻管。3見：五十二病方274、275（2）行。五十二病方274：巢塞直（腸）者。

十二畫

【琴弦】　女子生殖器部位名稱。疑指小陰唇。1見：養生方卷末。即：赤朱（珠）、〖琴〗弦。

【項】　頸項。22見：足臂1、3、6、29行，陰陽（甲）1、2、3、6行，陰陽（乙）1、2（2）、4行，五十二病方112行，導引圖，脈書17、18、19、21簡，引書29、31、90簡，武威醫簡20簡。足臂3：項痛，手痛。

【項尼】　頸項背面。1見：引書100簡。即：虎雇（顧）以利項尼。

【惡氣】　身體產生的腐敗難聞氣味。2見：養生方144行，武威醫簡67簡。養生方144：益力，敬除腹心匈（胸）中惡氣。

【朝氣】　人體精氣。1見：天下至道談47簡。即：漩（迄）而復滑，朝氣乃出。

【椎】　脊椎。2見：武威醫簡20簡（2）。武威醫簡20：次刺（刺）項從上下十一椎俠（俠）椎兩〖傍〗刺（刺）。

【腎】　①腎臟。五臟之一。2見：陰陽（乙）12行，脈書39簡。陰陽（乙）12：少陰胕（脈）……骰（繫）于腎，挾舌本。

胻（腎）　1見：陰陽（甲）28行。即：少陰脈（脈）……骰（繫）於胻（腎），夾（挾）舌〖本〗。

②專指外腎，即睪丸。2見：五十二病方230行（2）。五十二病方230：穿小瓠壺，令其空（孔）盡容積（癀）者腎與寧（膿）。

堅（腎）　1見：五十二病方238行。即：積（癀），以奎蟲蓋其堅（腎）。

【厥陰胕（脈）】　經脈名。指足厥陰脈，即足厥陰經。1見：陰陽（乙）14行。即：厥陰胕（脈）：骰（繫）于足大指（趾）蕺（叢）毛上。

蹷（蹷—厥）陰脈（脈）　2見：陰陽（甲）24、26行。陰陽（甲）24：蹷（蹷—厥）陰脈（脈）：骰（繫）於足大指（趾）蕺（叢）毛之上。

卷（厥）陰溫（脈）　1見：足臂20行。即：諸病此物者，〖皆久（灸）〗卷（厥）陰溫（脈）。

【厥陰之胕（脈）】　經脈名。指足厥陰脈，即足厥陰經。1見：陰陽（乙）15行。即：是厥陰之胕（脈）主治。

蹷（蹷—厥）陰之脈　2見：脈書36、37簡。脈書36：蹷（蹷—厥）陰之脈：骰（繫）於足大指（趾）叢毛之上。

【掌】 手心，手掌。3見：五十二病方
384行，脈書4簡，引書97簡。五十二
病方383-384：即取水銀靡（磨）掌中。

【最（膃）】 陰莖。1見：養生方64行。
即：〖病最（膃）〗種（腫）。

寧（膃） 2見：五十二病方230、231行。
五十二病方230：穿小瓠壺，令其空（孔）
盡容積（癪）者腎與寧（膃）。

【猒（厭）中】 即髀厭，指股骨之大轉
子部位。1見：陰陽（乙）1行。即：〖巨
陽朋（脈）•毄（繫）于潼（踵）外踝（踝）
婁中，出胎（卻）中，上穿振（臀），出猒
（厭）中。

猒（脈）表 1見：陰陽（甲）1行。即：
鉅陽脈（脈）：毄（繫）於潼（踵）外踝婁
中，出胎（卻）中，上穿振（臀），出猒
（厭）表。

挈（厭）中 1見：脈書17簡。即：鉅陽
之脈：毄（繫）於踵（踵）外踝中，出胜
（卻）表，上穿脹（臀），出挈（厭）中。

【喉】 咽喉。1見：陰陽（甲）15行。
即：領（領）痛（痛），〖喉踝（蹲）〗。

喉（喉） 3見：武威醫簡3、63、79簡。
武威醫簡3：治久欬上氣喉（喉）中如百
虫（蟲）鳴狀卅歲以上方。

腏（喉） 6見：五十二病方400行，脈書
4（2）、28簡，引書83簡，居延新簡
EPT59：10。五十二病方400：〖蟲蝕
□〗□在於腏（喉），若在它所。

侯（喉） 3見：陰陽（乙）7行，天下至道
談39、52簡。陰陽（乙）7：侯（喉）渭
（痹），臂甬（痛）。

【骭】 骭骨。即脛骨。3見：陰陽（甲）
9行，脈書23、64簡。陰陽（甲）9：陽明
（明）脈（脈）：毄（繫）於骭骨外廉，循骭
而上。

【骭骨】 即脛骨，又名成骨。3見：陰
陽（甲）9行，陰陽（乙）4行，脈書23行。
陰陽（甲）9：陽明（明）脈（脈）：毄（繫）
於骭骨外廉。

胥（骭）骨 1見：陰陽（乙）4行。即：
陽明（明）朋（脈）•毄（繫）于骭骨外廉
（廉），揞（循）胥（骭）骨而上。

【骭之少陰】 經脈名。指足少陰脈，
即足少陰經。2見：脈法9-10行，脈書
64簡。脈法9-10：朋（脈）〖固有勳
（動）者，骭〗之少陰，臂之大陰、少陰。

【筋】 ① 肌腱，即連接關節的韌帶。
17見：足臂23、25、27行，陰陽（甲）33、
36行，陰陽（乙）16、18行，陰陽脈死候3
行，五十二病方45、46、289行，胎產書
8、9行，天下至道談36簡，脈書52、54
（2）簡。足臂23：陽病折骨絕筋而无
陰病。

② 專指陰莖的筋膜。4見：養生方199、
200行，天下至道談4、45簡。養生方
199：大〖而不堅者〗，筋不至也。

【筋骨】 筋脈骨骼。3見：十問80簡，
天下至道談10簡，脈書55簡。十問
80：苛（疴）疾不昌，筋骨益強。

【筋脈】 脈絡。1見：十問69簡。十
問68-69：此氣血之續也，筋脈之族也。

肋（筋）脈 1見：合陰陽26簡。即：責
（積）吾精以養女精，肋（筋）脈皆勳（動）。

【須（鬚）麋（眉）】 頭髮、胡鬚和眉毛。
2見：養生方208行，武威醫簡68簡。
養生方208：我須（鬚）麋（眉）溉（既）化
（花），血氣不足，我无所樂。

【鉅陰眽（脈）】 經脈名。指足太陰
脈，即足太陰經。2見：陰陽（甲）20、21
行。陰陽（甲）20：鉅陰眽（脈）：是胃眽
（脈）毆（也）。

【鉅陽眽（脈）】 經脈名。指足太陽
脈，即足太陽經。2見：陰陽（甲）1、3
行。陰陽（甲）3：〖此〗爲踵（踵）魇（靥一
厥），是鉅陽眽（脈）〖主治〗。

【鉅陰之脈】 經脈名。指足太陰脈，
即足太陰經。1見：脈書45簡。即：□
□□□〖鉅陰之脈主〗治。

【鉅陽之脈】 經脈名。指足太陽脈，

即足太陽經。2見：脈書17、19簡。脈書17：鉅陽之脈：毄（繫）於踵（踵）外踝中。

【腋】　夾肢窩，腋窩。1見：足臂6行。即：其直者貫腋，出於項、耳。

夜（腋）　8見：足臂25、27行，房內記65行，合陰陽1簡，脈書4簡，引書28、78、101簡。足臂25：臂泰（太）陰溫（脈）：循筋上兼（廉），以奏臑內，出夜（腋）內兼（廉）。

【童（瞳）子】　瞳仁。1見：脈書2簡。即：脈蔽童（瞳）子爲脈渌（浸）。

【竣（朘）】　男子生殖器。5見：十問49(2)、51(3)簡。十問49：故壽盡在竣（朘）。

【竣（朘）氣】　男子陰精之氣。3見：十問48、49、51簡。十問48–49：竣（朘）氣宛（菀）閉，百脈生疾。

【竣（朘）精】　男陰之精。1見：十問48簡。即：人氣莫如竣（朘）精。

【寒汗】　即冷汗、涼汗，又名柔汗。1見：五十二病方32行。即：一尉（熨）寒汗出，汗出多能詘（屈）倍〈信（伸）〉。

十三畫

【嗌】　咽喉。15見：陰陽（甲）17、26、31(2)行，陰陽（乙）8、13(2)、15、18行，合陰陽7簡，脈書37、41(2)、46簡，武威醫簡63簡。陰陽（甲）17：嗌穜（腫）。

益（嗌）　3見：陰陽（甲）37行，天下至道談43簡，脈書29簡。陰陽（甲）37：益（嗌）〖乾〗。

膉（嗌）　1見：足臂10行。即：足陽明（明）溫（脈）……出膉（嗌），夾（挾）口以上。

【節】　關節。4見：陰陽（甲）7行，陰陽（乙）4行，十問70簡，脈書21簡。陰陽（甲）7：節盡痏（痛）。

【鼠婦】　女子生殖器部位名稱。疑指

陰道深六寸處。1見：天下至道談48簡。即：三曰調瓠，四曰鼠婦。

【領〈頷〉】　頦部下方，喉結上方部位，俗稱下巴。6見：陰陽（甲）12、14、15行，陰陽（乙）6、7(2)行。陰陽（甲）12：領〈頷〉〖頸痛，乳痛〗。

領〈頷〉　3見：脈書25、27、28簡。脈書25：鼻肌（衄），領〈頷〉痎。

【腠理】　皮下肌肉之間的空隙和皮膚、肌肉的紋理。1見：胎產書11簡。即：〖是〗胃（謂）密〖腠理〗。

奏（腠）理　6見：十問8、38簡，合陰陽13簡，引書99、103、111–112簡。十問8–9：民何得而奏（腠）理靡曼，鮮白有光？

走（腠）理　1見：引書32簡。即：汗出走（腠）理。

奏（腠）浬（理）　1見：十問52簡。即：出入以脩奏（腠）浬（理）。

【腜（脢）背】　脊背。1見：引書101簡。即：熊經以利腜（脢）背。

【腸】　大腸和小腸。18見：病方310簡，陰陽（乙）6行，陰陽脈死候2行，養生方161行，脈書6、7、8(2)、9(2)、10、26、50簡，引書35簡，武威醫簡15簡，放馬灘秦簡日書乙種208、226簡，居延新簡EPT59：75B。病方310：鬻（粥）足以入之腸。

腸　7見：武威醫簡14、19、46、54(2)、65、82乙簡。武威醫簡14：治金創腸出方。

陽（腸）　1見：陰陽（甲）13行。即：陽（腸）痏（痛）。

【腨】　小腿腓腸肌。12見：陰陽（甲）3、4、20、28行，陰陽（乙）2(2)、10、11行，脈書18、19、33、39行。陰陽（甲）3：腨如〖裂〗。

腓（腨）　4見：足臂1、3、13、14行。足臂1：足泰（太）陽溫（脈）：出外踝婁（婁）中，上貫腓（腨）。

【腹】　腹部。30見：包山楚簡 207 簡，病方 336 簡，足臂 11、13、17（2）、22 行，陰陽（甲）13 行，陰陽（乙）6、10、11 行，五十二病方 483 行，十問 50 簡，合陰陽 20 簡，天下至道談 41 簡，脈書 7（2）、13、25、33、35 簡，引書 72、73 簡，武威醫簡 15、19、22、85 乙，敦煌漢簡 2013 簡，放馬灘秦簡日書乙種 208 簡，居延漢簡 582：12 簡。病方 336：即兩手搇病者腹。

復（腹）　4見：陰陽（甲）21、22 行，五十二病方 50 行，引書 104 簡。陰陽（甲）21：使復（腹）張（脹），善噫，食〖則〗欲歐（嘔）。

覆（腹）　1見：導引圖。即：覆（腹）中。

【腹心】　即心腹，心臟和腹部。6見：包山楚簡 236、239、242、245、247 簡，引書 101 簡。引書 101：反榣（搖）以利腹心。

【腹街】　腹股溝中央，沿肚臍兩旁上行的部位。1見：足臂 14 行。即：股內痛，腹街、脊內兼（廉）痛。

【腹腸】　腸胃。1見：放馬灘秦簡日書乙種 238 簡。即：善病腹腸。

【腹心匈（胸）】　腹腔和胸腔。1見：養生方 144 行。即：益力，敬除腹心匈（胸）中惡氣。

【腃（枕）】　枕骨，頭顱骨的後部分。3見：足臂 6、8、33 行。足臂 6：出腃（枕），出目外漬（眥）。

【朕（喉）胭（咽）】　即咽喉。喉嚨。1見：引書 100 簡。即：撫心舉頤以利朕（喉）胭（咽）。

【胂】　該字未見於字書，疑指臀部。1見：足臂 1 行。即：足泰（太）陽溫（脈）……枝之下胂。

【溺】　小便。1見：武威醫簡 84 簡甲。即：溺□赤黃泔白□。

弱（溺）　9見：足臂 20 行，五十二病方 174、205、261、277 行，脈書 10、13 簡，武威醫簡 85 簡乙，萬物 W003。足臂 20：病腔瘦，多弱（溺），耆（嗜）歙（飲）。

十四畫

【臧（藏）】　同“臟”，身體臟腑。2見：陰陽脈死候 2 行，脈書 50 簡。陰陽脈死候 2：三陰，骨（腐）臧（藏）煉（爛）腸而主殺。

【鼻】　呼吸兼嗅覺器官。五官之一，又名明堂。27見：足臂 2、10 行，陰陽（甲）12、18 行，陰陽（乙）6、9 行，五十二病方 134、135、412 行，養生方 17 行，合陰陽 6、30 簡，天下至道談 43 簡，脈書 2、6、25、31 簡，引書 84、100 簡，武威醫簡 64、69（2）、70、71 簡，萬物 W027、W132、W133。足臂 2：其直者貫目內漬（眥），之鼻。

畀（鼻）　1見：天下至道談 9 簡。即：闋（髖）尻畀（鼻）口，各當其時。

【鼻空（孔）】　鼻腔跟外面相通的孔道。1見：養生方 49 行。即：節（即）用，取大如掌，竄鼻空（孔）。

【鼻柱】　鼻梁。鼻子隆起的部分。1見：武威醫簡 68 簡。武威醫簡 68－69：鼻柱鼻中當骨（腐）血出。

【領鄉】　頸項部與衣領相接的部位。1見：合陰陽 2 簡。即：抵領鄉，揎拯匡。

【脾】　即脽，臀部。1見：足臂 3 行。即：脾痛，產寺（痔）。

隋（脽）　6見：五十二病方 164、165、182（2）、234、241 行。五十二病方 164：鹽隋（脽）炙尻。

【腷（腦）】　大腦。2見：十問 63、69 簡。十問 63：三曰合連（睫）毋聽，翕氣以充腷（腦）。

【豪（毫）毛】　新生的毛髮。1見：胎產書 12 行。胎產書 11－12：〖九月而石授之，乃始成〗豪（毫）毛。

【膏】　專指人體脂肪。3見：陰陽（甲）

6行，陰陽(乙)3行，脈書 20 簡。陰陽(甲)6：不可以反稷(側)，甚則无膏。

【精】　① 專指精液，男性分泌物。13 見：十問 18、39(3)、54 簡，天下至道談 8(4)、46 簡，武威醫簡 84 甲(2)、85 乙簡。十問 18：玉閉堅精，必使玉泉毋頃(傾)。② 人體精氣、元氣。17 見：十問 12、16(2)、30、30、34、38、48、60、64、72、92 簡，合陰陽 26 簡(4)。十問 16：以至(致)五聲，乃入其精。

【精汁】　精液，男性分泌物。1 見：房內記 53 行。即：多精汁，便身□

【精神】　人體精氣、元神。4 見：十問 28-29、64 簡，合陰陽 3、32 簡。十問 28-29：精神泉益(溢)。

【精氣】　精神和元氣。1 見：十問 100 簡。即：精氣淩楗(健)久長。

十五畫

【髮】　頭髮。3 見：病方 314 簡，引書 81、97 簡。病方 314：即沐，取一匕以殽沐，長髮。

髮(髮)　2 見：五十二病方 11 行，十問 6 簡。五十二病方 11：止血出者，燔髮(髮)，以安(按)其痏。

【穀實】　女子生殖器部位名稱。疑指陰道深五寸處。2 見：養生方卷末，天下至道談 48 簡。天下至道談 48：五曰穀實，六曰麥齒。

【齒】　牙齒。19 見：足臂 33 行，陰陽(甲)18、19(2)行，陰陽(乙)9 行(3)，陰陽脈死候 2 行，五十二病方 417 行，胎產書 11 行，脈書 3、31(2)、32、51 簡，引書 2、4、98 簡，武威醫簡 64 簡。足臂 33：病齒〖痛〗。

【齒脈】　經脈名。指臂陽明脈，即手陽明經。2 見：脈書 31 行(2)。脈書 31：齒脈：起於次指與大指上，出臂上廉。

齒脈(脈)　2 見：陰陽(甲)18、19 行。

陰陽(甲)19：是齒脈(脈)主治。

齒朋(脈)　2 見：陰陽(乙)9 行(2)。陰陽(乙)9：齒朋(脈)·起〖于大指與次〗指上，出臂上廉。

【齒齦】　牙齦。五十二病方 134 行。即：蟲所齧穿者□，其所發毋(無)恆處，或在鼻，或在口旁，或齒齦。

【膚】　① 皮膚。身體表麵包在肌肉外部的組織。5 見：陰陽脈死候 1 行，五十二病方 332、333、464 行，脈書 49 簡。陰陽脈死候 1：凡三陽，天氣殹(也)，其病唯折骨列(裂)膚，不死。② 專指陰莖皮膚。2 見：養生方 87 行，天下至道談 45 簡。養生方 87：以黎巾方寸入中，一入而出之，令膚急毋歇(垂)。

據(膚)　2 見：養生方 199 行(2)。養生方 199：怒而不大者，據(膚)不至也。

【膚革】　皮膚。1 見：胎產書 11 行。即：八月而土受(授)〖之，乃始成膚革〗。

【踝】　踝骨，俗稱螺絲骨。5 見：足臂 5 行，脈法 8 行，脈書 12、63 簡，引書 43 簡。足臂 5：足少陽溫(脈)：出於踝前，枝於骨間(間)。

腂(踝)　2 見：陰陽(甲)24 行，陰陽(乙)14 行。陰陽(甲)24-25：廱(癰—厥)陰脈(脈)……上腂(踝)五寸而〖出大(太)陰之後〗，上出魚股內廉。

【膝】　膝蓋。4 見：武威醫簡 20、27(2)簡，居延新簡 EPT53：296A。武威醫簡 19-20：次刺(刺)膝下五寸分間(間)。

䐐(膝)　23 見：足臂 5、7、10、11、16 行，陰陽(甲)7、13 行，陰陽(乙)4、6 行，五十二病方 85 行，導引圖，脈書 21、26 簡，引書 17、38、39、40、45、63、73、75、80(2)、101 簡。足臂 5：足少陽溫(脈)……上貫䐐(膝)外兼(廉)。

【膝脛】　膝部和小腿。1 見：武威醫簡 84 簡甲。即：膝脛寒，手足熱。

【膺(膺)】　胸膛。1 見：引書 73 簡。

即：稍舉頭及膺〈膺〉而力引腹。

癃〈膺〉　1見：引書72簡。即：後足、前癃〈膺〉。

膺〈膺〉　3見：引書28、65(2)簡。引書28：兩手各無(撫)夜(腋)下，旋膺〈膺〉。

【賓〈頻〉】　鼻梁。1見：脈書17簡。即：鉅陽之脈……下顏〈顏〉，夾(挾)賓〈頻〉。

十六畫

【頤】　口腔的下部。俗稱下巴。11見：五十二病方388行，脈書4簡，引書49、75、77、83(2)、86(2)、94、100簡。五十二病方388：頤癰者，治半夏一，牛煎脂二，醯六。

【頭】　腦袋。50見：足臂3行，陰陽(甲)2、3、6行，陰陽(乙)1、2、4行，脈法2行，五十二病方31、46、112行，脈書2、14、18、21、19、57簡，引書15、32、51(2)、55(2)、73、75簡，武威醫簡23、31、66簡，放馬灘秦簡日書乙種375簡，居延漢簡4：4A、4：4B、27：1A、49：18、52：12、59：37、142：27、149：19；511：20、283：7、283：7簡，居延新簡EPT4：101、EPT10：9、EPT51：102、EPT51：201A、EPT51：535、EPT58：28、EPT59：49A、EPT59：157、EPT59：269、EPF22：280、ESC80。五十二病方31：蔽以市(載)，以尉(熨)頭。

豆〈頭〉　1見：足臂2行。即：足泰(太)陽溫(脈)……上於豆〈頭〉。

【頭上】　頭頂。1見：五十二病方49行。即：浴之道頭上始，下盡身，四支(肢)毋濡。

【頭角】　額頭角。3見：陰陽(甲)1行，陰陽(乙)1行，脈書17簡。陰陽(乙)1：〖巨陽朋(脈)〗……〖上〗頭角，下顏〈顏〉。

【頭氣】　頭部的陽氣。1見：引書36

簡。即：引書36-37：頭氣下流，足不痿瘛〈痹〉，首不蹱〈腫〉軌。

【頰】　顴骨外部。10見：足臂31行，陰陽(甲)9、17、18行，陰陽(乙)5、8、9行，脈書23、30、31簡。陰陽(甲)18：齒脈(脈)……乘臑〈穿〉頰，入齒中。

【頸】　脖子。8見：陰陽(甲)7、12行，陰陽(乙)4、6行，脈書4、21簡，引書49、95簡。引書49：加頤枕上，交手頸下。

【頸脊】　頸項後部。1見：五十二病方50行。即：閒(癇)者，身熱而數驚，頸脊強而復(腹)大。

【頸項】　脖子。1見：放馬灘秦簡日書乙種211簡。即：善病頸項。

【篡】　會陰部。2見：脈書9、11簡。脈書11-12：在篡，癰如棗，爲牡府(痔)。

篹〈篡〉　1見：五十二病方271行。即：涂(塗)乾，食雞，以羽熏篹〈篡〉。

【顁】　顴骨，面顴。2見：足臂11行，引書97簡。足臂11：□外穜(腫)，顁痛。

十七畫

【嬰女】　女子生殖器部位名稱。疑指陰道深四寸處。1見：天下至道談48簡。即：七曰嬰女，八曰反去。

【髀】　大腿。1見：陰陽(乙)4行。即：節盡〖痛，髀外廉〗痛。

脾〈髀〉　9見：足臂7行，陰陽(甲)2、7行，陰陽(乙)1行，脈書9、18、21簡，放馬灘秦簡日書乙種208簡，居延新簡EPF22：80。足臂7：脾〈髀〉外兼(廉)痛。

婢〈髀〉　1見：引書101簡。即：雞信(伸)以利肩婢〈髀〉。

【膿】　膿液，膿汁。4見：武威醫簡46、68、69、84甲。武威醫簡46：治伏梁裹膿在胃腸之外方。

農（膿） 5見：五十二病方157行，武威
醫簡61(2)、82乙、85甲簡。五十二病
方157：〖□□□〗農（膿）〖

瘫（膿） 1見：五十二病方158行。即：
瘫（膿）而□，其巳（已）潰〖

膿（膿） 10見：脈法4(2)、5(2)、6(3)、
7(2)、8行。脈法4：壅（癰）種（腫）有膿
（膿），則稱其小大而〖爲〗之〖碧（砭）〗。

農（農一膿） 13見：脈書2、3、15、58、
59(3)、60、61(4)、62簡。脈書2：病在
頭，農（農一膿）爲贛。

【糜（眉）】 眉毛。1見：脈書15簡。
即：四節疢如牛目，糜（眉）突（脫），爲廣
（癀）。

【糜（眉）睞（睫）】 眉毛與睫毛。1
見：養生方216行。即：少河（娥）〖□〗
合糜（眉）睞（睫）〖□□□□〗。

【臀】 背部兩股上端與腰相連的部分。
1見：足臂1行。即：其直者貫臀，夾
（挾）脊。

䐃（臀） 1見：脈書17簡。即：鉅陽之
脈……出脛（卻）衷，上穿䐃（臀），出掔
（厭）中。

振（臀） 2見：陰陽（甲）1行，陰陽（乙）
1行。陰陽（乙）1：〖巨陽䏚（脈）‧毄
（繫）于〗潼（踵）外腜（踝）婁中，出胎
（卻）中，上穿振（臀）。

【臂】 手臂。32見：足臂30、31行，陰
陽（甲）14、15、16、18、36行，陰陽（乙）7
(2)、8、9、16、17行，養生方49(2)、（戲）、
脈書27、29、31、44、46、64簡，引書20、
22、23、24、26、27(2)、28、68、95簡。足
臂30：臂少陽溫（脈）：出中指，循臂上
骨下兼（廉），奏耳。

辟（臂） 2見：養生方60行，十問50
簡。養生方59-60：以染女子辟（臂）。

【臂陰脈】 臂的內側之脈，包括臂太陰
脈、臂少陰脈。1見：里耶秦簡8-1224
簡。即：一曰啓兩臂陰脈。

【臂巨陰䏚（脈）】 經脈名。指臂太陰

脈，即手太陰經。1見：陰陽（乙）16行。
即：臂巨陰䏚（脈）：在于手常（掌）中，
出內陰兩骨〖之閒（間）〗。

【臂少陰脈（脈）】 經脈名。即手少陰
經。2見：陰陽（甲）36、37行。陰陽
（甲）37：此爲臂魘（魘一厥），是臂少陰
脈（脈）主治。

臂少陰䏚（脈） 2見：陰陽（乙）17、18
行。陰陽（乙）17-18：臂少陰䏚（脈）：
起于臂兩骨上〈之〉閒（間）。

臂少陰溫（脈） 2見：足臂27、28行。
足臂27：臂少陰溫（脈）：循筋下兼
（廉），出臑內下兼（廉）。

【臂少陽溫（脈）】 經脈名。即手少陽
經。1見：足臂31行。即：臂少陽溫
（脈）：出中指，循臂上骨下兼（廉），
奏耳。

【臂泰（太）陰溫（脈）】 經脈名。即
手太陰經。2見：足臂25、26行。足臂
25：臂泰（太）陰溫（脈）：循筋上兼
（廉），以奏臑內。

【臂陽明溫（脈）】 經脈名。即手陽明
經。2見：足臂33、34行。足臂33：臂
陽明（明）溫（脈）：出中指閒（間），循骨
上兼（廉）。

【臂鉅陰脈（脈）】 經脈名。指臂太陰
脈，即手太陰經。2見：陰陽（甲）33、34
行。陰陽（甲）33：臂鉅陰脈（脈）：在於
手掌中，出內陰兩骨之閒（間）。

【臂巨陰之䏚（脈）】 經脈名。指臂太
陰脈，即手太陰經。1見：陰陽（乙）17
行。即：此爲臂厥，是臂巨陰之䏚（脈）
主治。

【臂少陰之脈】 經脈名。即手少陰
經。2見：脈書45、47簡。脈書46-
47：此爲臂魘（魘一厥），是臂少陰之脈
主治。

【臂少陽之溫（脈）】 經脈名。即手少
陽經。1見：足臂32行。足臂31-32：
諸病〖此物者，皆〗久（灸）臂少陽之溫

（脈）。

【**臂鉅陰之脈**】　經脈名。指臂太陰脈，即手太陰經。1見：脈書44簡。即：臂鉅陰之脈：在於手掌中，出臂內陰兩骨之間（間）。

【**臂之鉅陰、少陰**】　經脈名。指臂太陰脈、臂少陰脈，即手太陰經、手少陰經。1見：脈書64簡。即：夫脈固有勤（動）者，肝之少陰，臂之鉅陰、少陰，是主勤（動），疾則病。

【**繆門**】　即命門。1見：引書111簡。即：閉玄府，啓繆門，闔五藏（臟）。

十八畫

【**礫石**】　女子生殖器部位名稱。疑指陰道深七寸處。1見：天下至道談49簡。即：十一曰赤殳（珠），十二曰礫石。

【**齕**】　牙齦。2見：脈書3簡，放馬灘秦簡日書乙種220簡。脈書3：在齕，癰，爲膿。

【**叢毛**】　又稱聚毛、三毛。生於足大趾爪甲後方皮膚上的毛髮。1見：脈書36簡。即：麢（厤—厥）陰之脈：殼（繫）於足大指（趾）叢毛之上。

苀（叢）毛　2見：陰陽（甲）24行，陰陽（乙）14行。陰陽（甲）24：麢（厤—厥）陰脈（脈）：殼（繫）於足大指（趾）苀（叢）毛之上。

【**闕（髖）尻**】　尾椎骨，又稱尻髖。1見：天下至道談9簡。即：爲之合坐，闕（髖）尻界（鼻）口，各當其時。

【**齃（齃）**】　同"頞"，鼻梁。2見：陰陽（甲）2行，陰陽（乙）1行。陰陽（乙）1：〚巨陽肌（脈）〛……下顏（顏），夾（挾）齃（齃），殼（繫）目內廉。

【**臑**】　肱部，指肩部以下、肘部以上的部分。18見：足臂25、27、29、33行，陰陽（甲）14、15、18、19、36行，陰陽（乙）7（2）、9（2）、18行，脈書27、31、32、46簡。

足臂25：臂泰（太）陰溫（脈）：循筋上兼（廉），以奏臑內。

【**臏（髕）**】　膝蓋骨。2見：陰陽（甲）9行，脈書23簡。陰陽（甲）9：陽明（明）脈（脈）……循骭而上，穿臏（髕）。

賓（髕）　1見：陰陽（乙）4行。即：陽明（明）肌（脈）……揟〈循〉骭（骭）骨而上，穿賓（髕）。

【**調瓠**】　女子生殖器部位名稱。疑即玄圃，指陰阜或陰道前庭。1見：天下至道談48簡。即：三曰調瓠，四曰鼠婦。

拈瓠　1見：養生方203行。即：一曰云石，二曰拈瓠。

【**爝昏**】　女子生殖器部位名稱。具體所指不明。1見：養生方203行。即：三曰爝昏，四〚曰〛伏□。

【**竅**】　肛門。5見：五十二病方257、259、261、268、269行。五十二病方257：牡痔居竅旁，大者如棗，小者如棗覈（核）者方。

十九畫

【**顛**】　頭頂。1見：五十二病方112行。即：從顛到項，即以犬矢〚澄（潲）〛之。

【**囊**】　陰囊。2見：脈書11簡，天下至道談18簡。脈書11：囊癰，爲血積（瘕）。

橐　4見：脈書52簡，武威醫簡84甲簡（3）。脈書52：舌捆橐拳（卷），則筋先死。

囊　3見：五十二病方206行（3）。即：穜（腫）囊：穜（腫）囊者，氣實囊，不去。

菜（橐）　1見：陰陽脈死候3行。陰陽脈死候3-4：舌捆菜（橐）卷，〚則筋〛先死。

【**踵（踵）**】　腳後跟。17見：陰陽（甲）3行，陰陽（乙）2行，合陰陽19、21簡，天

下至道談 38、42 簡,脈書 17、18 簡,引書
9、14、51、61、63、82、99、102、105 簡。陰
陽(甲)3:〖此〗爲蹱(踵)麎(麎—厥)。

潼(踵)　2 見:陰陽(甲)1 行,陰陽(乙)
1 行。陰陽(乙)1:〖巨陽䐃(脈)‧殼
(繫)于〗潼(踵)外腜(踝)婁中。

十九畫以上

【醴津】　指乳房。1 見:合陰陽 2 簡。
即:下缺盆,過醴津,陵勃海。

【顏(顏)】　額頭。17 見:足臂 2、4、12
行,陰陽(甲)1、10(2)、12 行,陰陽(乙)
1、5(2)、6 行,脈書 17、23、24、25 簡,引
書 83、97 簡。足臂 2:足泰(太)陽溫
(脈)……枝顏(顏)下,之耳。

產(顏—顏)　2 見:引書 33、34 簡。引
書 33 - 34:清產(顏—顏)以塞〈寒〉水如
粲(餐)頃。

【䄍(農—膿)血】　膿和血的混合物。
1 見:脈書 9 簡。即:在腸,有䄍(農—
膿)血。

檗(膿)血　1 見:五十二病方 266 行。
即:牡庤(痔)有空(孔)而檗(膿)血出
者方。

【齗】　牙齦。2 見:陰陽脈死候 2 行,
脈書 51 簡。脈書 51:齗齊齒長,則骨
先死。

【瀷】　疑讀爲"枕",指枕骨部位。1 見:
脈書 19 簡。即:項痛,瀷强,瘧。

【竈綱】　比喻人體肩樑,即肩頭至頸底
如橫樑者。1 見:合陰陽 1 - 2 簡。即:
抵夜(腋)旁,上竈綱,抵領鄉。

【靁(靈)路(露)】　代指精液。1 見:
十問 97 簡。十問 97 - 98:椄(接)陰之
道,以靜爲强,平心如水,靁(靈)路(露)
內臧(藏)。

【體】　身體。1 見:五十二病方 386
行。即:身有體癰種(腫)者方。

體(體)　9 見:去穀食氣 1 行,十問 6、
23、27、44 簡,合陰陽 4 簡,天下至道談 3
簡,引書 33 簡,萬物 W004。去穀食氣
1:爲首重足輕體(體)軫(胗),則昫(呴)
炊(吹)之,視利止。

禮(體)　1 見:五十二病方 309 行。即:
□雎(疽)發,出禮(體)。

【顳】　頭部兩側。3 見:引書 34、90、97
簡。引書 34:以兩手據兩顳。

【靈尊】　同"玄尊",比喻口中所生津
液。1 見:十問 29 簡。即:歆(飲)榣
(瑤)泉靈尊以爲經。

【蠃(贏)肉】　肛門外邊所生的螺肉。
1 見:五十二病方 252 行。即:〖牡〗痔:
有蠃(贏)肉出,或如鼠乳狀,末大本小,
有空(孔)其中。

診 治 詞 語

三　畫

【下泄】　用瀉法治療。1 見:武威醫簡
34 簡。即:□鬲(膈)上 當 歐(嘔),在

鬲(膈)下當下泄。

【已】　治療,使痊愈。43 見:萬物
W002(2)、W005(2)、W006(2)、W007、
W009、W011(2)、W013(2)、W016、
W017、W018(2)、W021(2)、W022(2)、

W023、W024、W026、W037、W041、W044、W045、W046、W053、W054、W056、W067、W072、W075、W086、W087、W088、W103、W104、W110、W114、W126、W129。W002：茈藘（蔆）之□□已辟也。

巳（已）　8見：病方309、325、326、329、332、345、372、376 簡。病方309：取十餘叔（菽）置鬵（粥）中而歓（飲）之，巳（已）腸辟（澼）。

以〈已〉　1見：五十二病方10 行。即：以〈已〉刃傷，類（燔）羊矢，傅之。

【已驗】　醫方經過試用療效好。1見：武威醫簡28 簡。即：□□出⋯飲食已驗☑

巳（已）驗　1見：五十二病方339 行。即：此皆巳（已）驗。

【巳（已）用】　醫方經過試用療效好。1見：五十二病方341 行。即：⋯⋯傷巳（已）、巳（已）用。

【巳（已）試】　醫方經過試用療效好。相當於"嘗試"。2見：房內記39 行，胎產書22 行。胎產書22：以方直（咀）時，取蒿、牡、卑（蜱）稍（蛸）三，治，歓（飲）之，必產男。巳（已）試。

已識（試）　1見：肩水金關漢簡 73EJT5：70。即：欲發□□四□□□□之此藥，已□十箴（針），欵，良，已識（試）。

四　畫

【不逮】　灸刺時膿腫深而砭石刺入淺的一種失誤治法。2見：脈法5 行，脈書59 簡。脈書59：一曰膿（農—膿）深而砭（砭）淺，胃（謂）之不逮。

【毋（無）時】　治病沒有時節限制。9見：里耶秦簡 8 - 1766 簡，五十二病方28、33、40、125、177、207、346、397 行。五十二病方28：治病毋（無）時。

毋（無）時〈時〉　1見：里耶秦簡 8 - 1243 簡。即：治病毋（無）時〈時〉。

【毋（無）禁】　治療沒有任何禁忌。14見：里耶秦簡 8 - 1376、8 - 1766 簡，五十二病方 33、36、40、65、136、177、207、302、346、372、458、460 行。五十二病方33：尉（熨）先食後食次（恣）。毋（無）禁，毋（無）時。

【毋（無）徵】　治療沒有效驗。1見：五十二病方55 行。即：毋（無）徵，數復之，徵盡而止。

五　畫

【令】　醫方療效好。36 見：五十二病方24、29、33、36、47、50、55、116、131、136、173、180、188、190、207、235、237、258、260、265、266、296、299、302、346、368、369、387、410、411、426、429、440、458、460、463 行。五十二病方 236 - 237：治積（瘕）初發，偏攣而未大者〖方：取〗全虫蜕一，□犬□一，皆燔□□□□□□□酒歓（飲）財足以醉。男女皆可。令。

【主】　主治。1見：敦煌漢簡 2001 簡。即：大黃，主靡（糜）穀去熱。

【主治】　爲主治療。33 見：陰陽（甲）3、6、12、15、17、19、21、26、30、34 - 35、37 行，陰陽（乙）2、3、6、7、8、9、11、13、15、17、18 行，脈書 19、21、25、27 - 28、29、31、34、37 - 38、41、45、47 簡。陰陽（甲）15：是肩脈（脈）主治。

【出蔵（箴）】　針刺手法之一。又稱引針、排針、拔針。是在針刺完畢後，一手固定穴位，一手持針，用撚轉或直接向上提針等手法將針拔出體外。4見：武威醫簡 19（2）、20、21 簡。武威醫簡20：笛（留）蔵（箴）如炊一升米頃，出蔵（箴）。

六　畫

【自適】　自我調適。1見：五十二病方
344行。即：湯寒則炊之，熱即止火，自
適殹（也）。

七　畫

【灸】　用灸法治療。1見：脈書5簡。
即：在身，灸痛以行身，爲火疾。
久（灸）　31見：足臂4、9、12、15、18、
20、26、27、30、32、34行，陰陽（甲）31、32
行，陰陽（乙）13、14行，脈法3行（2），五
十二病方102、168、222、234、235、248、
252行，脈書43（2）、58（2）、62簡，武威
醫簡23簡，肩水金關漢簡73EJT5：70。
足臂4：諸病此物者，皆久（灸）泰（太）陽
溫（脈）。
灻（灸）　7見：武威醫簡21（2）、22（2）、
23（3）簡。武威醫簡22：人生二歲毋灻
（灸）腹，五日而死。
【灻（灸）刾（刺）】　用針灸治療。2
見：武威醫簡25簡（2）。武威醫簡25：
年已過百歲者不可灻（灸）刾（刺）。
久（灸）刾（刺）　3見：武威醫簡90甲
（2）、90乙簡。武威醫簡90甲：五辰辛
不可始久（灸）刾（刺），飲藥必死。
【泛】　灸刺時膿腫小而砭石大的一種
失誤治法。2見：脈書60簡（2）。脈書
60：四曰膿（農—膿）小而砬（砭）大，胃
（謂）之泛。
【良】　醫方療效好。18見：武威醫簡
5、14、16、34、43、53、54、62（2）、67、79、
82乙、84乙、87甲、87乙（2）簡，敦煌
漢簡1997簡，肩水金關漢簡73EJT5：
70。武威醫簡67：此膏茱（藥）大良，勿
得傳。

八　畫

【刾（刺）】　用針刺。4見：武威醫簡
19、20（2）、21簡。武威醫簡19-20：次
刾（刺）膝下五寸分閒，榮深三分。
【泄下】　通過腹瀉排解。1見：敦煌漢
簡1997簡。即：須臾，當泄下。
【治】　治療。76見：里耶秦簡8-876、
8-1057、8-1221、8-1224、8-1718、8-
1766、8-1976簡，病方324簡，五十二
病方30、37、117、135、146、149、150、
174、206、236、279、336、342、461、464
行，脈書38（2）、55、56、66（2）簡，武威醫
簡3、6、8、9（2）、13、14、15、16（2）、17、
42、44、46、50、52、54、55、57、73、78、79、
80甲、81、82甲（2）、84甲、84乙、85甲
（2）、87甲（3）、87乙、88甲、88乙簡，敦
煌漢簡1996、2004、2008、2012簡，居延
新簡E.P.T10：8，E.P.T54：14，肩水金
關漢簡73EJT2：79、73EJT30：193，張
家界古人堤簡牘1正面，尚德街簡牘181
簡。里耶秦簡8-876：□治暴心痛方。
【治中】　治療男子性機能疾病。2見：
養生27、74行。養生27：治中者，
段烏〖□□□□〗。
【治病】　治療疾病。13見：里耶秦簡
8-1243簡（2），五十二病方27、28（2）、
125、346、397（2）行，脈法2行，脈書57、
66簡，武威醫簡21簡。里耶秦簡8-
1243：壹治藥，足治病。
【治陰】　治療男子性功能疾病。1見：養
生方42行。即：治陰，以將（醬）漬松〖□□
□□□□□□□□□□□□□□〗其中。

八畫以上

【畄（留）蔵（箴）】　針刺手法之一。即
針刺入穴位並在出現針感後，將針放置
穴內不動，並使病人保持一定體位，經

過一定時間後再拔針的治療方法。3
見：武威醫簡 19、20、21 簡。武威醫簡
21：笛(留)蔵(箴)百廿息,乃出蔵(箴)。

【約(灼)灸】　艾灸。1 見：天下至道
談 17 簡。即：歙(飲)藥約(灼)灸以致
其氣。

【泰(太)過】　灸刺時膿腫淺而砭石刺
入深的一種失誤治法。1 見：脈書 59
簡。即：二曰膿(農—膿)淺而砭(砭)
深,胃(謂)之泰(太)過。

【砭(砭)】　用砭石治療。8 見：脈法
3、4(3)、5(3)、6 行。脈法 3：氣出胳
(胳—卻)與肘之脈(脈)而[砭(砭)之]。
砭(砭)。8 見：脈書 58(2)、59(5)、60
簡。脈書 58：氣壹上壹下,當胳(胳—
卻)與胕之脈而砭(砭)之。

【過】　灸刺時膿腫淺而砭石刺入深的
一種失誤治法。1 見：脈法 5 行。即：
膿(膿)輚(淺)而砭(砭)深,胃(謂)之過。

【尉(熨)】　① 熨貼。16 見：里耶秦簡
8-1620 簡,五十二病方 46、47、62、260、
287、325、360、376、413、431、441、444 行,
療射工毒方 22、23、24 行。五十二病方
46：以扁(遍)尉(熨)直肎(肎)攣筋所。
尉(熨)　9 見：五十二病方 31(5)、32
(2)、33、46 行。五十二病方 31：爲□
裏,更以尉(熨),尉(熨)寒,更爓(熬)鹽
以尉(熨)。
② 熏蒸。1 見：五十二病方 277 行。
即：血胏(痔),以弱(溺)孰(熟)煮一牡

鼠,以氣尉(熨)。

【蔵(箴)灸(灸)】　針法和灸法的總稱。
1 見：武威醫簡 25 簡。即：氣脈壹絶,灸
(灸)剌(刺)者隨蔵(箴)灸(灸)死矣。

【診治】　診斷治療。1 見：居延新簡
E.P.T53：134。即：☑官,遣醫診治
□☑

【診視】　診斷。2 見：居延漢簡 27.1A
簡,居延新簡 E.P.S4.C：19。居延新簡
E.P.S4.C：19：☑傷,□診視脈畢☑

【善】　醫方經過試用療效好。1 見：五
十二病方 358 行。即：大皮桐,以蓋而
約之。善。

【嘗試】　醫方經過試用療效好。16
見：里耶秦簡 8-1376 簡,五十二病方
21、36、65、136、251、299、302、372、387、
429、440、458、460、463 行,養生方殘片
63。里耶秦簡 8-1376：嘗試;毋
(無)禁。

【領傷】　治療傷患。1 見：五十二病方
273 行。即：有(又)可爲領傷。

【精】　醫方療效非常好。1 見：五十二
病方 99 行。即：煮鹿肉若野彘(彘)肉,
食之,歙(歙)汁;精。

【歐(嘔)】　用吐法治療。1 見：武威醫
簡 34 簡。即：☑鬲(膈)上當歐(嘔)。

【澰(斂)】　灸刺時膿腫大而砭石小的
一種失誤治法。2 見：脈書 60 簡(2)。
脈書 59-60：三曰膿(農—膿)大而砭
(砭)小,胃(謂)之澰(斂)。

導 引 詞 語

二　畫

【八經之引】　導引術式名。得名緣由

不詳。可能與馬王堆帛書《導引圖》的
"坐引八維"相類。3 見：引書 33、74、
104 簡。引書 33：當此之時,急治八經
之引,急虖(呼)急昫(呴),引陰。

三　畫

【大決】　盡力邁開雙腿的導引術式。2見：引書 19、20 簡。引書 19：大決者，兩手據地，前後足出入閒（間）。

四　畫

【木（沐）猴（猴）讙引炅（炅）中】　模仿獼猴鳴叫導引熱病。圖中人物裸上體，藍裳，赤足，作轉體動作，口部作嘯呼狀。1見：導引圖。即：木（沐）猴（猴）讙引炅（炅）中。

【支要（腰）】　活動腰肢的導引術式。1見：引書 20 簡。即：支要（腰）者，以手□要（腰），撟一臂與足□而匽（偃）。

【支落】　導引術式名。具體動作不詳。當指活動胳肢窩的導引術式。2見：引書 78、100 簡。引書 78：其在夜（腋）下，支落三百。

【反指】　手上舉向後伸的導引術式。1見：引書 23 簡。即：反指者，并（併）兩手，撟而後匽（偃），極之。

【反旋】　身體向後轉動的導引術式。1見：引書 101 簡。即：反旋以利兩肱。

【反掔】　導引術式名。即反牽，具體動作内容不詳。1見：引書 101 - 102 簡。即：反掔以利足蹢。

【反榣（搖）】　身體向左右搖擺的導引術式。1見：引書 101 簡。即：反榣（搖）以利腹心。

【卬（仰）謼（呼）】　仰面高呼的導引術式。圖中人物着褐灰色單衣，束腰，挺胸，雙臂向後上方伸舉，作深呼吸狀。1見：導引圖。即：卬（仰）謼（呼）。

【尺汙（蠖）】　模仿尺蠖身體一屈一伸前進的導引術式。1見：引書 8 簡。即：信（伸）胂詘（屈）指（趾）卅，曰尺汙（蠖）。

【引信（伸）】　牽引伸展的導引術式。1見：引書 100 簡。即：引信（伸）以利肩綕（錦）。

【引胒（眉）】　活動臂部的導引術式。1見：引書 13 簡。即：引胒（眉）者，反昔（錯）手北（背）而前俛（俛）。

【引陰】　① 活動腹部的導引術式。3見：引書 24、33、62 簡。引書 24：引陰者，反昔（錯）撟手而俛（俛），極之。
② 活動前後陰的導引術式。2見：十問 71 簡，引書 69 簡。引書 69：引陰，端坐，張兩股，左手承下，右手無（撫）上，折要（腰），信（伸）少腹，力引尻。
引陰（陰）　1見：引書 105 簡。即：偃臥炊（吹）昫（呴），引陰（陰）。

【引陽】　活動背部的導引術式。1見：引書 25 簡。即：引陽者，前昔（錯）手而卬（仰），極之。

【引腜（脢）】　活動背部肌肉的導引術式。1見：引書 18 簡。即：引腜（脢）者，屈前厀（膝），信（伸）後，昔（錯）手，撟而後旋。

【引陽筋】　用足部摩擦另一小腿前後面的導引術式。1見：引書 11 簡。即：正信（伸）兩足卅，曰引陽筋。

【以丈（杖）通陰陽】　借助棍杖或俯或仰的導引術式。圖中人物着藍色長服，束腰，赤襟，赤褲，兩臂分向上下伸開，持長杖作彎腰挂地狀。1見：導引圖。即：以丈（杖）通陰陽。

六　畫

【回周】　回旋、反復身體的導引術式。1見：引書 17 簡。即：回周者，昔（錯）兩手而俛（俛）卬（仰），并揮之。

【交股】　兩腿相交的導引術式。2見：引書 8 簡(2)。即：舉胻交股，更上更下卅，曰交股。

七 畫

【折陰】 活動腹部的導引術式。《導引圖》中的人物着藍色長服，側身漫步狀，右臂前舉，左臂下垂。2見：導引圖，引書16簡。引書16：折陰者，前一足，昔（錯）手，俛（俛）而反鉤（鈎）之。

【坐引八維】 導引術式名。圖中人物裸露上體，藍裳，赤足，雙膝微曲，雙手向前後下方分開。1見：導引圖。即：坐引八維。

【甬莫】 模仿蝦蟆跳躍的導引術式。甬讀爲"踊"，跳躍；莫讀爲"蟆"，蝦蟆。1見：引書26簡。即：甬莫者，并（併）兩手，左右上下揮之。

八 畫

【武指】 盡力指向前方的導引術式。1見：引書28簡。即：武指者，前左足，右手前指，信（伸）臂。

【其下】 導引術式名。得名緣由不詳。具體動作爲彎屈前膝，伸直後腿，高高擡舉一臂，同時用力往上提拉。1見：引書23簡。即：其下者，屈前卻（膝），信（伸）後，危撟一臂，力引之。

【虎區（偃）】 模仿老虎伏地的導引術式。1見：引書26簡。即：虎區（偃）者，并（併）兩臂，後揮肩上左右。

【虎雇（顧）】 模仿老虎後顧的導引術式。4見：引書64（3）、100簡。引書64：因起，鳧沃五十，虎雇（顧）五十而已（已）。

【受〈爰（猨）〉據】 模仿猿猴攀引的導引術式。1見：引書21簡。即：受〈爰（猨）〉據者，右手據左足，撟左手負而俛（俛）左右。

九 畫

【則（側）比】 頭傾於肩的導引術式。1見：引書14簡。即：即：則（側）比者，反昔（錯）手北（背）而卑，椄（探）肩。廁（側）比 2見：引書81、99簡。引書99：廁（側）比以利耳。

【信（伸）】 即"鳥伸"之省。圖中人物裸上體，着棕灰色短褲，昂首伸頸，彎腰前趨，雙手向下。1見：導引圖。即：信（伸）。

【禹步】 古代巫師作法術時模仿大禹行走形態的導引術式。1見：引書101簡。即：禹步以利股間（間）。

【後復】 即後覆，身體向後仰。1見：引書78簡。即：其在肩前，後復三百。

【爰行】 即猨行，模仿猿行走之狀的導引術式。1見：引書78簡。即：引肩痛，其在肩上，爰行三百。

【度狼】 即狼跋，模仿狼邁步的導引術式。1見：引書28簡。即：度狼者，兩手各無（撫）夜（腋）下，旋瘠（膚）。

【前厥（厥）】 即前蹶。伸直雙腿，如腳掌蹋弩的導引術式。1見：引書101簡。即：前厥（厥）以利股卻（膝）。

【前據】 導引術式名。具體動作內容不詳，可能與"後復"相對，指身體向前伸展。2見：引書50、78簡。引書78：其在肩後，前據三百。

十 畫

【梟栗】 模仿貓頭鷹縮頸埋頭的導引術式。梟，讀作梟，即貓頭鷹。2見：引書16、100簡。引書16：梟栗者，反昔（錯）手北（背）而宿（縮）頸坙（亜）頭。

十一畫

【坤垷】 導引術式名。得名緣由不詳。

具體動作爲伸直小腿與腳後跟並拍打
地面。1見：引書9簡。即：信(伸)胻
直蹱(踵)，并罷(躍)世，曰埤垸。

【堂(螳)狼(螂)】 模仿螳螂動作的導
引術式。圖中人物着藍色長服，赤袖，
赤褲，作側身起舞狀；雙臂向左上方舒
展，雙目注視足下一盤物狀。1見：導
引圖。即：堂(螳)狼(螂)。

【堂落】 導引術式名。具體動作不詳。
或疑爲"螳螂"。1見：引書99簡。即：
堂落以利恆脈。

【閉息】 摒住呼吸的導引術式。1見：
引書99簡。即：閉息以利交筋。

【蛇毚(壟)】 模仿蛇伸縮頭部的導引
術式。1見：引書18簡。即：蛇毚(壟)
者，反昔(錯)手北(背)，蜸而毚(壟)頭。

【蛇甄】 即蛇毚。1見：引書99簡。
即：蛇甄以利距腦。

【笺〈爰(猨)〉塿(呼)】 模仿猿猴呼
嘯的導引術式。圖中人物着藍色長服，
束腰，右手向上斜伸，左手向外下斜展，
似作嘯呼狀。1見：導引圖。即：笺〈爰
(猨)〉塿(呼)。

【旋信(伸)】 轉動伸展身體的導引術
式。1見：引書15簡。即：旋信(伸)
者，昔(錯)手，撟而後揮。

【渠引】 導引術式名。得名緣由不詳。
具體動作爲向前跨一足，高高舉起一臂
而仰頭。1見：引書24簡。即：渠引
者，前一足，危撟一臂而匽(偃)。

【陽見】 反背雙手卻仰頭顧後的導引
術式。3見：引書13、81、99簡。引書
13：陽見者，反昔(錯)手北(背)而卬
(仰)，後雇(顧)。

【參倍】 導引術式名。得名緣由不詳。
具體動作爲兩手相捧，牽引向前方兩旁
推拉。或讀爲"㺌伸"，㺌是古代傳説中
矮小似人的怪物，"㺌伸"即模仿㺌伸展
肢體的動作。1見：引書21簡。即：參
倍者，兩手奉，引前而旁軵(軵)之。

十一畫以上

【備(俛)欨】 屈身俯地的導引術式。圖
中人物着藍色單衣，赤足，倔身，昂首，雙手
觸地。1見：導引圖。即：備(俛)欨。

【復車】 導引術式名。得名緣由不詳。
具體動作爲合攏兩臂，向左右兩方用力
高揮，又上下揮動。1見：引書27簡。
即：復車者，并(併)兩臂，左右危揮，下
正揮之。

【復鹿】 模仿藏匿之鹿的導引術式。1
見：引書25簡。即：復鹿者，撟兩手，負
而備(俛)，極之。

【復據】 導引術式名。具體含義不詳。
1見：引書101簡。即：復據以利要
(腰)。

【敦蹱(踵)】 即跺腳。雙腳頓地的導
引術式。3見：引書61、82、102簡。引
書82：端立，被髮，敦蹱(踵)三百，却步
三百而休。

【梟沃】 模仿梟浴水的導引術式。6
見：引書15、63、64(2)、81、99簡。引書
15：梟沃者，反昔(錯)手北(背)而揮頭。

【斂指(趾)】 前後腳底相繼拍打地面
的導引術式。1見：引書9簡。即：傅
(搏)足離翕，罷(躍)世，曰斂指(趾)。

【榣(搖)弘(肱)】 揮動雙臂的導引術
式。1見：引書22簡。即：榣(搖)弘
(肱)者，前揮兩臂，如擊狀。

【跌指(趾)】 足趾相夾的導引術式。1
見：引書102簡。即：跌指(趾)以利足氣。

【鼻胃】 導引術式名。得名緣由不詳。
具體動作爲彎腰，舉起雙臂，左右擺動。
或疑鼻借爲"比"，比胃即協和胃部。1
見：引書27簡。即：鼻胃者，備(俛)而
左右招兩臂。

【熊經】 ① 模仿熊行走姿勢的導引術
式。《導引圖》中人物着棕灰色長服，束
腰，半側身作轉體運動狀，兩臂微屈向

前。1 見：導引圖。即：熊經。

② 模仿熊攀枝自懸的導引術式。2 見：引書 50、101 簡。引書 50：引北（背）甬（痛），熊經十。

【窮視】　極力向遠處看的導引術式。1 見：引書 14 簡。即：窮視者，反昔（錯）手北（背）而佪（俛），後雇（顧）蹱（踵）。

【練骨】　鍛煉骨骼。1 見：十問 72 簡。十問 71－72：餕（既）信（伸）有（又）詘（屈），此胃（謂）練骨。

【練筋】　鍛煉筋肉。1 見：十問 71 簡。即：故覺侵（寢）而引陰，此胃（謂）練筋。

【縣（懸）前】　向前伸展肢體的導引術式。1 見：引書 22 簡。即：縣（懸）前者，佪（俛），撟兩手而印（仰），如尋狀。

【雞信（伸）】　模仿雞伸頭的導引術式。或疑爲"鳥伸"之訛。1 見：引書 101 簡。即：雞信（伸）以利肩婢（髀）。

【蠅恳】　模仿蠅飛一樣的導引術式。圖中人物着藍色長服，側立，雙手向前平舉，作直目屏息狀。1 見：導引圖。即：蠅恳。

【纍童（動）】　足趾反復運動的導引術式。1 見：引書 10 簡。即：纍足指（趾），上搖之，更上更下卅，曰纍童（動）。

【蠪（龍）登】　即龍興。圖中人物戴巾幘狀，着棕色長服，束腰，直立，雙臂向外上方高舉。1 見：導引圖。即：蠪（龍）登。

【蠪（龍）興】　模仿龍飛翔登天的導引術式。1 見：引書 17 簡。即：蠪（龍）興者，屈前郄（膝），信（伸）後，昔（錯）兩手，據郄（膝）而印（仰）。

【襲前】　左右足重復交替前進或後退的導引術式。1 見：引書 10 簡。即：左右詘（屈）胅，更進退卅，曰襲前。

【鷚】　即鷚勢或鷚視，模仿鷚飛翔或環顧的導引術式。圖中人物裸上體，藍裳，赤足，弓步，作展雙臂前撲狀。1 見：導引圖。即：鷚。

愈　後　詞　語[1]

二　畫

【人面不焦】　臉面鮮豔光澤。1 見：房内記 46 行。即：服之二時，使人面不焦，口脣不乾。

三　畫

【下氣】　沉降、鎮潛或排泄體内濁氣。1 見：病方 312 簡。即：取車前草實，以三指竄（撮），入酒若鬻（粥）中，歓（飲）之，下氣。

【口脣不乾】　嘴脣不乾燥。1 見：房内記 46 行。即：服之二時，使人面不焦，口脣不乾。

【巳（已）】　痊愈。85 見：里耶秦簡 8－1290 簡，病方 309、323、326、327、330、332、376、378 簡，五十二病方 43、49、50、56、62、74、93、96（2）、101、111、113（3）、116（2）、138、173、190（2）、192、193、196、199、213、217、218、219、220（2）、

---

[1]　愈後詞語包含了房中著作中的健康詞語。

233、243、251、256、258、260、283、285、296、299、301、305、316、329、331（2）、335、341、352、369、372、377、385、387、389、422、424、426、427（2）、429、430、432（2）、450、458、463、465 行，五十二病方殘片 1、2，養生方 15 行（2）。病方309－310：不巳（已），復益歓（飲）之。

四　畫

【五臟（藏）鞊白】　五臟之中精陰凝聚。1 見：十問 101 簡。即：五臟（藏）鞊白，玉色重光，壽參日月，爲天地英。

【不痛】　沒有疼痛。5 見：五十二病方 26、27、296、321、354 行。五十二病方 26：巳（已）歓（飲），有頃不痛。

【不傷】　不使身體受到損傷。1 見：萬物 W036。即：竃蠠歓（飲）酒每 不傷 也。

【不瘕】　沒有瘕痕。1 見：五十二病方 321 行。即：冶藜米，以乳汁和，傅之，不痛，不瘕。

不般（瘕）　1 見：五十二病方 15 行。即：以男子洎傅之，皆不般（瘕）。

【不驗】　沒有效驗。居延漢簡 82.35 簡。1 見：即：病□不驗。

【不疕騒（瘙）】　沒有皮膚瘡瘍、瘙癢類的疾病。2 見：胎産書 17、31 行。胎産書 17：貍（埋）包（胞）席下，不疕騒（瘙）。

【止血】　阻止身體出血。1 見：五十二病方 11 行。即：止血出者，燔叚（髮），以安（按）其痏。

【止泄】　使腹瀉停止。1 見：敦煌漢簡 2012 簡。即：治久欬逆、匈（胸）痹、痿痹、止泄、心腹久積，傷寒方。

【止恿（痛）】　使身體不疼痛。1 見：武威醫簡 13 簡。即：治金創止恿（痛）令創中溫方。

止恿（痛）　1 見：武威醫簡 52 簡。即：治金創止恿（痛）方。

【少俞（愈）】　稍微痊愈。1 見：居延新簡 E.P.T52：228。即：卒夏同予藥二齊，少俞（愈）。

少偷〈愈（愈）〉　1 見：肩水金關漢簡 73EJT28：18。即：其一人吳意廼能莎上疾溫，幸少偷〈愈（愈）〉。

【少病】　很少生疾病。1 見：房內記 42 行。即：使嬰兒良心暂（智），好色，少病。

【少間】　稍微痊愈。1 見：居延新簡 E.P.T16：8A。即：□□及病少間，不當言，尚身病□□☑

【中不薈（潰）腐】　五臟六腑不潰爛腐朽。1 見：十問 35 簡。十問 35－36：陰陰摯氣，中不薈（潰）腐，故身无苛（疴）央（殃）。

【內實外平】　體內充盈，皮膚光滑。1 見：十問 92 簡。即：六極堅精，是以內實外平，痤瘻弗處，廱（癰）壹（噎）不生。

【水道行】　人體水液通道通暢。2 見：合陰陽 13 簡，天下至道談 12 簡。合陰陽 13：六而水道行。

【手足不滿】　手和腳不浮腫。1 見：敦煌漢簡 2013 簡。即：匈（胸）中不復，手足不滿，通利。

【仁】　身體麻痹或失去感覺稱爲"不仁"，轉好稱"仁"。2 見：武威醫簡 86 乙簡（2）。即：雖折能復起，不仁皆仁。

【毋（無）疕】　不長疥瘡。1 見：胎産書 16 行。即：使嬰兒毋（無）疕。

【毋忘】　不容易忘事。1 見：W040 簡。即：爲毋忘甾與蘭（蘭）也。

【毋（無）瘕】　不留瘕痕。1 見：五十二病方 14 行。即：令傷毋（無）般（瘕），取廆（蔥）膏，□衍并冶，傅之。

【毋（無）餘病】　沒有疾病。1 見：胎産書 32 行。胎産書 31－32：及取嬰兒所巳（已）浴者水半桮（杯）歓（飲）母，母亦毋（無）餘病。

五　畫

【玉色重光】　容顏如玉重展光輝。1
見：十問 101 簡。即：五臟（藏）軸白，
玉色重光，壽參日月，爲天地英。

【去熱】　袪除體內熱邪。1見：敦煌漢
簡 2001 簡。即：大黃，主靡（糜）穀
去熱。

【平復】　身體康復。2見：武威醫簡
21、84乙簡。刾（刺）後三日病愈（愈）
平復。

【目明（明）耳蔥（聰）】　視力明亮，聽
力聰慧。2見：養生方 168 行，十問 40
簡。十問 40：目明（明）耳蔥（聰），被
（皮）革有光。

【冬（終）身失〈无〉央〈殃〉】　一生都
不會有疾病禍殃。1見：十問 21 - 22
簡。即：七至勿星，冬（終）身失〈无〉央
〈殃〉。

【立愈（愈）】　立即痊愈。1見：敦煌
漢簡 1997 簡。即：不下，復飲藥盡，大
下，立愈（愈）矣。
立偷〈愈（愈）〉　1見：肩水金關漢簡
73EJT4H：5B。即：前子春來，㮚（漆）
人出自己小疾見，立偷〈愈（愈）〉也。

【尻脾（髀）方】　臀部和大腿周正健
壯。2見：合陰陽 12 簡，天下至道談 12
簡。合陰陽 12：五而尻脾（髀）方。

【尻睥（髀）能方】　臀部和大腿周正健
壯。1見：十問 21 簡。即：五至勿星，
尻睥（髀）能方。

【出疾】　袪除疾病。1見：W102。即：
□可出疾也。

【皮革光】　皮膚光滑而瀾澤。2見：
合陰陽 12 簡，天下至道談 11 簡。合陰
陽 12：三而皮革光。

【皮奏（腠）曼密】　皮膚細密而有光
澤。1見：天下至道談 16 簡。即：皮奏
（腠）曼密，氣血充贏。

六　畫

【耳目蔥（聰）明（明）】　即目明耳聰。
5見：合陰陽 11 - 12 簡，十問 19 - 20、35
簡，天下至道談 11、27 簡。合陰陽 11 -
12：一勤（動）毋決，耳目蔥（聰）明（明）。

【百脈充盈】　經脈氣血滿實。1見：
十問 40 簡。即：被（皮）革有光，百脈充
盈，陰乃□生。

【百脈通行】　經脈氣血暢通。1見：
十問 21 簡。即：六至勿星，百脈通行。

【至堅以强】　身體異常强健。1見：
合陰陽 13 簡。即：七而至堅以强。
致（至）堅以强　1見：天下至道談 12
簡。即：七㢥（動）致（至）堅以强。

【延年益壽】　延長壽命。1見：天下
至道談 28 簡。即：延年益壽，居處（處）
樂長。

【自合】　傷口自動愈合。1見：五十二
病方 346 行。即：即自合而瘳矣。

【自適】　身體自然舒適。1見：五十二
病方 32 - 33 行。即：毋見風，過四日
自適。

【行解】　疾病立即緩解。2見：武威醫
簡 42 簡，居延漢簡 89：20 簡。居延漢
簡 89：20：傷寒四物：烏喙十分，尤十
分，細辛六分，桂四分，以溫湯飲一刀刲
（圭），日三，夜再，行解，不出汗。

【匈（胸）中不復】　胸部沒有悶脹之
感。1見：敦煌漢簡 2013 簡。即：腹中
毋（無）積，匈（胸）中不復。

【多氣】　身體氣盛有力。1見：養生方
80 行。即：蔵足者少氣，此令人多氣。

【安樂】　身體健康、舒適。1見：十問
55 - 56 簡。即：纍迣（世）安樂長壽，長
壽生於蓄積。

【好色】　膚色美白而豐瀾。1見：房內
記 42 行。即：使嬰兒良心智（智），好
色，少病。

七　畫

【志驕以陽(揚)】　意志高揚。1 見：天下至道談 12 簡。即：八動(動)志驕以陽(揚)。

【却老復壯】　延緩衰老,恢復健壯。1 見：十問 11 簡。十問 10－11：助以柏實盛良,歙(飲)走獸泉英,可以却老復壯,曼澤有光。

却老復莊(壯)　1 見：十問 96 簡。即：食松柏,歙(飲)走獸泉英,可以却老復莊(壯),曼澤有光。

【利】　身體通利。1 見：脈書 53 簡。即：五臧(藏)虛則玉體利矣。

【利中】　即益中,補益身體。一種內補養生之法。與"益內"同義。3 見：養生方 154 行,房內記 43、46－47 行。房內記 46－47：服之二時,使人面不焦,口脣不乾,利中益內。

【利身】　即益身。2 見：養生方殘片 64,引書 112 簡。引書 112：此利身之道也。

【利氣】　即益氣,使氣血通利。1 見：養生方殘片 141。即：☐利氣☐

【身體(體)輕利】　身體輕便通利。2 見：天下至道談 16－17、27 簡。天下至道談 16－17：氣血充贏,身體(體)輕利。

【免列(裂)】　使皮膚不皸裂。1 見：萬物 W012。即：鼉卵之可以免列(裂)也。

【免(面)澤】　面容細膩光滑。1 見：養生方 126 行。即：益氣,有(又)令人免(面)澤。

【良心晢(智)】　心理健康,智慧優秀。1 見：房內記 42 行。即：使嬰兒良心晢(智),好色,少病。

【忍寒】　忍耐嚴寒。1 見：萬物 W031。即：☐薑葉使人忍寒也。

八　畫

【長生】　延長壽命。6 見：十問 17(2)、19、25、37、55 簡。十問 55：慎守勿失,長生纍迣(世)。

【長壽】　延長壽命。2 見：十問 56 簡(2)。十問 56：長壽生於蓄積。

【長髮】　生髮。1 見：病方 314 簡。即：即沐,取一匕以殽沐,長髮。

【易出】　女子分娩容易。1 見：胎產書 20 行。即：其子美晢,有(又)易出。

【知】　治療見效。3 見：武威醫簡 68、82 乙、83 乙簡。武威醫簡 83 乙：服荼(藥)十日知,小便數多,廿日愈(愈)。

知(知)　2 見：武威醫簡 30、86 乙簡。武威醫簡 86 乙：卅日知(知),六十日愈(愈)。

晢(智—知)　7 見：病方 337 簡,五十二病方 207、273 行,養生方 23 行,房內記 18、21、23 行。五十二病方 207：壹用,晢(智—知);四五用,穜(腫)去。

【垂臥】　安臥,安睡。1 見：W042 簡。即：之令人垂臥也。

【治力】　增強身體精神、精力。1 見：養生方 135 行。養生方 135－136：〖治力〗：☐☐☐☐☐☐☐☐☐☐☐☐☐☐☐☐☐☐☐☐☐☐☐☐☐身若儋(癉)若不儋(癉),以☐

【居處(處)安樂】　日常生活安樂。1 見：天下至道談 16 簡。即：君子居處(處)安樂,歙(飲)食次(恣)欲。

【居處(處)樂長】　日常生活安樂而長久。1 見：天下至道談 28 簡。即：延年益壽,居處(處)樂長。

九　畫

【奏(腠)理光】　肌膚有光澤。1 見：合陰陽 13 簡。即：八而奏(腠)理光。

【奏(腠)理靡曼】 肌膚柔美、細膩。1
見：十問8簡。十問8-9：民何得而奏
(腠)理靡曼,鮮白有光?

【俞(愈)】 痊愈。4見：五十二病方
122、344行,五十二病方殘片2,居延新
簡 E.P.T52：228。五十二病方122：雖
俞(愈)而毋去其藥。

逾(愈) 1見：武威醫簡80乙簡。即：
不過三、四日逾(愈)。

僌(愈) 12見：武威醫簡10、19、43、
55、61、68、81、83乙、84乙、86乙、87乙
簡,敦煌漢簡1997簡。武威醫簡10：日
六七,病立僌(愈),石即出。

偷〈僌(愈)〉 1見：居延新簡 E.P.
T43：251。即：☐藥世齊(劑),不偷〈僌
(愈)〉。

【音聲章(彰)】 聲音洪亮。1見：合
陰陽12簡。即：再而音聲〈章(彰)〉。

【音氣高陽(揚)】 聲音洪亮。1見：
十問20簡：再至勿星,音氣高陽
(揚)。

【美晳】 肌膚美好白淨。1見：胎產書
20行。即：其子美晳,有(又)易出。

【美齒】 牙齒整齊。1見：胎產書11
行。胎產書10-11：〖猷(飲)食〗辟(避)
寒,☐☐☐☐☐☐☐☐美齒。

【神和內得】 精神充實。1見：十問
100簡。即：神和內得,云(魂)柏(魄)
皇〖☐〗。

【神惠(慧)而蔥(聰)明(明)】 智力
聰慧,耳朵聽力好,眼睛視力強。1見：
十問97簡。十問96-97：夏三月去火,
以日爨享(烹),則神惠(慧)而蔥(聰)明
(明)。

【除熱】 祛除身體內熱。1見：居延新
簡 E.P.T10：8。即：治除熱方。

【除中益氣】 即利中益氣。1見：養
生方103行。即：〖除中益氣：☐〗茲
(牸)肉肥〖☐☐☐〗膏者,皆陰乾,冶,以
三指㝎(最一撮)一☐

十 畫

【起】 ① 康復,痊愈。1見：武威醫簡
86乙簡。即：雖折能復起,不仁皆仁。
② 特指陰莖勃起。2見：養生方8、14
行。養生方14：如此三,且起矣。

【起唾】 口腔生津。1見：萬物
W019。即：之起唾也。

【逐風】 祛除風邪。1見：武威醫簡
43簡。即：傷寒逐風。

遂〈逐〉風 1見：武威醫簡6。即：治傷
寒遂〈逐〉風方。

【氣血充赢】 氣血充沛。1見：天下
至道談16簡。即：皮奏(腠)曼密,氣血
充赢。

【倍力】 成倍增加體力。1見：萬物
W033。即：使人倍力者以羊與龜。

【病巳(已)】 疾病痊愈。10見：陰陽
(甲)32行,陰陽(乙)14行,五十二病方
136、177(2)、188、264、302行,五十二病
方殘片53,療射工毒方14行。陰陽
(甲)32：久(灸)幾息則病巳(已)矣。

【病愈】 疾病痊愈。1見：武威醫簡
33簡。即：☐⋯日病愈。

病俞(愈) 1見：五十二病方176行。
即：壹猷(飲),病俞(愈)。

病僌(愈) 1見：武威醫簡21簡。即：
刾(刺)後三日病僌(愈)平復。

【病巳(已)如故】 疾病痊愈如初。4
見：里耶秦簡8-1243簡,五十二病方
28、125、397行。五十二病方27-28：
治病時,毋食魚、䖥肉、馬肉、飛蟲、葷、
麻洙采(菜),毋近內,病巳(已)如故。

【疾行】 行走快速。1見：萬物 W030。
即：智(蜘)蛛令人疾行也。

【脊骨強】 背脊骨強壯。1見：天下至
道談12簡。天下至道談11-12：四幢
(動)脊骨強。

【脊脅強】 背脊與腰身強壯。1見：合陰陽12簡。即：四而脊脅強。

【脊肤不陽(傷)】 背脊和背側不受損害。1見：十問20－21簡。即：四至勿星，脊肤不陽(傷)。

【益力】 即補益身體且增加身體精神、筋力。2見：養生方144、172行。養生方144：益力，敬除腹心匈(胸)中惡氣。

【益中】 補益身體。一種內補養生之法。1見：養生方107行。養生方106－107：春秋時取完(莞)，陰乾，冶之，取冬葵穜(種)，冶，并之，參『指敢(最一撮)□□□□□□□□□□□□』益中。

【益內】 即益中，補益身體。一種內補養生之法。與“利中”同義。2見：房內記43、46－47行。房內記43：益內利中：取醇酒半栖(杯)，溫之勿熱。毀雞卵，注汁酒中，撓，歆(飲)之。

【益甘】 男女交合使身體強健。或説指增強性快感。1見：養生方51行。即：『益甘』煮豬靁(苓)去滓，以汁肥豯，以食女子，令益甘中美。

【益氣】 又名補氣，既是一種補益氣虛的治病方法，又是一種治療效果。5見：養生方126、137、223行，房內記3行，萬物W061。養生方126：益氣，有(又)令人免(面)澤。

【益強】 即強益，身體強壯。2見：養生方110行，養生方殘片165。養生方110：令人環、益強而不傷人。

【益壽】 延長壽命。2見：養生方147、151行。養生方151：服之六末強，益壽。

益讎(壽) 1見：引書2簡。即：所以益讎(壽)也。

【益甘中美】 身體強健，陰道收縮，產生性快感。1見：養生方51行。即：煮豬靁(苓)去滓，以汁肥豯，以食女子，令益甘中美。

【被(皮)革有光】 皮膚光滑。2見：十問20、40簡。十問20：三至勿星，被(皮)革有光。

【弱(溺)不遺】 即不遺溺。遺溺，指人在無意識狀態下排小便。1見：萬物W003。即：石番之令弱不遺也。

【通利】 全身通暢，身體新陳代謝正常。1見：敦煌漢簡2013簡。即：手足不滿，通利。

【通明(明)】 因身體強健而通於神明。1見：尚德街簡牘181簡。即：治百病通明(明)丸方。

【通神明(明)】 因身體強健而通於神明。1見：合陰陽13簡。即：九而通神明(明)。

【通厎(脈)利筋】 筋脈暢通。1見：天下至道談36簡。即：翕因(咽)榣(搖)前，通厎(脈)利筋。

【通於神明(明)】 因身體強健而通於神明。2見：十問7、22簡。十問22：九至勿星，通於神明(明)。

十一畫

【晳目】 使眼睛明亮。1見：萬物W035。即：牛膽晳目可以登高也。

【堅體(體)】 使身體堅實。1見：萬物W004。即：梓根汁可為堅體(體)也。

【堅勁以強】 堅挺有力。1見：天下至道談10簡。即：三和氣至，堅勁以強。

【曼理】 肌膚細膩柔潤。1見：胎產書16行。即：使嬰兒毋(無)疕，曼理，壽□。

【曼澤有光】 皮膚細膩潤澤。2見：十問11、96簡。十問11：可以却老復壯，曼澤有光。

【得氣】 體內濁氣由穀道排泄出來，俗稱放屁。1見：脈書7簡。即：使腹張(脹)，得氣而少可。

【產神明(明)】　產生精神。1 見：天下至道談 13 簡。即：十曈(動)產神明(明)。

【終身不痤】　全身不患痤瘡。1 見：萬物 W020。即：終身不痤也。

【終身不膝(漆)】　全身不患漆瘡。1 見：五十二病方 393 行。即：令人終身不膝(漆)。

十二畫

【間】　疾病痊愈。1 見：居延新簡 EPT16：8A。即：☑□及病少間。

【黑髮】　促使白髮變黑。1 見：養生方 137 行。即：黑髮益氣，取□〖□□□〗。

【筋骨益強】　筋脈骨骼日益強健。1 見：十問 80 簡。即：苛(疴)疾不昌，筋骨益強。

【筋骨浚強】　筋骨堅實強壯。1 見：天下至道談 10 簡。即：勿困勿窮(窮)，筋骨浚強。

【順彼天蓋(英)】　與天地長存。1 見：天下至道談 12 簡。即：九曈(動)順彼天蓋(英)。

【復壯】　身體恢復健壯。2 見：天下至道談 15、16 簡。天下至道談 16：是故老者復壯，壯〖者〗不衰。

【復奇】　身體補衰返陽。1 見：十問 6 - 7 簡。即：此胃(謂)復奇之方，通於神明(明)。

【復精】　嗓音恢復清亮。1 見：武威醫簡 68 簡。即：音聲雖嘶(嘶)敗，能復精。

【爲身常】　身體平和健康。1 見：合陰陽 14 簡。合陰陽 13 - 14：十而爲身常。

【爲天地英】　成爲天地間的精英。1 見：十問 101 簡。即：玉色重光，壽參日月，爲天地英。

【爲勁有力】　身體強壯有力。1 見：胎產書 30 行。即：其身盡得土，乃浴之，爲勁有力。

【痤瘻弗處】　瘡瘤、痔瘻無從侵蝕。1 見：十問 92 簡。即：是以内實外平，痤瘻弗處，癰(癰)壹(噎)不生。

【善行】　行走有力。1 見：養生方 20 行。養生方 19 - 20：〖□□□□〗力善行。

【善趨】　快步行走有力。1 見：萬物 W032。即：服烏喙百日令人善趨也。

【強益色美】　身體強壯，面容光澤。1 見：養生方 36 行。即：令人強益色美。

十三畫

【損勞】　消除疲倦。1 見：W035。即：理石、朱(茱)臾(萸)可以損勞也。

【傷平】　傷口平復。2 見：五十二病方 405 行(2)。五十二病方 405：三日而肉產，可八、〖九日〗而傷平。

【腸中毋(無)病】　腸道沒有疾病。1 見：養生方 162 行。即：服之百日，令腸中毋(無)病。

【腹中毋(無)積】　腹腔沒有因食積而產生的悶脹之感。1 見：敦煌漢簡 2013 簡。即：腹中毋(無)積，匈(胸)中不復。

【解惑】　消除頭昏目眩。1 見：萬物 W012。即：鵻(鶺)鳥之解惑也。

【解腹】　排泄腹中邪毒結氣。1 見：武威醫簡 42 簡。即：治魯氏青行解解腹方。

十四畫

【壽】　長壽。6 見：十問 24、25、31、33、38、49 簡。十問 24 - 25：君若欲壽，則順察天地之道。

【壽長】　長壽。4 見：十問 22、28、41、

60 簡。十問 22：八至勿星，可以壽長。

【壽不老】　壽命不衰老。1 見：養生方 153 行。即：□之多日，令人壽不老。

【壽參日月】　壽命與日月一樣長久。1 見：十問 101 簡。即：五藏（臟）靵白，玉色重光，壽參日月，爲天地英。

【輕身】　使身體輕便。2 見：養生方 98 行，養生方殘片 110。養生方 98：欲輕身者，取人所〚□□□□〛。

【輕膿（體）】　使身體輕便。1 見：萬物 W038。即：輕膿（體）以越山之雲也。

【精明（明）】　精神健旺靈爽。1 見：十問 95 簡。十問 94 - 95：寡人聞客食陰以爲勤（動）強，翁〈翕〉氣以爲精明（明）。

【精神日抬（怡）】　精氣、元神日益充實和快樂。1 見：十問 64 簡。即：至五而止，精神日抬（怡）。

【精神泉益（溢）】　精氣飽滿。1 見：十問 28 - 29 簡。即：故善治氣槫（摶）精者，以无徵爲積，精神泉益（溢）。

【精氣淩楗（健）久長】　精神元氣強健長久。1 見：十問 100 簡。十問 99 - 100：蠹息以晨，氣刑（形）乃剛，襄〚□□□，□□〛近水，精氣淩楗（健）久長。

十四畫以上

【憂解】　即解憂，消除煩惱。1 見：萬物 W119。即：□□平少長□憂解。

【歆（飲）食次（恣）欲】　吃喝隨意而無忌。1 見：天下至道談 16 簡。即：君子居处（處）安樂，歆（飲）食次（恣）欲。

【舉】　陰莖勃起。4 見：房內記 6、10、11、15 行。房內記 14 - 15：用之，以纏中身，舉，〚去〛之。

【瘳】　痊愈。12 見：五十二病方 64、85、226、235、345（3）、346、385、404、405、439 行。五十二病方 64：犬所齧，令毋（無）痛及易瘳方。

廖（瘳）　2 見：居延新簡 E.P.T10：9、E.P.T31：4。即：第廿三候長頭廄（痛），庚寅有廖（瘳）。

【聲言〈音〉章（彰）】　説話的聲音洪亮。1 見：天下至道談 11 簡。即：再撞（動）聲言〈音〉章（彰）。

【鮮白】　容貌嫩白。1 見：十問 9 簡。即：君欲練色鮮白。

【鮮白有光】　容貌嫩白而有光澤。1 見：十問 9 簡。十問 8 - 9：民何得而奏（腠）理靡曼，鮮白有光？

【瘥（瘥）】　痊愈。20 見：望山楚簡 44、45、61、62、63、64、65 簡，包山楚簡 218、220、236（3）、239、240、242（2）、243、245、247（2）簡。包山楚簡 218：死（恆）貞（貞）吉，疌（甲）寅之日疠（病）良瘥（瘥）。

虞（瘥一瘥）　1 見：望山楚簡 67 簡。即：□己未又（有）勿（悶），辛、壬虞（瘥一瘥）。

【靡（糜）穀】　消化食物，腐化食物。1 見：敦煌漢簡 2001 簡。即：大黃，主靡（糜）穀去熱。

【癰（癰）壹（噎）不生】　不會產生癰瘡和咽喉堵塞。1 見：十問 92 簡。即：是以內實外平，痤瘻弗處，癰（癰）壹（噎）不生。

房 中 詞 語

二　畫

【十脩】　① 男女交合中的十個步驟。2 見：天下至道談 34、36 簡。天下至道談 33－34：一曰致氣，二曰定味，三曰治節，四曰勞（勞）實，五曰必時，六曰通才，七曰微蟬（動），八曰侍盈，九曰齊生，十曰息刑（形），此謂十脩。
② 男女交合動作的上下、左右、快慢、多少、深淺等十種動作要領。2 見：合陰陽 9、17 簡。合陰陽 17－18：十脩：一曰上之，二曰下之，三曰左之，四曰右之，五曰疾之，六曰徐之，七曰希之，八曰數之，九曰淺之，十曰深之。

【十節（節）】　十種模仿動物動作的房中氣功導引術式或性交動作。2 見：合陰陽 9、15 簡。合陰陽 15－16：十節（節）：一曰虎游，二曰蟬柎（附），三曰斥（尺）蠖，四曰囷（麇）桷（角），五曰蝗磔，六曰爰（猨）捕（搏），七曰瞻（詹）諸，八曰兔鶩，九曰青（蜻）令（蛉），十曰魚嘬。

【十埶（勢）】　十種模仿動物動作的房中氣功導引術式或性交姿勢。與《合陰陽》中的“十節（節）”内容相同。2 見：天下至道談 32、36 簡。天下至道談 31－32：一曰虎流，二曰蟬付（附），思外，三曰尺打（蠖），四曰囷（麇）杲（角），五曰黃（蝗）柘（磔），息内，六曰爰（猨）居，思外，七曰瞻（詹）諸，八曰兔務（鶩），九曰青（蜻）靈（蛉），思外，十曰魚族（嘬），此謂十埶（勢）。

【十動（動）】　男女兩性交合完成的十個回合。3 見：合陰陽 9、11、14 簡。合陰陽 11－14：十動（動）：始十，次廿、卅、卌、五〖十〗、六十、七十、八十、九十、百，出入而毋決。一動（動）毋決，耳目蔥（聰）明（明），再而音聲〖章（彰）〗，三而皮革光，四而脊脅強，五而尻脾（髀）方，六而水道行，七而至堅以強，八而奏（腠）理光，九而通神明（明），十而爲身常，此胃（謂）十動（動）。

【十巳（已）之徵】　男女兩性交合完成十個回合的表現形態。2 見：合陰陽 10、28 簡。合陰陽 28－30：十巳（已）之徵：一巳（已）而清凉出，再巳（已）而臭如燔骨，三巳（已）而澡（燥），四巳（已）而膏，五巳（已）而薌，六巳（已）而滑，七巳（已）而蓮（遲），八巳（已）而脂，九巳（已）而膠，十巳（已）而縸，縷巳（已）復滑，清凉復出，是胃（謂）大卒。

【七孫（損）】　七種對人體健康有害的性行爲。8 見：天下至道談 14（2）、15、18、21、26、28（2）簡。天下至道談 21：七孫（損）：一曰閉，二曰泄，三曰渴（竭），四曰勿，五曰煩，六曰絕，七曰費。

【八益】　八種對人體健康有益的性行爲。8 見：天下至道談 14（2）、15、18、20、22、25、28 簡。天下至道談 20：八益：一曰治氣，二曰致沫，三曰晳（智）時，四曰畜（蓄）氣，五曰和沫，六曰竊氣，七曰寺（侍）贏，八曰定頃（傾）。

【八道】　男女交合動作的上下、左右、深淺、快慢等八種動作要領。與《合陰陽》“十脩”内容基本相同。2 見：天下至道談 35、36 簡。天下至道談 35：一曰高之，二曰下之，三曰左之，四曰右之，五曰采（深）之，六曰淺之，七曰疾之，八曰徐之,此謂八道。

【八勤(動)】 女性在交合時的八種姿勢。2見:合陰陽10、19簡。合陰陽10:乃觀八勤(動),聽五音,察十巳(已)之徵。

八壋(動) 3見:天下至道談37、38、39-40簡。天下至道談38:八壋(動):一曰接手,二曰信(伸)紂(肘),三曰平甬(踊),四曰直躇(踵),五曰交股,六曰振銅(動),七曰廁(側)枸(鉤),八曰上臬(鉤)。

【八觀】 女性在交合時的八種心理活動。1見:天下至道談42簡。天下至道談41-42:接手者,欲腹之傅;信(伸)紂(肘)者,欲上之麻(摩)且據(距)也;廁(側)枸(鉤)者,旁欲麻(摩)也;交股者,刺大(太)過也;直躇(踵)者,罙(深)不及;上臬(鉤)者,下不級(及)心也;平甬(踊)者,欲淺;振銅(動)者,至善也,此謂八觀。

【入宮】 即入房,行房事。4見:引書2、4、6、7簡。引書2:入宮從昏到夜大半止之,益之傷氣。

三 畫

【大卒】 性交快感的高潮之際,房事行將結束而大功告成。2見:合陰陽30簡(2)。合陰陽30:十巳(已)而縐,縐巳(已)復滑,清涼復出,是胃(謂)大卒。

【上句(鉤)】 兩性交合時女方的動作姿勢之一。舉腳上彎。2見:合陰陽19、22簡。合陰陽22:上句(鉤)者,欲下攦(摩)也。

上臬(鉤) 2見:天下至道談38、42簡。天下至道談42:上臬(鉤)者,下不級(及)心也。

【巳(已)】 男女兩性交合完成的回合。24見:合陰陽28(4)、29(5)、30(2),天下至道談46(7)、47(3)、50、53、55簡。

天下至道談45-46:壹巳(已)清濼(涼)出,再巳(已)而糗(臭)如麇骨。

四 畫

【五音】 女性在交合時所發出的五種聲音。1見:合陰陽10簡。即:乃觀八勤(動),聽五音,察十巳(已)之徵。

五言〈音〉 3見:天下至道談37、39(2)簡。天下至道談37:五言〈音〉:一曰候(喉)息,二曰耑(喘)息,三曰纍哀,四曰咉(吷),五曰齘(齧)。

五音(音) 1見:十問98簡。即:心毋秝(怵)愓(蕩),五音(音)進合(答)。

【五欲】 女性在交合時所表現的五種欲望。1見:天下至道談44簡。即:此謂五欲,微〈徵〉備乃上。

【五聲】 即五音。女性交合時所發出的五種聲音。2見:十問4、16簡。十問16:能勤(動)其刑(形),以至(致)五聲,乃入其精。

【五微〈徵〉】 女性在交合時所表現的五種徵候。又稱"五欲之徵"。1見:天下至道談44簡。即:此謂五微〈徵〉。

【五欲之徵】 女子在交合時所表現的五種徵候。又簡稱作"五徵"。1見:合陰陽7簡。合陰陽5-7:一曰氣上面執(熱),徐呴;二曰乳堅鼻汗,徐抱;三曰舌溥(薄)而滑,徐屯;四曰下汐(液)股濕,徐操;五曰嗌乾咽唾,徐撼(撼),此胃(謂)五欲之徵。

【內加】 使陰莖增大,促使男子性興奮的壯陽方法。5見:房內記4、8、9、11、12行。房內記11:內加:取穀汁一斗,漬善白布二尺,□□炁(蒸),盡汁,善臧(藏)。即用,用布搵中身,〔舉〕,去之。

【內閉】 七損之一。交合時陰莖疼痛,精道閉塞。1見:天下至道談26簡。即:爲之而疾痛,曰內閉。

【勿】 七損之一。陰莖痿而不舉,不能

進入陰道。1 見：天下至道談 21 簡。即：七孫(損)……三曰渴(竭)，四曰勿。

【尺扜(蠖)】 男女交合的姿勢之一。模仿尺蠖攀緣樹木的男女交合姿勢。1 見：天下至道談 31 簡。即：三曰尺扜(蠖)，四曰囷(𡱝)暴(角)……此謂十執(勢)。

斥(尺)蠖 1 見：合陰陽 15 簡。即：十節(節)……三曰斥(尺)蠖，四曰囷(𡱝)桷(角)。

五 畫

【平甬(踊)】 兩性交合時女方的動作姿勢之一。身體平展而上下躍動。4 見：合陰陽 10、22 簡，天下至道談 38、42 簡。天下至道談 42：平甬(踊)者，欲淺。

【外泄】 七損之一。交合時出虛汗。1 見：天下至道談 26 簡。即：爲之出汗，曰外泄。

【必時】 十脩之一。把握交合時機。1 見：天下至道談 33 簡。即：五曰必時，六曰通才……此謂十脩。

六 畫

【死】 特指陰莖衰痿。5 見：合陰陽 31 簡，天下至道談 1、3、49 簡，武威醫簡 85 乙簡。武威醫簡 85 乙：空居獨怒，臨事不起，起，死玉門中。

【合氣】 男女交合，使陰陽之氣和合。3 見：養生方 219 行(2)，十問 16 簡。十問 16：侍(待)坡(彼)合氣，而微勤(動)其刑(形)。

【合男女】 兩性交合。1 見：天下至道談 30 簡。天下至道談 29－30：是以聖人合男女必有則也。

【合陰陽】 男女交合。1 見：合陰陽 1 簡。即：凡將合陰陽之方……

【交】 即性交，男女交合。2 見：十問 41 簡，天下至道談 23 簡。天下至道談 22－23：先戲兩樂，交欲爲之。

【交股】 兩性交合時女方的動作姿勢之一。兩腿相交。4 見：合陰陽 20、22 簡，天下至道談 38、41 簡。天下至道談 41：交股者，刺大(太)過也。

七 畫

【男女之齊】 男人和女人交合。1 見：養生方 201 行。即：問男女之齊至相當、毋傷於身者若可(何)？

【近內】 行房事。5 見：五十二病方 28 行，養生方 6、65(2)、70 行。養生方 6：節(即)巳(已)，近內而歓(飲)此漿一升。

八 畫

【青(蜻)靈(蛉)】 男女交合的姿勢之一。模仿蜻蛉飛翔的男女交合姿勢。2 見：養生方 202 行，天下至道談 32 簡。養生方 202：六曰青(蜻)〖靈(蛉)，七曰兔矤(鶩)〗。

青(蜻)令(蛉) 1 見：合陰陽 16 簡。即：十節(節)……九曰青(蜻)令(蛉)，十曰魚嘬。

【直躔(踵)】 兩性交合時女方的動作姿勢之一。伸直兩腳。4 見：合陰陽 19、21 簡，天下至道談 38、42 簡。天下至道談 42：直躔(踵)者，罙(深)不及。

【虎流】 即虎游。男女交合的姿勢之一。1 見：天下至道談 31 簡。即：一曰虎流，二曰蟬付(附)，思外……此謂十執(勢)。

【虎游】 男女交合的姿勢之一。模仿猛虎漫步行走的男女交合姿勢。1 見：合陰陽 15 簡。即：十節(節)：一曰虎游……

【囷(𡱝)桷(角)】 男女交合的姿勢之

一。模仿獐鹿角觸的男女交合姿勢。1
見：合陰陽 15 簡。即：十莭（節）……
三曰斥（尺）蠖，四曰困（麕）桷（角）。

麇〈麕〉舰（桷）　1 見：養生方 202 行。
即：一曰麇〈麕〉舰（桷），二爰（猨）據。

困（麕）暴（角）　1 見：天下至道談 31
簡。即：四曰困（麕）暴（角）……此謂十
執（勢）。

【和沬】　八益之一。男女交合時抽插
節奏均匀。2 見：天下至道談 20、23 簡。
天下至道談 20：八益……五曰和沬，六
曰竊氣。

【侍盈】　十脩之一。堅守精氣充盈。2
見：天下至道談 10、33 簡。天下至道談
33：七曰微壿（動），八曰侍盈……此謂
十脩。

【侍（時）節】　男女交合的要領之一。
把握時機。1 見：養生方 205 行。即：
四曰侍（時）節。

【侍贏】　八益之一。堅守精氣充盈。1
見：天下至道談 24 簡。即：幾巳（已）、
內脊，勿壿（動）翕氣，印（抑）下之，靜身
須之，曰侍贏。

寺（侍）贏　1 見：天下至道談 20 簡。
即：八益……七曰寺（侍）贏，八曰定頃
（傾）。

【兔鶩】　男女交合的姿勢之一。模仿
兔子奔跑的男女交合姿勢。1 見：合陰
陽 16 簡。即：十莭（節）……七曰瞻
（詹）諸，八曰兔鶩。

兔秡（鶩）　2 見：養生方 204 行，天下至
道談 31 - 32 簡。天下至道談 31 - 32：
七曰瞻（詹）諸，八曰兔秡（鶩）……此謂
十執（勢）。

【泄】　七損之一。即外泄，交合時出虛
汗。1 見：天下至道談 21 簡。即：七孫
（損）：一曰閉，二曰泄……

【治氣】　八益之一。調整呼吸，調理精
氣。2 見：天下至道談 20、22 簡。天下
至道談 22：旦起起坐，直脊，闓（撓）尻，

翕州，印（抑）下之，曰治氣。

【治節】　十脩之一。活動關節，調和周
身血氣。1 見：天下至道談 33 簡。即：
三曰治節，四曰勞（勢）實……此謂十脩。

【定味】　十脩之一。口含津液。1 見：
天下至道談 33 簡。即：一曰致氣，二曰
定味……此謂十脩。

【定頃（傾）】　八益之一。使傾倒者能
够得到安定。2 見：天下至道談 20、25
簡。天下至道談 24 - 25：巳（已）而洒
（洗）之，怒而舍之，曰定頃（傾）。

【房內】　行房事。1 見：武威醫簡 30
簡。即：禁房內，勿見火皇（煌）日月。

【帬】　七損之一。即"勿"，指陰莖痿而
不舉，不能進入陰道。1 見：天下至道
談 26 簡。即：秦（臻）欲之而不能，
曰帬。

九　畫

【便近內】　男子能够順利行房事。2
見：養生方 65 行(2)。養生 65：爲便
近內方。

【信（伸）抌（肘）】　兩性交合時女方的
動作姿勢之一。挺直肘臂。2 見：合陰
陽 19、20 - 21 簡。合陰陽 19：八勤
（動）：一曰接手，二曰信（伸）抌
（肘）……

信（伸）紂（肘）　2 見：天下至道談 38、
41 簡。天下至道談 41：信（伸）紂（肘）
者，欲上之麻（摩）且據（距）也。

【侯（喉）息】　五音之一。發出摒住呼
吸的聲音。1 見：天下至道談 52 簡。
即：侯（喉）息，下咸土（吐）陰光陽。

侯（喉）息　1 見：天下至道談 39 簡。
即：五言（音）：一曰侯（喉）息……

【爰（猨）居】　男女交合的姿勢之一。
模仿猿猴憑靠的男女交合姿勢。1 見：
天下至道談 31 簡。即：六曰爰（猨）居，
思外……此謂十執（勢）。

【爰(猨)捕(搏)】　男女交合的姿勢之一。模仿猿猴探取物品的男女交合姿勢。1見：合陰陽15－16簡。即：十莭(節)……六曰爰(猨)捕(搏)。

【爰(猨)據】　男女交合的姿勢之一。模仿猿猴攀引的男女交合姿勢。1見：養生方202行。即：一曰麌〈麋〉舰(桷)，二爰(猨)據。

【疢(吹)】　五音之一。吐氣聲。3見：養生方204行，天下至道談39、53簡。養生方204：一曰疢(吹)，二曰癟(蠚)。
瘖(吹)　1見：合陰陽25簡。即：瘖(吹)者，盬(衔)甘甚也。

【神風】　① 運風如神。風，指男女交合。1見：十問3簡。即：樫食之貴，静而神風，距而兩桮。
② 指男女交合時所生發的精氣流轉。1見：十問4簡。即：參築而毋遂，神風乃生，五聲乃對。

【怒】　陰莖勃起之狀。6見：養生方199行，天下至道談4、24(2)、45簡，武威醫簡85簡乙。武威醫簡85乙：空居獨怒，臨事不起。

【約】　使陰道縮小，促使女子性興奮的壯陰方法。6見：房内記4、16、18、20、22、24行。房内記16－17：約：取蕃(礬)石、蕉(皂)莢、禹熏三物等，□□□一物，皆冶，并合。爲，爲小囊，入前中，如食閒(間)，去之。
勻(約)　1見：養生方44行。即：〖勻(約)〗：曰以五月望取勃蠃，漬〖□□□〗布□中，陰乾，以□〖□〗熱。

十　畫

【振動(動)】　兩性交合時女方的動作姿勢之一。搖動前身，身體震動。3見：合陰陽20、23、25簡。合陰陽23：振動(動)者，欲人久持之也。
振銅(動)　2見：天下至道談38、42簡。

天下至道談38：八䠂(動)……五曰交股，六曰振銅(動)。
震撞(動)　1見：養生方204行。即：一曰〖□□，二〗曰震撞(動)。

【起】　陰莖勃起。5見：養生方8、14行，十問51簡，武威醫簡85乙簡(2)。武威醫簡85乙：空居獨怒，臨事不起，起，死玉門中。

【致味】　相當於"致沫"。1見：養生方204行。即：一曰致味，二曰致氣。

【致沫】　八益之一。聚積精氣。2見：天下至道談20、22簡。天下至道談20：八益：一曰治氣，二曰致沫。

【致氣】　十脩之一。使女子產生快感。1見：養生方204行，天下至道談33簡。天下至道談33：一曰致氣，二曰定味……此謂十脩。

【息刑(形)】　十脩之一。停止交合，進行深呼吸而静息形體。1見：天下至道談34簡。即：十曰息刑(形)，此謂十脩。

【娳(孋)】　戲弄，借指男女交合。1見：天下至道談55簡。即：娳(孋)樂之要，務在犀(遲)久。

【通才】　十脩之一。男女開始交合。1見：天下至道談33簡。即：五曰必時，六曰通才……此謂十脩。

十一畫

【埶(勢)遇】　指陰莖勃起後形成與女子交合之勢。2見：十問12、13簡。十問12－13：大(太)上埶(勢)遇，䧉(壅)坡(彼)玉竇，盛乃從之，員(圓)駘送之。

【接手】　兩性交合時女方的動作姿勢之一。以兩手環抱男子並相接。4見：合陰陽19、20簡，天下至道談38、41簡。合陰陽20：夫接手者，欲腹之傅也。

【接刑(形)】　男女身體交合。1見：合陰陽9簡。合陰陽9－10：接刑(形)巳(已)没，遂氣宗門。

桭（接）刑（形） 1見：天下至道談36
簡。即：十牏暨（既）備，十執（勢）豫陳，
八道雜，桭（接）刑（形）以昏。

【閉】 七損之一。即内閉，交合時陰莖
疼痛，精道閉塞。1見：天下至道談21
簡。即：七孫（損）：一曰閉……

【側句（鉤）】 兩性交合時女方的動作
姿勢之一。舉腳側彎。2見：合陰陽
19、21簡。合陰陽21-22：側句（鉤）
者，旁欲擁（摩）也。

廁（側）枸（鉤） 2見：天下至道談38、
41簡。天下至道談38：八壢（動）……
七曰廁（側）枸（鉤），八曰上臬（鉤）。

【魚嚃】 男女交合的姿勢之一。模仿
魚吞食餌的男女交合姿勢。1見：合陰
陽16簡。即：十莭（節）……九曰青
（蜻）令（蛉），十曰魚嚃。

魚察（嚃） 1見：養生方202行。即：
五曰魚察（嚃），六曰青（蜻）〖靈（蛉）〗。

魚族（嚃） 1見：天下至道談32簡。
即：九曰青（蜻）靈（蛉），思外，十曰魚族
（嚃），此謂十執（勢）。

【參築】 交合時多次抽插。1見：十問
4簡。即：參築而毋遂，神風乃生，五聲
乃對。

十二畫

【桭（接）陰】 與女性交合。6見：十
問11、19、22、47、60、97簡。十問19：桭
（接）陰之道，必心塞葆，刑（形）氣相葆。

妾（接）陰 1見：十問65簡。十問64-
65：耇老妾（接）陰食神氣之道。

【勞實】 十牏之一。刺激女子陰蒂。1
見：養生方204-205行。即：〖三曰勞〗
實，四曰侍（時）節。

劧（勞）實 1見：天下至道談33簡。
即：三曰治節，四曰劧（勞）實……此謂
十牏。

【渴（竭）】 七損之一。交合無度而不

能及時中止，使精液竭盡。1見：天下
至道談21簡。即：七孫（損）……三曰
渴（竭）。

楬（竭） 1見：天下至道談26簡。即：
爲之不巳（已），曰楬（竭）。

【費】 七損之一。因交合不當而導致
產生疾病。2見：天下至道談21、27簡。
天下至道談21：七孫（損）……七曰費。

【絶】 七損之一。沒有性欲時强行交
合，如同陷入絶境。2見：天下至道談
21、27簡。天下至道談21：七孫
（損）……六曰絶。

十二畫以上

【蓄氣】 八益之一。蓄養精氣。1見：
天下至道談23簡。即：爲而奭脊，翕周
（州），卬（抑）下之，曰蓄氣。

畜（蓄）氣 1見：天下至道談20簡。
即：八益……三曰智（智一知）時，四曰
畜（蓄）氣。

【喘（喘）息】 五音之一。大口急促呼
吸聲。2見：天下至道談39、52簡。天
下至道談39：一曰候（喉）息，二曰喘
（喘）息。

戀（喘）息 1見：合陰陽24簡。即：戀
（喘）息，至善也。

【微壢（動）】 十牏之一。交合時緩慢
抽插。1見：天下至道談33簡。即：七
曰微壢（動），八曰侍盈……此謂十牏。

【煩】 七損之一。交合時氣喘，煩躁不
安。2見：天下至道談21、27簡。天下
至道談26-27：爲之喘（喘）息中亂，
曰煩。

【齊生】 十牏之一。有益於養生。齊，
讀爲“濟”。1見：天下至道談33簡。天
下至道談33-34：九曰齊生，十曰息刑
（形），此謂十牏。

【蝗磔】 男女交合姿勢之一。模仿蝗
蟲張開翅膀的男女交合姿勢。1見：合

陰陽 15 簡。合陰陽 15 - 16：十莭（節）……五曰蝗磔，六曰爰（猨）捕（搏）。

黃（蝗）柘（磔）　1 見：天下至道談 31 簡。即：四曰困（膚）㫪（角），五曰黃（蝗）柘（磔），息內……此謂十埶（勢）。

【瞽（智—知）時】　八益之一。了解交合的最佳時間。2 見：天下至道談 20、23 簡。天下至道談 22 - 23：先戲兩樂，交欲爲之，曰瞽（智—知）時。

【瘷息】　五音之一。即喉息，發出摒住呼吸的聲音。1 見：合陰陽 24 簡。即：瘷息者，內急也。

【積氣】　八益之一。吸取對方精氣。1 見：天下至道談 24 簡。天下至道談 23 - 24：出臥，令人起之，怒擇（釋）之，曰積氣。

【舉】　陰莖勃起。4 見：房內記 6、10、11、15 行。房內記 14 - 15：內加……用之，以纏中身，舉，〚去〛之。

【臨事】　兩性交合活動。2 見：武威醫簡 84 甲、85 乙簡。武威醫簡 85 乙：七曰精自出，空居獨怒，臨事不起，起，死玉門中。

【蟬傅】　男女交合的姿勢之一。模仿像蟬一樣附着樹榦的男女交合姿勢。1 見：養生方 202 行。即：三曰蟬傅，四曰蟾者（諸）。

蟬付（附）　1 見：天下至道談 31 簡。即：一曰虎流，二曰蟬付（附），思外……此謂十埶（勢）。

蟬柎（附）　1 見：合陰陽 15 簡。即：十莭（節）：一曰虎游，二曰蟬柎（附）。

【蟾者（諸）】　男女交合的姿勢之一。模仿蟾蜍跳躍的男女交合姿勢。1 見：養生方 202 行。即：三曰蟬傅，四曰蟾者（諸）。

瞻（詹）諸　2 見：合陰陽 16 簡，天下至道談 31 簡。天下至道談 31 - 32：七曰瞻（詹）諸，八曰兔務（鶩）……此謂十埶（勢）。

【齧】　五音之一。咬牙聲。1 見：合陰陽 25 簡。即：齧者，身振勤（動），欲人之久也。

齘（齧）　2 見：天下至道談 39、53 簡。天下至道談 39：五言〈音〉……四曰疢（吷），五曰齘（齧）。

瘤（齧）　1 見：養生方 204 行。即：一曰疢（吷），二曰瘤（齧）。

【纍哀】　五音之一。頻頻出笑聲。1 見：天下至道談 39 簡。即：五言〈音〉……三曰纍哀，四曰疢（吷）。

累（纍）滾（哀）　1 見：天下至道談 52 簡。天下至道談 52 - 53：累（纍）滾（哀）者，尻彼疾而瞳（動）封紀。

累（纍）濺　1 見：合陰陽 24 簡。合陰陽 24 - 25：累（纍）濺者，玉莢（筴—策）入而養（癢）乃始也。

【竊氣】　八益之一。即取氣，吸取對方精氣。又作"積氣"。1 見：天下至道談 20 簡。即：八益……五曰和沫，六曰竊氣。

其他醫學詞語

四　畫

【內象成子】　孕婦接觸到什麼形象就孕育什麼樣的胎兒。1 見：胎產書 6 行。胎產書 5 - 6：若（?）欲產男，置弧矢，〚射〛雄雉，乘牡馬，雚（觀）牡虎；欲產女，佩蠶（簪）耳（珥），呻（紳）朱（珠）子，是謂内象成子。

五　畫

【去穀】　又稱"避穀"。一種不吃穀物的養生方法。1見：去穀食氣1行。即：去穀者食石韋，朔日食質，日駕（加）一節，旬五而〖止〗。

【四咎】　四種使人致病之氣候，即濁陽、湯風、霜霧、淩陰。1見：十問33簡。十問32-33：食氣有禁，春辟（避）濁陽，夏辟（避）湯風，秋辟（避）霜濟（霧），冬辟（避）淩陰，必去四咎，乃探（深）息以爲壽。

六　畫

【百病】　各種疾病。5見：武威醫簡17、78、89甲簡，敦煌漢簡2484A簡，尚德街簡牘181簡。武威醫簡17：治百病膏藥方。

【百疾】　各種疾病。2見：五十二病方379行、十問18簡。即：敢〖告〗大山陵，某〖不〗幸病癩，我直（值）百疾之〖□〗，我以明（明）月炲（炙）若。

【有過之脈】　超過正常範圍的脈搏。1見：脈書64簡。脈書64-65：此所以論有過之脈殹（也），其餘（餘）謹視當脈之過。

有過之脈（脈）　1見：脈法10行。即：此〖所〗以論有過之脈（脈）殹（也），其餘謹視當脈（脈）之過〗。

【死肉】　腐敗的肌肉。1見：武威醫簡69簡。即：若膿出，去死肉。

【邪者】　患邪病之人。1見：五十二病方445行。即：□蠱者：燔扁（蝙）輻（蝠）以菥（荆）薪，即以食邪者。

【字】　生育，分娩。6見：房内記41行，胎產書14、18、29、31行，脈書10簡。胎產書18：字而多男毋（無）女者而欲

女，後□□□□包（胞）貍（埋）陰垣下。

七　畫

【巫醫】　以祝禱爲主或兼用一些藥物來爲人消災治病的人。1見：十問53簡。即：俗人芒生，乃持（恃）巫醫。

【良肉】　健康的肌肉。2見：脈法6行，脈書60簡。脈法6：碧（砭）□者，傷良肉殹（也）。

【良醫】　技術水平高超的醫生。1見：武威醫簡20簡。武威醫簡20：擇良醫，勿見風，食常飯五□大麥飯。

八　畫

【苛（疴）】　疾病。1見：十問89簡。即：寡（寡）人恆善莫（暮）歙（飲）而連於夜，苛毋（無）苛（疴）虘（乎）？

【苛（疴）央（殃）】　疾病與災患。1見：十問36簡。十問35-36：陰陰掔氣，中不嗇（潰）腐，故身无苛（疴）央（殃）。

【苛（疴）疾】　疾病。1見：十問80簡。即：苛（疴）疾不昌，筋骨益強。

【垂字】　生育，分娩。1見：胎產書29行。即：字者，且垂字，先取市土濡請（清）者，□之方三四尺，高三四寸。

【命在旦夕】　生命僅存一息，隨時都有死亡的可能。1見：居延新簡 E.P. T59：428。即：□□大母淑，病欬短氣，加番（煩）懣，命在旦夕□

【治生】　調養生命。1見：十問42簡。即：治生奈何？

【治氣】　練氣。6見：十問28、31、38、39、40、47簡。十問28：故善治氣摶（搏）精者，以无徵爲積。

九　畫

【食氣】　食用天地之氣。古代道家提

倡的一種養生方法。4 見：去穀食氣 1、
6 行，十問 32、91 簡。去穀食氣 1 - 2：
食氣者爲昫（呴）炊（吹），則以始臥與
始興。

【食陰】　服食陰氣。4 見：十問 2、2 -
3、10、94 簡。十問 2：食陰模陽，稽於神
明（明）。

【盈】　脈象之一。脈搏往來充盈。2
見：脈法 8 行，脈書 63 簡。脈書 63：它
脈盈，此獨虛，則主病。

十　畫

【莊（壯）】　量詞。艾灸之一灼，稱作一
壯。1 見：五十二病方 226 行。即：積
（瘕）者及股癰、鼠復（腹）者，〖灸〗中指
盫（爪）二莊（壯），必瘳。

【病者】　患病之人。15 見：病方 336
簡，五十二病方 34、58、146（2）、148、
153、172、193、447、449 行，武威醫簡 19、
45、49、90 甲簡。五十二病方 34：以水
財煮李實，疾沸而抒，浚取其汁，寒和，
以歙（飲）病者。

【疾苦】　疾病痛苦。1 見：武威醫簡
84 乙簡。即：久病者卅日平復，百日毋
（無）疾苦。

【疾病】　病患。2 見：敦煌漢簡 1179
簡，肩水金關漢簡 73EJT2：80A。敦煌
漢簡 1179：東北來，則逆根傷生，民多
疾病。

十一畫

【虛】　脈象之一。脈搏往來空虛無力。
2 見：脈法 9 行，脈書 63 簡。脈書 63：
它脈盈，此獨虛，則主病。

【眿（脈）法】　脈診的方法。1 見：脈
法 1 行。即：以眿（脈）法明（明）教下。

【得病】　患病。6 見：引書 103（2）、
104、107、109（2）簡。引書 103：人之所

以得病者，必於暑濕風寒雨露，奏（腠）
理啓闔，食歙（飲）不和，起居不能與寒
暑相應（應），故得病焉。

【產】　生育，分娩。16 見：五十二病方
45、96、212 行，房內記 40 行，胎產書 1、
2、5（2）、21、22、23、24、25、27、29、33 行。
五十二病方 45：索痙者，如產時居濕地
久，其脊（脊）直而口釦（噤），筋攣（攣）
難以倍〈信（伸）〉。

十二畫

【翕氣】　食氣，服食外氣。2 見：十問
29 - 30、63 簡。十問 29 - 30：翕氣之
道，必致之末，精生而不厥。

翕〈翕〉氣　1 見：十問 94 簡。十問 94 -
95：寡人聞客食陰以爲勳（動）強，翕
〈翕〉氣以爲精明（明）。

【就醫】　求醫治病。2 見：敦煌漢簡
2038 簡，居延新簡 E.P.F22：82。敦煌
漢簡 2038：四月壬辰病，持詣官就醫，出
入廿日，不得卒。

【棄水】　解小便。3 見：養生方 16 行，
引書 2、4 簡。引書 4：春日，蚤（早）起之
後，棄水，澡漱（漱），洒齒，沟（呴），被
髮，游（遊）堂下。

【滑】　脈象之一。脈搏往來流利。1
見：脈書 63 簡。即：它脈滑，此獨澀
（澀），則主病。

汩（滑）　1 見：脈法 9 行。即：它脈
（脈）汩（滑），此獨□，則主〖病〗。

十二畫以上

【傷氣】　耗損人體精氣。3 見：引書
3、5、7 簡。引書 2 - 3：入宮從昏到夜大
半止之，益之傷氣。

【靜】　脈象之一。脈搏往來平穩。2
見：脈法 9 行，脈書 63 簡。脈書 63 -
64：它脈靜，此獨勳（動），則生〈主〉病。

【勳（動）】　脈象之一。脈搏往來躁動。2 見：脈法 9 行，脈書 64 簡。脈書 63－64：它脈靜，此獨勳（動），則生〈主〉病。

【養氣】　蓄養元氣。1 見：胎產書 8 行。胎產書 7－8：〖其食稻〗麥，其羹牛羊，和以茱萸（萸），毋食□，養氣。

【養病】　因患病而調理休養。1 見：居延新簡 E.P.T65：117。即：第十五☑歸養病十日。

【榮】　針灸用語。指肌肉。2 見：武威醫簡 20 簡(2)。武威醫簡 19－20：次刺（刺）膝下五寸分閒（間），榮深三分。

【榑（搏）精】　凝聚精氣。2 見：十問 28、38－39 簡。十問 38－39：治氣之精，出死入生，驩欣咪穀，以此充刑（形），此胃（謂）榑（搏）精。

【醫藥】　醫療與藥物。4 見：敦煌漢簡 1138 簡，居延漢簡 231.104 簡，居延新簡 E.P.F22：246、E.P.F22：279。敦煌漢簡 1138：☑□致醫藥，所欲聞命。

【懷子】　懷孕。5 見：胎產書 20、21、23(2)、24 行。胎產書 20：懷子者，爲享（亨－烹）白牡狗首，令獨食之，其子美皙，有（又）易出。

【澀（澀）】　脈象之一。脈搏往來艱澀不暢。1 見：脈書 63 簡。即：它脈滑，此獨澀（澀），則主病。

【蠱者】　患蠱病之人。1 見：五十二病方 447 行。即：即〖□□〗病者，沐浴爲蠱者。

下編　簡帛藥學詞語

藥 物 詞 語

二 畫

【人泥】 人垢。1見：五十二病方316行。即：□闌(爛)者方：以人泥塗之。

【人參】 植物類藥名。7見：武威醫簡77、82甲、86甲簡，敦煌漢簡563B、2012簡，肩水金關漢簡73EJF2：47A，張家界古人堤簡牘1正面。武威醫簡77：人參、方(防)風、細辛各一兩。

【人髮】 人的頭髮。1見：武威醫簡85簡甲。即：人髮一分，煩(燔)之。
人殼(髮) 1見：五十二病方8行。即：燔白雞毛及人殼(髮)，冶各等。

【人頭鬠(鬢)】 人的頭髮。1見：五十二病方338行。即：其弱者及人頭鬠(鬢)，皆燔冶。

【九宗之草】 一種藥草。應指九宗山之草。或疑爲《爾雅·釋草》之軌蘪。1見：胎產書28行。即：求子之道曰：求九宗之草，而夫妻共以爲酒，猷(飲)之。

三 畫

【三宿雄雞】 老公雞。1見：五十二病方94行。即：亨(烹)三宿雄雞二。

【三歲陳靃(藿)】 陳年豆莢。1見：五十二病方200行。即：取三歲陳靃(藿)，丞(蒸)而取其汁。

【三宿雄雞血】 老公雞血。1見：養生方113行。即：三宿雄雞血〖□〗□〖□〗以□□。

【三歲織(臘)豬膏】 老豬油。1見：五十二病方369行。即：取三歲織(臘)豬膏，傅之。

【土螻】 螻蛄。1見：萬物W093。即：□之土螻也。

【下贛(贛)汁】 薏苡根之汁。1見：房內記52行。即：取下贛(贛)汁汜□□□□□□□□□□□其味盡而已(已)。

【大叔(菽)】 大豆。1見：五十二病方300行。即：取大叔(菽)一斗，熬勲(熟)。

【大黃】 植物類藥名。7見：武威醫簡31、42、46、70簡，敦煌漢簡2001簡，居延新簡EPT9：7A、EPT54：14。武威醫簡42：大黃十五分。

【大皮桐】 即大桐皮。海桐皮。1見：五十二病方358行。即：大皮桐，以蓋而約之。

【大黃丹】 帶有紅色斑點的大黃。1見：武威醫簡50簡。即：茶(藥)用大黃丹二分，曾青二分。

【大麥飯】 用大麥製作的飯。1見：武威醫簡30簡。即：食常飯五□大麥飯。

【大麥粥】 用大麥熬製的粥。1見：武威醫簡35簡。即：水盡，飲大麥粥。

【小椒】 蜀椒。1見：武威醫簡91簡甲。即：小椒一升半，五十。

【小童弱(溺)】 童便。2見：五十二病方71、361行。五十二病方71：炙〖□〗，猷(飲)小童弱(溺)。

【小女子左蚤(爪)】 女孩的左指甲。1見：雜禁方9簡。即：取雄佳左蚤(爪)四，小女子左蚤(爪)四，以鏊熬。

【山朱(茱)臾(萸)】 植物類藥名。2見：武威醫簡85乙、91甲簡。武威醫簡91甲：山朱(茱)臾(萸)二升半，直(值)

五十。

【久脂】　陳年油脂。1 見：五十二病方 352 行。即：炙牛肉，以久脂涂（塗）其上。

【久膏】　陳年油脂。3 見：五十二病方 132、434 行，萬物 W009。五十二病方 132：燔埆，與久膏而摩（磨）。

【久溺中泥】　小便中陳久的沉澱物，又稱溺白垽，經煅製或水飛後稱作人中白。1 見：五十二病方 340 行。即：取久溺中泥，善擇去其蔡、沙石。

【弓（芎）窮（藭）】　植物類藥名。4 見：武威醫簡 11、57、89 甲簡，尚德街簡牘 181 簡。武威醫簡 11：弓（芎）窮（藭）二分。

【女羅】　又名女蘿，即菟絲。1 見：療射工毒方 3 行。即：□□名曰女羅。

【女子布】　女子月經布。4 見：五十二病方 214、266、324、446 行。五十二病方 266：取女子布，燔。

【女子月事布】　女子月經布。1 見：五十二病方 245 行。即：〖□取〗女子月事布，漬。

【女子初有布】　少女月經初潮時所用之布。1 見：五十二病方 147 行。五十二病方 146 - 147：即以女子初有布燔〖□□□□〗.

【女子未嘗丈夫者布】　處女月經布。1 見：五十二病方 451 行。即：漬女子未嘗丈夫者布〖□□〗音（杯）。

【女子未嘗男子者布】　處女月經布。1 見：養生方 193 行。即：取女子未嘗男子者布，縣枲，懷之。

四　畫

【丰卵】　大而豐滿的卵。或將“丰”讀作“蜂”，蜂卵應即蜂子。1 見：五十二病方 249 行。旦取丰卵一漬。

【井水】　井中之水。1 見：房內記 41 行。即：字者巳（已），即以流水及井水清者，孰（熟）洇（洗）翰（澣）其包（胞）。

【井中泥】　井底的泥土。1 見：五十二病方 101 行。即：取井中泥，以還（環）封其傷。

【井上罋（甕）鱉（斷）處土】　井口周圍瓦甕底部的泥土。1 見：五十二病方 61 行。即：取丘（蚯）引（蚓）矢二□，以井上罋（甕）鱉（斷）處土與等，并熬之。

【天牡（社）】　天社蟲。2 見：養生 92、94 行。養生方 94：所胃（謂）天牡（社）者，〖□□□〗食桃李華者殹（也）。

【天雄】　植物類藥名。2 見：武威醫簡 84 乙、85 乙簡。武威醫簡 84 乙：天雄五分。

【元根】　疑爲芫花之根。元，讀作“芫”。1 見：萬物 W038。即：草以元根也。

【五未（味）】　即五味子。1 見：尚德街簡牘 181 簡。即：前胡三分，五未（味）二分。

【五穀】　五種主要糧食作物，即麻、黍、稷、麥、豆。1 見：十問 81 簡。即：酒者，五穀之精氣也。

五穀（穀）　1 見：五十二病方 94 行。五十二病方 94 - 95：炊五穀（穀）、兔膮肉陀瓵中。

【市土】　草木茂盛處的泥土。1 見：胎產書 29 行。即：先取市土濡請（清）者。

【犬】　狗。1 見：五十二病方 41 行。即：小剬一犬。

【犬毛】　狗毛。1 見：五十二病方 316 行。即：以人泥塗之，以犬毛若羊毛封之。

【犬矢】　狗屎，狗糞。3 見：五十二病方 112(2)、113 行。五十二病方 112：先待（侍）白雞、犬矢。

犬尾〈屎（矢）〉　1 見：五十二病方 114 行。即：取犬尾〈屎（矢）〉及禾在圈垣上者，段冶。

【犬肝】　狗的肝臟。1 見：房内記 12 行。即：取犬肝，置入鼉（蜂）房旁，令鼉（蜂）□□螫（螫）之。

【犬骨】　狗的骨頭。1 見：房内記 22 行。即：取犬骨燔。

【犬脯】　狗肉乾。1 見：養生方 170 行。即：若犬脯〖□□〗，復漬汁。

【犬頭】　狗頭。1 見：雜禁方 8 簡。即：取東西鄉（鄉）犬頭，燔冶。

【犬膽】　狗膽。2 見：五十二病方 336、429 行。五十二病方 336：以犬膽和，以傅。

【比（蚍）蜉】　螞蟻別稱。1 見：萬物 W086。即：比（蚍）蜉之已。

【瓦土】　燒製陶器所用之土。1 見：萬物 W106。即：□瓦土也。

【瓦苔（苔）】　瓦屋上的青苔衣，別名屋遊。1 見：養生方 180 行。即：復鬻（煮）瓦苔（苔）長如中指。

【少（小）嬰兒弱（溺）】　即童便。1 見：五十二病方 347 行。即：以少（小）嬰兒弱（溺）漬殺羊矢。

【水銀】　礦物類藥名。7 見：五十二病方 328、355、371、383 - 384、418（2）行，敦煌漢簡 563A 簡。五十二病方 328：以水銀二，男子惡四，丹一，并和。

【牛】　位於"鹿胆"之前，爲"牛胆"之省略，指牛血。胆，讀爲"衄"。1 見：養生方 53 行。即：以牛若鹿胆殺，令女子自㮇（探）入其戒中。

【牛肉】　動物類藥名。4 見：病方 317 簡，五十二病方 352 行，養生方 108 行（2）。病方 317：而取牛肉剡（劖）之，小大如黑子。

【牛胆】　优质牛肉。胆，读作"腏"。1 見：五十二病方 67 行。即：取牛胆、烏豦（喙）、桂，冶等。

【牛脂】　牛油。2 見：病方 324 簡，五十二病方 382 行。病方 324：牛脂大如手。

【牛腮】　牛角鰓。牛角尖中的堅骨。2 見：養生 51 行。即：取牛腮燔，冶之。

【牛膝】　植物類藥名。3 見：武威醫簡 84 乙、85 乙、91 甲簡。武威醫簡 84 乙：牛膝四分。

牛𦝼（膝）　3 見：五十二病方 352 行，養生方 141、149 行。五十二病方 352：冶牛𦝼（膝）、燔臷（髣）灰等。

【牛膽】　牛的膽囊。1 見：萬物 W035。即：牛膽哲目可以登高也。

【牛煎脂】　牛油。1 見：五十二病方 388 行。即：頤癰者，冶半夏一，牛煎脂二，醯六。

【牛車枲暴（暴）】　纏束在牛車轅上的麻繩。1 見：養生方 195 行。即：取牛車枲暴（暴）帶之。

【丹】　即丹砂，又名硃砂。4 見：病方 377 簡，五十二病方 328、464 行，養生方"戲"。病方 377：即取守室〈宮〉二七，置楕中，而食以丹，各盡其復（腹）。

【丹沙】　丹砂。2 見：五十二病方 130 行，武威醫簡 86 簡甲。五十二病方 130：取丹沙與鱔魚血，若以雞血，皆可。

【方（防）風】　植物類藥名。9 見：五十二病方 272 行，養生方 108、176 行，武威醫簡 8、77、85 乙、91 甲簡，羅布淖爾漢簡 L49B，尚德街簡牘 181 簡。五十二病方 272：冶藬（藭）蕪本、方（防）風、烏豦（喙）、桂皆等。

房（防）風　1 見：養生方 112 行。即：滿冬、菋、房（防）風，各冶之等。

【方（防）葵】　植物類藥名。1 見：養生方 173 行。即：非（韭）廉（蠊）、方（防）葵、石韋、桔梗，茈（紫）威各一小束。

【方（肪）膏】　油脂。1 見：五十二病方 16 行。即：以方（肪）膏、烏豦（喙）□□，皆相□煎。

【巴豆】　植物類藥名。2 見：武威醫簡 29、69 簡。武威醫簡 29：巴豆一分。

【巴叔（菽）】　巴豆。2 見：房内記 20、

24 行。房内記 20：取巴叔（菽）三、蛇牀二。

【予木】 即杅，櫟樹。1 見：養生方 54 行。即：削予木，去其上荅亞（椏）者。

五 畫

【甘草】 植物類藥名。12 見：里耶秦簡 8 - 1057 簡，五十二病方 1、17、23、44、288 行，武威醫簡 52、82 乙、88 甲、88 乙簡，天長西漢藥方木牘 M19：40 - 13，尚德街簡牘 181 簡。五十二病方 1：〖諸傷：□□〗膏、甘草各二。

【甘鹽】 優質鹽。1 見：五十二病方 117 行。即：以鳥卵勿毁半斗，甘鹽〖□□□〗。

【甘逐〈遂〉】 植物類藥名。1 見：武威醫簡 70 簡。即：甘逐〈遂〉二分。

【艾】 艾草。7 見：里耶秦簡 8 - 1620 簡，五十二病方 222、279(2)、280(2)行，養生方 221 行。五十二病方 222：取枲垢，以艾裹。

【艾葉】 植物類藥名。1 見：萬物 W015。即：燔艾葉。

【本】 ① 在"萊"之後，爲"萊本"之省略，指萊根，即藜根。1 見：五十二病方 183 行。即：亨（亨—烹）萊而歃（飲）其汁；冬〖□〗□本，沃以〖□□〗。
② 在"堇（菫）"之後，爲"堇本"之省略，指菫根。1 見：五十二病方 63 行。即：煮菫（菫），以汁洒之；冬日煮其本。
木〈本〉 在"菫葉"之後，爲"菫木〈本〉"之省略，指菫根。1 見：五十二病方 339 行。即：夏日取菫葉，冬日取其木〈本〉。

【尤】 白尤。3 見：武威醫簡 8 簡，肩水金關漢簡 73EJF2：47A，張家界古人堤簡牘 1 正面。武威醫簡 8：尤、方（防）風、細辛、薑、桂、付（附）子、蜀椒、桔梗，凡八物。

莸（尤） 5 見：五十二病方 342 行(2)，養生方 122 行，武威醫簡 6、9 簡。五十二病方 342：茈（尤）一參。

秌（尤） 1 見：五十二病方 85 行。即：并黍、叔（菽）、秌（尤）而炊之。

林（尤） 2 見：里耶秦簡 8 - 1243 簡，五十二病方 29 行。五十二病方 29：冶林（尤），暴（曝）若有焬。

蕷（尤） 1 見：養生方 104 行。即：以鳥□，莫石、澤鳥（瀉）、蕷（尤）、酸棗〖〗

莶 1 見：養生方 112 行。即：滿冬、莶、房（防）風，各冶之等。

【左廳（眉）】 女子左邊眉毛。1 見：雜禁方 11 簡。即：取其左廳（眉）直（置）酒中，歃（飲）之，必得之。

【石】 當爲石脂。3 見：五十二病方 283 行(3)。五十二病方 283：取石大如卷（拳）二七。

【石韋】 植物類藥名。5 見：五十二病方 198 行，去穀食氣 1 行，養生方 173、176 行，萬物 W002。五十二病方 198：三溫煮石韋若酒而歃（飲）之。

【石脂】 礦物類藥名。2 見：武威醫簡 82 甲、82 乙簡。武威醫簡 82 甲：黄芩、石脂、龍骨、人參、薑、桂各一分。

【石番】 礦物類藥名，爲"石礬"之誤。2 見：萬物 W003、W021。萬物 W003：石番之令弱不遺也。

【石膏】 礦物類藥名。6 見：養生方 141、221 行，武威醫簡 42、52、80 甲簡，額濟納漢簡 2000ES14SF1：5。養生方 141：用石膏一斤少半。

【石公龍】 雄性石龍子。石龍子又名蜥蜴。1 見：居延新簡 EPT40：191B。即：石公龍六分半。

【石南草】 植物類藥名。1 見：敦煌漢簡 2004 簡。即：石南草五分。

【石鍾乳】 礦物類藥名。1 見：武威醫簡 29 簡。即：石鍾乳三分。

【北鄉（嚮）并符】 懸挂在朝北方向兩只并列的桃符。1 見：五十二病方 447

行。即：燔北鄉(嚮)并符。

【四榮蔡】 四面屋檐的雜草。1見：五十二病方246行。即：〖□□□〗□四榮蔡，燔量簧。

【禾在圈垣上者】 生長在牲畜圈牆上的穀子。1見：五十二病方114行。即：取犬尾〈戻(矢)〉及禾在圈垣上者，段冶。

【丘(蚯)引(蚓)矢】 蚯蚓泥，俗稱蚓螻。1見：五十二病方61行。即：取丘(蚯)引(蚓)矢二□，以井上罋(甕)㿻(斷)處土與等。

【丘(蚯)引(蚓)之矢】 蚯蚓泥。1見：療射工毒方24行。即：取丘(蚯)引(蚓)之矢，炁(蒸)，以尉(熨)之。

【付(附)子】 植物類藥名。14見：武威醫簡6、8、17、42、57、71、81、87甲、88甲、88乙、89甲簡，居延新簡EPT40：191B，張家界古人堤簡牘1正面、3簡。武威醫簡6：付(附)子三分。

【代盧如(茹)】 代地所產的盧茹。1見：武威醫簡69簡。即：茶(藥)用代盧如(茹)、巴豆各一分。

【白苦】 駱阮之異名，指苦參。1見：五十二病方270行。即：駱阮，一名曰白苦、苦滯(浸)。

【白草】 白英。或疑爲"甘草"之訛。1見：敦煌漢簡1060簡。即：□白草各一分，皆冶□

【白芷】 白芷。5見：五十二病方382行，武威醫簡57、88甲、88乙、89簡。武威醫簡57：白芷一升。

【白魚】 承"食衣白魚"之後省略，又名衣魚。1見：五十二病方228行。五十二病方228－229：亦摩(磨)白魚、長足。

【白蒿】 植物類藥名。1見：五十二病方81行。即：以疾(蒺)黎(藜)、白蒿封之。

【白蜜】 凝結成晶體的蜂蜜，又稱石蜜。1見：尚德街簡牘181簡。即：丸以白蜜。

【白密(蜜)】 3見：武威醫簡4、79、83甲簡。武威醫簡4：丸以白密(蜜)，大如嬰(櫻)桃。

【白衡】 白英。或疑爲杜衡。1見：五十二病方382行。即：白苣、白衡、菌桂、枯畺(薑)、薪(新)雉，凡五物等。

【白礜】 礦物類藥名。1見：病方372行。即：取大白礜，大如母(拇)指，置晉斧(釜)中。

【白雞】 當指白雄雞。1見：五十二病方112行。即：顛(癲)疾：先待(侍)白雞、犬矢。

【白薇】 植物類藥名。1見：五十二病方288行。即：以白薇、黃菅(耆)、芍藥、甘草四物〖□〗者(煮)。

白斂(薇) 1見：武威醫簡55簡。即：半夏、白斂(薇)、勺(芍)茶(藥)。

白蔹(薇) 2見：五十二病方284行(2)。五十二病方284：骨疽(疽)倍白蔹(薇)。

白薊(薇) 1見：五十二病方304行。即：戴糝(糣—糝)、黃芩、白薊(薇)，皆居三日。

白菽(薇) 1見：五十二病方297行。即：白菽(薇)三。

【白羊矢】 白羊糞。1見：武威醫簡48簡。即：用白羊矢乾之十餘石。

【白芩〈芍〉】 白花芍藥。1見：張家界古人堤簡牘3簡。即：付(附)子□□□，白芩〈芍〉三分。

【白沙參】 植物類藥名。1見：張家界古人堤簡牘1正面。即：白沙參三分。

【白杬(芫)本】 白芫花之根。1見：養生方111行。即：取白杬(芫)本，陰乾而冶之。

【白松脂】 植物類藥名。2見：養生方18行，房内記3行。養生方18：有(又)冶白松脂之〖□□□□〗。

【白臘蛇】 白花蛇。又名褰鼻蛇、蘄蛇。1見：養生方174行。即：白臘蛇若蒼梗蛇長三四寸。

【白礬石】　礦物類藥名。1見：敦煌漢簡 563B 簡。即：白礬石十分，良母脂取善者一兩。

【白雞毛】　白雄雞羽毛。1見：五十二病方 8 行。即：燔白雞毛及人軟（髮），冶各等。

【白檀葉】　植物類藥名。1見：敦煌漢簡 563A 簡。即：白檀葉二把。

【白牡狗首】　白色的雄狗頭。1見：胎產書 20 行。即：爲享（亨─烹）白牡狗首。

【白壘（嬰）丘（蚯）引（蚓）】　白頸蚯蚓。1見：養生方 62 行。即：煎白壘（嬰）丘（蚯）引（蚓）。

【瓜】　當爲冬瓜。2見：五十二病方 330 行（2）。即：善削瓜壯者，而其瓣材其瓜。

【瓜實】　瓜子。1見：萬物 W082。即：□以瓜實也。

【冬葵稑（種）】　冬葵子。1見：養生方 106 行。即：取冬葵稑（種），冶。

【玄石】　即玄水石。1見：武威醫簡 86 簡甲。即：茲（磁）石、玄石、消石。

【玄參】　植物類藥名。1見：尚德街簡牘 181 簡。即：乾薑四分，玄參三分。

【半夏】　植物類藥名。8見：五十二病方 388 行，武威醫簡 55、80 甲、80 乙，萬物 W016、W064，敦煌漢簡 563A，居延新簡 EPT9：7A。五十二病方 388：冶半夏一。

【加醴】　壯陽酒。1見：房內記 48 行。即：□□□加醴。

【母馬肉】　雌馬肉。1見：胎產書 20 行。即：欲令子勁者，□時食母馬肉。

六　畫

【戎鹽】　礦物類藥名。又名胡鹽。1見：五十二病方 182 行。即：贛（豏）戎鹽若美鹽，盈隋（膇）。

找（戎）鹽　1見：武威醫簡 16 簡。即：找（戎）鹽三兩。

【地黃】　植物類藥名。1見：肩水金關漢簡 73EJF2：47A。即：地黃七分，尤□分。

【地膽】　動物類藥名。1見：武威醫簡 44 簡。即：地膽一枚。

【地榆根】　植物類藥名。1見：敦煌漢簡 564 簡。即：府元二斤，地榆根□☑

【地膽蟲】　地膽。1見：五十二病方 259 行。五十二病方 259－260：□龜垶（腦）與地膽蟲相半。

【芍藥】　植物類藥名。3見：五十二病方 285、288 行，敦煌漢簡 1177 簡。五十二病方 284－285：膚雎（疽）倍芍藥。

芍樂（藥）　1見：五十二病方 284 行。即：黃蓍（耆）、芍樂（藥）、桂。

勺（芍）藥　1見：五十二病方 72 行。即：屑勺（芍）藥。

勺（芍）茱（藥）　2見：武威醫簡 46、55 簡。武威醫簡 46：大黃、黃芩、勺（芍）茱（藥）各一兩。

勺（芍）樂（藥）　1見：武威醫簡 31 簡。即：大黃、勺（芍）樂（藥）、薑。

【芒草】　莽草。1見：萬物 W057。即：殺魚者以芒草也。

【朴】　朴木。1見：五十二病方 351 行。即：燔朴炙之。

【百藥】　各種藥物。1見：十問 82 簡。即：故以爲百藥絲（縣─由）。

【百草末】　百草末經火氣化後所餘下的灰，即百草霜。1見：五十二病方 8 行。即：百草末八亦冶。

【有方】　器物類藥名。古代兵器之一，一種鋒利的器物。1見：病方 323 簡。即：燔劍若有方之端，卒（焠）之醇酒中。

【死人頭】　死人頭骨。1見：五十二病方 253 行。五十二病方 252－253：取內戶旁祠空中柔脊（膘）、燔死人頭，皆冶。

【死者叕（餟）】　祭祀死者的食物。1見：五十二病方 224 行。即：取死者叕（餟）烝（蒸）之。

【死人胻骨】　死人小腿骨。1見：五十二病方 367 行。即：□□死人胻骨，燔而冶之。

【早（皂）莢（荚）】　植物類藥名。1見：武威醫簡 71 簡。即：早（皂）莢（荚）一分。

茜（皂）莢　1見：五十二病方 192 行。即：茜（皂）莢一、棗十四。

蕉（皂）莢　5見：房内記 9、16、18、20、22 行。房内記 9：取桂、薑、朴（椒）、蕉（皂）莢等。

【肉從（蓯）容（蓉）】　植物類藥名。1見：武威醫簡 85 簡乙。即：肉從（蓯）容（蓉）、天雄、署與（預）。

肉松（蓯）容（蓉）　1見：尚德街東漢簡牘 228 簡。即：□六兩，肉松（蓯）容（蓉）六□。

【朱（茱）臾（萸）】　植物類藥名。6見：五十二病方 1、284 行，武威醫簡 91 簡甲，萬物 W035、W092，張家界古人堤簡牘 1 正面。五十二病方 284：薑（薑）、朴（椒）、朱（茱）臾（萸）。

樹（茱）臾（萸）　1見：五十二病方 288 行。即：筪（桂）、薑（薑）、蜀焦（椒）、樹（茱）臾（萸）四物而當一物。

【竹】　竹竿。1見：養生方 114 行。即：竹緩節者一節。

【伏兔（苓）】　即茯苓。1見：養生方 176 行。即：石韋、方（防）風、伏兔（苓）各□。

【全虫蜕】　整條蛇蜕，完整的蛇皮。1見：五十二病方 236 行。即：〖取〗全虫蜕一。

【全黑雄雞】　黑公雞。1見：養生方 65 行。即：有（又）取全黑雄雞。

【合盧】　即菴薗。1見：五十二病方 68 行。即：合盧大如□□豆卅。

【多螵蛸】　桑螵蛸。1見：居延新簡

EPT40：191A。即：前所示者，多螵蛸二分半□

【冰】　冰塊。1見：萬物 W034。即：冰時予于之令人。

【羊】　羊肉。1見：萬物 W033。即：使人倍力者以羊與龜。

【羊毛】　動物類藥名。1見：五十二病方 316 行。即：以犬毛若羊毛封之。

【羊矢】　羊屎、羊糞。4見：病方 324 簡，五十二病方 10 行，武威醫簡 18、49 簡。病方 324：以羊矢三斗。

【羊尼（屄）】　羊臀。1見：五十二病方 447 行。即：而烝（蒸）羊尼（屄），以下湯敦（淳）符灰。

【羊肉】　動物類藥名。1見：五十二病方 100 行。即：煮羊肉，以汁〖□〗之。

【羊頭】　動物類藥名。2見：房内記 26 行，萬物 W011。萬物 W011：商坴（陸）、羊頭之已鼓張（脹）也。

【米】　稻米。3見：五十二病方 194、283、398 行。五十二病方 194：以水一斗煮膠一参、米一升。

【米汁】　淘米水。1見：武威醫簡 70 簡。即：以米汁飲一刀圭。

【米麻（糜）】　米粥。1見：武威醫簡 8-9 簡。即：以方寸匕先鋪飯米麻（糜）飲藥耳。

【米鞠（麴）】　用稻米製作的酒母。1見：養生方 164 行。即：有（又）浚米鞠（麴）、麥鞠（麴）各一斗。

【守宮】　壁虎、蝘蜓，又名石龍子。因其經常守伏在屋壁宫牆，捕食蟲蛾，故名守宮。3見：養生方 59、戲（2）。養生方 59：〖以〗七月七日取守〖宮〗。

守室〈宮〉　1見：病方 377 簡。即：即取守室〈宮〉二七，置桐中，而食以丹。

【防己】　植物類藥名。1見：張家界古人堤簡牘 1 正面。即：防己三分。

【如（茹）】　茹草，柴胡別名。或说茹指茹根，即白茅根。1見：養生方 114 行。

即：如(茹)濕靡(磨)，盛之。

七　畫

【走獸泉英】　牛羊乳汁。2 見：十問 11、96 簡。十問 11：歓(飲)走獸泉英，可以却老復壯，曼澤有光。

【攻(釭)脂】　車軸中的潤滑油，又稱車脂。1 見：五十二病方 349 行。即：冶僕纍，以攻(釭)脂饍而傅。

【赤豆】　紅豆。1 見：五十二病方 71 行。即：若產齊(薺)、赤豆，以水歓(飲)〖之〗。

【赤荅】　紅小豆。1 見：五十二病方 3 行。即：即以赤荅一斗并〖冶〗。

【赤蛾(蟻)】　紅螞蟻。1 見：養生方 81 行。即：赤蛾(蟻)一升。

【赤石脂】　礦物類藥名。3 見：武威醫簡 56、85 乙、87 甲簡。武威醫簡 85 乙：杜仲、赤石脂、山朱(茱)臾(萸)。

【赤蜴〈蜥〉】　紅色蜥蜴。1 見：五十二病方 350 行。即：刑赤蜴〈蜥〉，以血涂(塗)之。

【赤豆麻(糜)洙(沫)】　紅豆漿。1 見：武威醫簡 32 簡。即：常作赤豆麻(糜)洙(沫)服之。

【赤雄雞冠】　紅公雞冠。1 見：里耶秦簡 8 - 1363 簡。即：以赤雄雞冠，完(丸)。

【赤豆初生未臥者】　剛生出不久的紅豆芽。1 見：武威醫簡 56 簡。即：貸(代)赭、赤豆初生未臥者、鹽矢。

【芫華】　芫花，植物類藥名。1 見：五十二病方 423 行。即：芫華一齊。

【芥衷英】　疑爲芥菜角。1 見：五十二病方 207 行。即：取芥衷英。

【杜仲】　植物類藥名。1 見：武威醫簡 85 簡乙。即：遠志、杜仲、赤石脂。

【杜虞】　杜衡，又名杜若。1 見：房內記 3 行。即：取白松脂、杜虞、□石脂

等冶。

【杏覈(核)】　杏仁。2 見：萬物 W018、W019。萬物 W018：蜱蛸、杏覈(核)之已癃耳也。

【杏亥(核)中人】　杏仁。1 見：額濟納漢簡2000ES14SF1：5。即：杏亥(核)中人一分。

杏霾〈覈(核)〉中人　1 見：五十二病方 21 行。即：薺(齏)杏霾〈覈(核)〉中人，以職(膱)膏弁。

【杞本】　枸杞根，又名地骨皮。1 見：五十二病方 73 行。即：取杞本長尺，大如指。

【李】　植物類藥名。1 見：天長西漢藥方木牘 M19：40 - 13。即：李一升。

【李實】　李子。2 見：五十二病方 34、35 行。五十二病方 34：以水財煮李實。

【車戔(前)】　植物類藥名。1 見：養生方 72 行。即：氣□〖□□□□□□□□□〗車戔(前)〖□□〗□者。

車踐(前)　1 見：養生方 71 行。養生方 71 - 72：取車踐(前)，產盎(蒸)之。

【車故脂】　車軸內用作潤滑劑的油脂。即車轂脂，又稱車脂、車缸脂、軸脂、轄脂、缸膏。1 見：五十二病方 423 行。即：以車故脂如(挈)之。

【車前草實】　車前子。1 見：病方 312 簡。即：取車前草實，以三指竄(撮)，入酒若鬻(粥)中。

【豕膏】　豬油。2 見：五十二病方 428、431 行。五十二病方 428：豕膏一升。

【貝母】　植物類藥名。1 見：居延新簡 EPT10：8。即：貝母一分。

見〈貝〉母　1 見：萬物 W005。即：見〈貝〉母已寒執(熱)也。

【男子洎】　男子精液。或疑爲男子鼻涕。1 見：五十二病方 15 行。即：以男子洎傅之。

【男子惡】　男子精液。或疑爲男子大

便。1見：五十二病方 328 行。即：以水銀二，男子惡四，丹一，并和。

【邑鳥卵】 雜鳥卵。1見：養生方 89 行。即：取邑鳥卵潰。

【邑棗之脂】 一種棗膏。邑棗，指鄉里之棗。1見：養生方 79 行。即：而以邑棗之脂弁之。

【牡】 讀爲"杜"，即杜衡。1見：胎產書 22 行。即：取蒿、牡、卑（蜱）稍（蛸）三。

【牡丹】 植物類藥名。1見：武威醫簡 11 簡。即：牡丹二分。

【牡兔】 雄兔。1見：養生方 122 行。即：〖□□□〗大牡兔，皮，去腸。

【牡腊】 雄豬肉乾。1見：養生方 134 行。即：牡腊〖□□〗。

【牡鼠】 雄性老鼠。1見：五十二病方 277 行。即：以弱（溺）孰（熟）煮一牡鼠。

【牡厲（蠣）】 動物類藥名。2見：五十二病方 175 行，萬物 W036。五十二病方 175：牡〖厲（蠣）冶一，毒堇冶三。
牡癘（蠣） 1見：萬物 W008。即：燔牡癘（蠣）止氣臾也。
戊（牡）厲（蠣） 2見：養生方 108、113 行。養生方 108：〖戊（牡）〗厲（蠣）、方（防）風、□三等。

【牡蠾】 蠾蛄，當爲一種瓜蟲。1見：養生方 95 行。即：牡蠾者，顀蠸〖□□□□□□□□〗出□□者殹（也）。

【牡麴】 大麴。指發酵力強的酒母。1見：武威醫簡 83 簡甲。即：牡麴三分。

【牡兔肉】 雄兔肉。1見：養生方 122 -123 行。即：以大〖牡兔〗肉入藥閒（間），盡之，乾。

【牡鼠矢】 雄鼠屎。1見：五十二病方 359 行。即：燔牡鼠矢，冶。

【牡鼠腎】 雄鼠陰莖，又名鼠印。1見：養生方 89 行。即：陰乾牡鼠腎，冶。

【牡豬膏】 雄豬油。1見：五十二病方 351 行。即：以牡豬膏、鱣血鬵。
杜〈牡〉豬膏 1見：五十二病方 408 行。即：燔扇（漏）簾（蘆），冶之，以杜〈牡〉豬膏和。

【牡蠾首】 蠾蛄首。1見：養生方 92 行。即：牡蠾首二七。

【牡鳥卵汁】 雀卵汁。雀卵由於具有壯陽之功，故名牡鳥卵。1見：養生方 37 行。即：到春，以牡鳥卵汁畬（弁）。

【牡麋〈麇〉膏】 雄獐油。1見：五十二病方 370 行。即：冶蛇牀實，以牡麋〈麇〉膏鬵。

【利（藜）廬（蘆）】 植物類藥名。1見：武威醫簡 71 簡。即：茶（藥）用利（藜）廬（蘆）一本。
黎（藜）廬（蘆） 3見：五十二病方 360、428、431 行。五十二病方 360：冶烏豙（喙）、黎（藜）廬（蘆）、蜀叔（菽）、庶、蜀柝（椒）、桂各一。
𥝝（藜）廬（蘆） 3見：五十二病方 372、376、423 行。五十二病方 372：財冶𥝝（藜）廬（蘆），以蠭（蜂）駘弁和之。

【每（梅）實】 梅子。1見：萬物 W034。即：□□與每（梅）實也。

【沐】 淘米汁。1見：五十二病方 425 行。即：以戴，沐相半洎之。

【汾囷（菌）】 一種菌類。或説即香蕈。2見：養生方 74、75 行。養生方 74：以汾囷（菌）始汾以出者。

八 畫

【青蒿】 植物類藥名。2見：五十二病方 261、264 行。五十二病方 261：以煮青蒿大把二、鮒魚如手者七。

【青粱米】 粟米。1見：五十二病方 92 行。即：以青粱米爲鬻（粥）。

【長石】 礦物類藥名。3見：里耶秦簡 8 -1057 簡，五十二病方 23 行，武威醫簡 13 簡。武威醫簡 13：長石二分。

【長足】 疑即蟵蛸，一種長腳小蜘蛛。2 見：五十二病方 228、228－229 行。五十二病方 228：長足二七。

【苦】 疑指大苦，即豆豉。1 見：五十二病方 74 行。即：以霍（藿）汁粲（餐）叔（菽）若苦。

【苦瓠】 植物類藥名。1 見：養生方 62 行。即：煎白嬰（嬰）丘（蚯）引（蚓），毆晉（智—蜘）蛛罔（網）及苦瓠。

苦瓠（瓠） 1 見：萬物 W074。即：苦瓠（瓠）。

【苦滲（浸—蔆）】 騠阮之異名，即苦參。1 見：五十二病方 270 行。即：騠阮，一名曰白苦、苦滲（浸—蔆）。

【苦參】 植物類藥名。1 見：武威醫簡 42 簡。即：厚朴、石膏、苦參各六分。

【苦瓠瓣】 苦瓠籽。1 見：五十二病方 362 行。即：冶蒀荑（黃）、苦瓠瓣。

【茅】 茅根。1 見：養生方 221 行。即：君何不斄（羹）茅艾，取其湛。

【莓芷（莖）】 當爲莓莖，即蛇莓莖。1 見：五十二病方 468 行。即：取莓芷（莖），暴（曝）乾之。

【枝】 疑即某種木類藥名之省稱。1 見：天長西漢藥方木牘 M19：40－13。即：枝五升。

【析蓂】 植物類藥名，即薪蓂。1 見：里耶秦簡 8－792 簡。即：以五月盡時艾（刈）取析蓂。

【析蓂實】 薪蓂子。1 見：里耶秦簡 8－1221 簡。即：析蓂實冶二。

【松柏】 松脂和柏實。1 見：十問 96 簡。即：食松柏，歈（飲）走獸泉英。

【松脂】 植物類藥名。2 見：養生方 105、152 行。養生方 105：即以松脂和，以爲完（丸）。

【東行水】 向東流的水。1 見：養生方 181 行。即：節（即）行，順抇東行水一栖（杯）。

【非（蜚）廉（蠊）】 即蟑螂，俗稱偷油婆。1 見：養生方 173 行。即：非（蜚）廉（蠊）、方（防）葵、石韋、桔梗、茈（紫）威各一小束。

【叔（菽）】 豆子。10 見：病方 309、329、330 簡，五十二病方 74、85、307、351、461、463 行，萬物 W024。病方 329：以叔（菽）七，梲（脫）去黑者。

【叔（菽）醬】 豆醬。1 見：養生方 38 行。養生方 37－38：以牡鳥卵汁畚（弁），完（丸）如鼠矢，陰乾，□入八完（丸）叔（菽）醬中。

叔（菽）醬（醬） 1 見：五十二病方 255 行。即：即取葊（鉛）末、叔（菽）醬（醬）之宰（滓）半，并壹（擣）。

【昌（菖）蒲】 植物類藥名。3 見：武威醫簡 84 簡乙，萬物 W031，敦煌漢簡 2012 簡。武威醫簡 84 乙：昌（菖）蒲二分。

【門冬】 ① 指天門冬。1 見：養生方 74 行。即：□以稗□五、門冬二。
② 指麥門冬。3 見：武威醫簡 80 簡甲，居延新簡 EPT59：695B、EPT65：476。武威醫簡 80 甲：門冬一升。

【金錽（鉛）】 銅屑，指從舊銅器上刮取的銅綠，又稱銅青。1 見：五十二病方 355 行。即：有（又）以金錽（鉛）冶末皆等。

【乳汁】 人乳或牛羊乳汁。2 見：五十二病方 321 行，武威醫簡 16 簡。五十二病方 321：冶蘽米，以乳汁和。

【肦膊】 豬肉脂肪，用作賦形劑。2 見：武威醫簡 88 甲、88 乙。武威醫簡 88 甲：凡七物，以肦膊高（膏），舍之。

【肥棗】 大棗。1 見：武威醫簡 77 簡。即：肥棗五。

【肥羭】 黑色的肥母羊。1 見：五十二病方 254 行。即：亨（烹）肥羭，取其汁渚（漬）美黍米三斗。

【肥雞】 肥壯的雞。1 見：養生方 179

行。即：馬膏〖□□□□〗樓肥雞□〖□□〗。

【肥牛膽】　肥牛之膽。1見：病方309簡。即：取肥牛膽盛黑叔（菽）中，盛之而係（繫），縣（懸）陰所。

【兔毛】　兔子毛。1見：五十二病方320行。即：以雞卵弁兔毛，傅之。

【兔皮】　兔子皮。1見：五十二病方411行。即：〖□〗兔皮裹其□〖□□〗。

【兔（菟）糸（絲）實】　菟絲子。1見：武威醫簡10簡。即：兔（菟）糸（絲）實、滑石各七分。

【兔產出（腦）】　新鮮兔腦。1見：五十二病方442行。即：以兔產出（腦）塗之。

【兔（菟）纑（蘆）實】　菟絲子別名。1見：養生方37行。即：八月取兔（菟）纑（蘆）實陰乾。

【狗】　犬。1見：五十二病方275行。即：殺狗，取其脬，以冒籥。

【狗陰】　狗陰莖，又稱狗鞭。1見：胎產書23行。即：取逄（蜂）房中子、狗陰，乾而冶之。

【河中藥】　生長在河道內的白芷。1見：萬物W073。即：□者以河中藥與葵也。

【空壘】　當爲葛藟。1見：房內記4行。即：取空壘二斗。

【屈居】　即盧茹，爲藺茹別名。1見：五十二病方423行。即：屈居□齊。

【畓】　疑爲芝。1見：萬物W040。即：為毋忘畓與闌（蘭）也。

九　畫

【春鳥卵】　春天的鳥蛋。1見：房內記8行。即：取春鳥卵，卵入桑枝中。

【春日鳥卵】　春天的雀卵。1見：養生方39行。即：〖□〗春日鳥卵一，令柀（破）。

【春朁（爵）員（圓）駘】　春天的鳥雀卵。爵，讀作"雀"。1見：十問11-12簡。即：椄（接）陰將眾，鼜（繼）以蜚虫，春朁（爵）員（圓）駘，興坡（彼）鳴雄。

【毒韭】　韭菜。1見：十問77簡。即：淳酒毒韭。

【毒堇】　疑爲苦菜，又稱菫菜。5見：五十二病方175、177、178(3)行。五十二病方175：毒堇冶三。

【封殖（埴）土】　蟻穴丘土，一種質地細膩的黃色黏土。1見：五十二病方45行。即：取封殖（埴）土冶之。

【茈】　即茈草，又稱紫草。1見：五十二病方378行。即：取茈半斗，細剒（剉）。

【茈（柴）胡】　植物類藥名。2見：武威醫簡3、79簡。武威醫簡3：茈（柴）胡、桔梗、蜀椒各二分。

【茈（紫）威】　紫葳，植物類藥名。3見：養生方163、173行，養生方殘片72。養生方173：菲（蜚）廉（蠊）、方（防）葵、石韋、桔梗、茈（紫）威各一小束。

【茈（紫）菀】　植物類藥名。1見：武威醫簡80簡甲。即：茈（紫）菀七束。

茈（紫）宛（菀）　1見：敦煌漢簡2012簡。即：人參、茈（紫）宛（菀）、昌（菖）蒲。

【茈蔢（蔆）】　紫蓡，又寫作紫參。1見：萬物W002。即：茈蔢（蔆）之□□已辟也。

【茯令（苓）】　植物類藥名。1見：張家界古人堤簡牘1正面。即：茯令（苓）三分。

伏（茯）令（苓）　2見：居延新簡EPT9：7B，尚德街簡牘181簡。居延新簡EPT9：7B：伏（茯）令（苓）四兩。

伏（茯）靁（苓）　1見：養生方127行。即：取白苻（符）、紅符、伏（茯）靁（苓）各二兩。

伏（茯）靈（苓）　1見：養生方75行。

即：伏（茯）靈（苓）一。

服（茯）零（苓）　1見：五十二病方421行。即：以骰服（茯）零（苓），寂（最一撮）取大者一枚。

備（茯）豢（苓）　1見：養生方24行。即：以五月□備（茯）豢（苓），雟（纚）黄。

【故蒲席】　敗蒲席。1見：五十二病方12行。即：取故蒲席厭□□〖□〗燔□〖□□□〗庙（痹）。

【胡豆】　植物類藥名。1見：居延漢簡488：1簡。即：桂十二，胡豆三，□十七。

【茹盧（蘆）本】　茹蘆根。1見：五十二病方422行。即：取茹盧（蘆）本，䥫之。

【南（男）潼（童）弱（溺）】　男童小便。1見：五十二病方363行。即：以南（男）潼（童）弱（溺）一斗半并〖□〗，煮孰（熟）。

【枯畺（薑）】　乾薑。1見：五十二病方382行。即：菌桂、枯畺（薑）、薪（新）雉。

枯橿（薑）　1見：里耶秦簡8-1221簡。即：枯橿（薑）、菌桂冶各一。

【林（朮）根】　即白朮根。1見：五十二病方25行。即：林（朮）根去皮，冶二。

【枳殼】　植物類藥名。1見：居延新簡EPT40：191B。即：枳殼六分。

【柏實】　柏樹籽。3見：養生方殘片65，十問10-11簡，武威醫簡85簡乙。十問10-11：君必食陰以爲當（常），助以柏實盛良。

【柏蠹（蠹）矢】　柏樹蛀蟲屎。1見：五十二病方413行。即：即取柏蠹（蠹）矢出囗

【柳付（柎）】　疑指帶花的柳枝，即柳絮。1見：養生方64行。即：冶柳付（柎），與志（臌）膏相挈和。

【柳蕁】　香蕁類植物。2見：五十二病方279、280行。五十二病方279：以柳蕁一捼、艾二。

【勃蠃】　即薄蠃，蝸牛。又作蒲蠃、蚹蠃、茀蠃。1見：養生方44行。即：曰以五月望取勃蠃。

【要（薰）苕】　紫葳別名。1見：養生方45行。即：取乾桓（橿一薑）、桂、要（薰）苕、蛇牀華、□，皆冶之。

【柬（楝）灰】　即楝灰，可以用來去除色素。1見：病方375簡。即：取柬（楝）灰一斗。

柬〈柬（楝）〉灰　2見：病方315、315-316簡。病方315：取柬〈柬（楝）〉灰一升，漬之。

【厚朴】　植物類藥名。3見：武威醫簡42、83甲簡，額濟納漢簡2000ES14SF1：5。武威醫簡42：厚朴、石膏、苦參各六分。

厚付（朴）　1見：居延新簡EPT56：228。即：麥、丈句、厚付（朴）各三分。

厚柎（朴）　1見：五十二病方317行。即：即冶厚柎（朴），和。

厚箁（朴）　1見：養生方149行。即：□莢、桔梗、厚箁（朴）二尺。

后（厚）柎（朴）　1見：養生方96行。即：燔后（厚）柎（朴）。

【韭】　韭菜。4見：十問77、78、83、84簡。十問77-78：草千歲者唯韭。

【咪縠】　牛羊乳汁。縠，同“縠”。1見：十問38簡。即：驪欣咪縠，以此充刑（形）。

【圖土】　即鹵土，又稱鹵鹽。1見：萬物W041。即：圖土之已睡也。

困（鹵）土　1見：五十二病方325行。即：炼（蒸）困（鹵）土，裹以尉（熨）之。

【秋竹】　秋季之竹。1見：五十二病方335行。即：取秋竹者（煮）之。

【秋烏豙（喙）】　秋季之烏喙。1見：五十二病方17行。即：秋烏豙（喙）二□〖□〗。

【便(蝙)畐(蝠)矢】　蝙蝠糞便。1
見：養生方殘片 70。即：□便(蝙)畐
(蝠)矢入男子□

【泉英】　即"走獸泉英"之省稱，指牛羊
乳汁。1 見：十問 64 簡。十問 63 - 64：
四曰含亓(其)五味，飮(飲)夫泉英。

【禹熏】　伏龍肝別名。2 見：房內記
13、16 行。房內記 16：取蕃(礬)石、蕉
(皀)莢、禹熏三物等。

【禹竈(竈)】　伏龍肝別名。1 見：五
十二病方 411 行。即：取禹竈(竈)〖□
□〗寒傷痏。

【禹餘量(糧)】　植物類藥名。1 見：
武威醫簡 83 簡甲。即：禹餘量(糧)
四分。

【食衣白魚】　即衣魚。該蟲顏色白而
形狀似魚，生於衣帛與書紙中，蠹食衣
物。1 見：五十二病方 228 行。即：食
衣白魚一七。

【胕(腐)䕡(荊)箕】　用荊條編成並已
陳腐的畚箕。1 見：五十二病方 369 行。
即：燔胕(腐)䕡(荊)箕，取其灰。

【勉(兔(菟)〉絲】　菟絲子。1 見：萬
物 W033。即：與勉(兔(菟)絲也。

【亭(葶)磨(磿(藶)〉】　植物類藥名。
4 見：五十二病方 351 行，武威醫簡 70、
71 簡，敦煌漢簡 2001 簡。五十二病方
351：冶亭(葶)磨(磿(藶)、菫夷(黃)，
熬叔(菽)、逃夏皆等。

【䖌】　蟲類，形似蠅而稍大，色灰黑、體
粗壯、翅透明。3 見：武威醫簡 11 簡，萬
物 W059，敦煌漢簡 563A 簡。武威醫簡
11：蜀椒一分，䖌一分。

【䖌頭】　動物類藥名。1 見：武威醫簡
50 - 51 簡。即：䗪虫(蟲)三分，䖌頭
二分。

【美茅】　優質茅草。1 見：五十二病方
殘片 11。即：□不燒者美茅□□

【美洛(酪)】　優質奶酪。1 見：養生
方 92 行。即：美洛(酪)四斗。

【美桂】　即優質桂；一説爲牡桂，又稱
肉桂。2 見：五十二病方 417 行，養生方
165 行。五十二病方 417：以榆皮、白
□、美桂，而并〖□□□□〗□傅空(孔)。

【美酒】　優質酒。4 見：五十二病方
191、354 行，養生方 166 行，養生方殘片
57。五十二病方 191：即燒陳橐其中，令
其灰不盈半尺，薄洒之以美酒。

【美棗】　優質棗。1 見：五十二病方
475 行。即：〖□□□□□□〗流水□斗
煮美棗一斗。

【美濊(截)】　優質醋。1 見：養生方
47 行。即：沃以美濊(截)三斗。

【美醬】　用豆、麥等發酵後製作成的優
質調味品。1 見：養生方 33 行。即：取
黃蜂百，以美醬一桮(杯)漬。

【美醯】　優質醋。7 見：五十二病方
61、127、174、249 行，房內記 4、12、35
行。五十二病方 61 - 62：而以美醯〖□
□□□〗之。

美臨(醯)　1 見：養生方 127 行。即：
以美臨(醯)二斗和之。

【美鹽】　優質鹽。1 見：五十二病方
182 行。即：贛(贛)戎鹽若美鹽，盈隋
(脽)。

【美烏豙(喙)】　優質烏喙。1 見：養
生方 155 行。即：取美烏豙(喙)八 果
(顆)。

【美黍米】　優質黍米。1 見：五十二病
方 254 行。即：取其汁淯(漬)美黍米
三斗。

【前胡】　植物類藥名。1 見：尚德街簡
牘 181 簡。即：前胡三分，五未(味)
二分。

【兹(牸)肉】　母牛肉。1 見：養生方
103 行。即：〖□□〗□兹(牸)肉肥〖□□
□〗膏者，皆陰乾。

【活(栝)樓根】　植物類藥名。1 見：
武威醫簡 84 簡乙。即：活(栝)樓根
十分。

【洛（酪）】　奶酪。1見：養生方93行。即：并漬洛（酪）中。

【恆石】　即長石，礦物類藥物。1見：五十二病方56行。即：取恆石兩，以相靡（磨）殹（也）。

【突墨】　即竈突墨，又名百草霜，指火竈煙道中的煙末。1見：養生方196－197：即取突墨□□□□內（納）履中。

【扁（蝙）輻（蝠）】　動物類藥名。又名伏翼。1見：五十二病方445行。即：燔扁（蝙）輻（蝠）以荊（荊）薪，即以食邪者。

【屋榮蔡】　屋檐上的雜草。1見：五十二病方51行。五十二病方51－52：取屋榮蔡，薪燔之而灸匕焉。

【飛蟲】　飛禽。1見：五十二病方27－28行。即：毋食魚、彘肉、馬肉、飛蟲、葷、麻洙采（菜）。

【枲垢】　疑爲麻屑，指粗麻中破爛不堪者。1見：五十二病方222行。即：取枲垢，以艾裹。

十　畫

【秦林（椒）】　植物類藥名。1見：養生方113行。即：戊（牡）厲（蠣）一，秦林（椒）二。

【秦瘳（艽）】　植物類藥名。1見：武威醫簡81簡。即：秦瘳（艽）五分。

【班（斑）髦（蝥）】　動物類藥名。1見：武威醫簡44簡。即：班（斑）髦（蝥）十枚。

蝥（斑）量（蝥）　1見：養生方81行。即：取楊思一升、赤蛾（蟻）一升、蝥（斑）量（蝥）廿。

【馬矢】　馬糞。1見：五十二病方206行。即：取馬矢觕（粗）者三斗。

【馬脫】　馬肉。1見：養生方148行。即：取刑馬脫脯之。

【馬膏】　馬肉煉製的油。1見：養生方179行。即：馬膏〖□□□□〗樓肥雞□〖□□〗。

【馬醬】　馬肉醬。1見：養生方111行。即：取白杬（芫）本，陰乾而冶之，以馬醬和。

【馬膂肉】　馬的肥肉。1見：養生方127行。養生方127－128：即取刑馬膂肉十□，善脯之。

【馬頰骨】　動物類藥名。1見：五十二病方462行。即：而以冶馬頰〖骨□□□〗傅布□。

【馬左頰骨】　馬左邊的頰骨。1見：五十二病方461行。即：左，□〖馬〗左頰骨，□燔，冶之。

【馬右頰骨】　馬右邊的頰骨。1見：五十二病方461行。即：瘌居右，□馬右頰〖骨〗。

【荊（荊）】　"牡荊"之省稱。1見：五十二病方197行。即：煮荊（荊），三溫之而歠（飲）之。

【莁夷（黃）】　疑即蕪黃。2見：五十二病方351、362行。五十二病方351：冶亭（葶）磨（䕔（藶））、莁夷（黃）。

巫（莁）夷（黃）　2見：五十二病方366行（2）。五十二病方366：冶巫（莁）夷（黃）半參。

【茜（糟）瀫（戴）】　指釀酒時提取清酒後剩下的帶酸味的有滓的淡酒。1見：養生方86行。即：以三〖月〗茜（糟）瀫（戴）泊，孰（熟）煮。

【莎根】　似指莎草根，即香附子。1見：萬物W076。即：梓莢、莎根可以□。

【桂】　植物類藥名。36見：五十二病方1、67、246、262、272、284、306、312、360、451行，養生方45、85、126行，房內記9、18、20、22行，武威醫簡3、8、10、11、31、44、46、52、79、80甲、82甲、82乙簡，敦煌漢簡2012簡，居延漢簡89：20、136：25、149：32、488：1簡，張家

界古人堤簡牘 1 正面,尚德街簡牘 181 簡。五十二病方 67:取牛胆、烏豙(喙)、桂,冶等。

筀(桂) 1 見:五十二病方 288 行。即:筀(桂)、薑(薑)、蜀焦(椒)、樹(枺)臾(萸)四物而當一物。

【桔梗】 植物類藥名。11 見:養生方 149、173 行,武威醫簡 3、8、31、85 乙簡,敦煌漢簡 1177 簡,居延漢簡 136:25 簡,居延新簡 EPT9:7A,張家界古人堤簡牘 1 正面,天長西漢藥方木牘 M19:40 - 13。養生方 149:□莢、桔梗、厚笰(朴)二尺。

桔更(梗) 1 見:居延新簡 EPT10:8。即:桔更(梗)三分。

枯〈桔〉梗 1 見:武威醫簡 79 簡。即:苀(柴)胡、枯〈桔〉梗、蜀椒各二分。

【桐本】 桐樹根,或疑爲桐木。1 見:五十二病方 375 行。即:取桐本一節所。

【栝樓】 植物類藥名。1 見:居延新簡 EPT56:228。即:栝樓、菣眯四分。

【桃毛】 植物類藥名。2 見:房内記 5、24 行。房内記 5:取桃毛二升。

【桃可】 桃毛。2 見:養生方 92、94 行。養生方 92:桃可大如棗。

【桃葉】 桃樹葉子。1 見:五十二病方 427 行。即:煮桃葉,三汈,以爲湯。

【桃實】 桃子。1 見:養生方 47 行。即:五月取蜱蠃三斗、桃實二斗。

【桃東枳(枝)】 朝東方向生長的桃枝。1 見:五十二病方 452 行。即:取桃東枳(枝),中別爲〖□□〗□之倡,而笄門、户各一。

【桃橐(蠹)矢】 桃樹蛀蟲屎。1 見:病方 313 簡。即:以正月取桃橐(蠹)矢少半升。

【原蠶穜(種)】 夏秋第二次孵化的蠶種。1 見:五十二病方 228 行。即:以原蠶穜(種)方尺。

【員(圓)駘】 位於"春酘(爵)員(圓)駘"之後,承前省略,指春天的鳥卵。1 見:十問 13 簡。即:盛乃從之,員(圓)駘送之。

【秫米】 有黏性的穀物,即黃米。2 見:五十二病方 319 行,養生方 5 行。五十二病方 319:煮秫米期足,覺(纚)孰(熟),浚而熬之。

【秫稻】 秫米和稻米。1 見:養生方殘片 45。即:□秫稻□□

【烏韭】 植物類藥名。1 見:萬物 W081。即:□風□烏韭□。

【烏喙】 植物類藥名。12 見:武威醫簡 3 - 4、6、42、56、79 簡,萬物 W006、W032、W060、W096,敦煌漢簡 2012 簡,居延漢簡 89:20,天長西漢藥方木牘 M19:40 - 13。武威醫簡 6:烏喙三分。烏豙(喙)。24 見:五十二病方 16、67、71、272、357、360、363、364、376、423 行,五十二病方殘片 25,養生方 71、118、122、125(2)、148、149、165、173、176、179、184 行,養生方殘片 126。其中五十二病方 71 行用作箭毒原料。五十二病方 16:以方(肪)膏、烏豙(喙)□□,皆相□煎。

【烏頭】 即烏喙,亦名草頭烏。2 見:病方 324 簡,張家界古人堤簡牘 1 正面。病方 324:烏頭二七。

【烏雄雞】 黑公雞。2 見:五十二病方 448 行,胎產書 26 行。五十二病方 448:以烏雄雞一、蛇一,并直(置)瓦赤鋪(甒)中。

【烏雌雞】 黑母雞。1 見:胎產書 27 行。即:〖取〗烏雌雞煮,令女子獨食肉溜(歃)汁。

【殺(樧)本】 食茱萸根。1 見:五十二病方 109 行。五十二病方 109 - 110:有(又)以殺(樧)本若道旁蕳(菛)、楬二七,投澤若□下。

【豹膏】 豹油脂。1 見:五十二病方

354 行。即：以□出(腦)若豹膏〖□〗而灸之。

【脂】 ① 油脂。2 見：五十二病方 69、421 行。五十二病方 69：乃以脂〖□□□〗。

② 脂：在"車故脂"之後，承前省略。2 見：五十二病方 424 行(2)。五十二病方 423－424：以車故脂如(挐)之……脂盡，益脂，騷(瘙)即已(已)。

【狼毒】 植物類藥名。1 見：武威醫簡 87 簡乙。即：熕(燔)狼毒，冶。

【狼牙根】 即狼牙，又稱牙子。1 見：五十二病方 399 行。即：〖□〗□時取狼牙根。

【逢(蜂)房中子】 蜂房中的蜂卵，又稱蜂子。1 見：胎產書 23 行。即：取逢(蜂)房中子、狗陰，乾而冶之。

【凍土】 礦物類藥名。1 見：五十二病方 441 行。即：烝(蒸)凍土，以尉(熨)之。

【高夏茈(柴)】 高夏地區所產的柴胡。1 見：居延新簡 EPT40：191B。即：高夏茈(柴)□☐

【疸(饘)糗】 濃稠的炒熟米粉或面粉。1 見：養生方 33 行。即：以汁漬疸(饘)糗九分升二。

【疾(蒺)黎(藜)】 植物類藥名。1 見：五十二病方 81 行。即：以疾(蒺)黎(藜)、白蒿封之。

【旁(房)蠭(蜂)卵】 蜂房中的蜂卵。1 見：五十二病方 225 行。即：陰乾之旁(房)蠭(蜂)卵，以布裹□□。

【羖脂】 黑公羊油脂。1 見：五十二病方 364 行。即：冶烏家(喙)，炙羖脂弁。

【羖羊矢】 黑公羊糞便。2 見：五十二病方 347 行，萬物 W040。五十二病方 347：以少(小)嬰兒弱(溺)漬羖羊矢。

【酒】 酒液。53 見：病方 312、320 簡，五十二病方 2、26、64、72、87、100、141、148、150、172(2)、185、195、198、216、236、285、289、307、327、351、422、449 行，養生方 19、33、34、35、167、177 行，養生方殘片 66，房內記 37、43 行，房內記殘片 20，胎產書 15、24、28 行，十問 80、81、83 簡，雜禁方 11 簡，武威醫簡 7、10、14、33、36、51、81、84 甲、84 乙簡，居延新簡 EPT53：141、EPT56：228、EPS4.T2：65。病方 320：晦起，即以酒賁(噴)，以羽漬。

酉(酒) 1 見：五十二病方 202 行。即：以醯、酉(酒)三乃(汅)煮黍稈而歙(飲)其汁。

【消石】 礦物類藥名。4 見：武威醫簡 46、50、77、86 甲簡。武威醫簡 46：消石二兩。

稍(消)石 1 見：五十二病方 22 行。即：稍(消)石直(置)溫湯中，以洒(洗)瘫。

【流水】 清水。4 見：五十二病方 475、480，房內記 7、41 行。五十二病方 475：〖□□□□□□〗流水□斗煮美棗一斗。

【弱(溺)】 小便，尿液。5 見：五十二病方 90、205、261、277、428 行。五十二病方 90：即燔鹿角，以弱(溺)歙(飲)之。

【陵(菱)攱(芰)】 菱角。1 見：療射工毒方 8 行。即：每朝吾(啜)闌(蘭)實三，及吾(啜)陵(菱)攱(芰)。

陵(菱)枝(芰) 3 見：五十二病方 361、363、420 行。五十二病方 361：以小童弱(溺)漬陵(菱)枝(芰)。

陵(菱)叔〈枝(芰)〉 1 見：五十二病方 429 行。即：用陵(菱)叔〈枝(芰)〉熬，冶之。

【陵槁】 陵藁，爲甘遂别名。2 見：房內記 12、13 行。房內記 12：冶陵槁一升。

【陳芻】 乾草料。1 見：五十二病方 193 行。即：燔陳芻若陳薪，令病者北(背)火炙之。

【陳葵】 陳年冬葵的根莖。1 見：五十二病方 416 行。即：冶陳葵，以□□⊘

【陳蒲】 菖蒲之陳久者。1 見：萬物 W015。即：醬煮陳蒲也。

【陳槀（藁）】 陳年禾草。1 見：五十二病方 191 行。即：即燒陳槀其中，令其灰不盈半尺。

【陳薪】 乾柴。1 見：五十二病方 193 行。即：燔陳芻若陳薪，令病者北（背）火炙之。

【陳赤叔（菽）】 陳年紅豆。1 見：五十二病方 336 行。即：取陳赤叔（菽），冶。

【陳葵莖】 陳年冬葵的根莖。1 見：五十二病方 365 行。即：取陳葵莖，燔冶之。

【陳葵穜（種）】 陳年冬葵子。2 見：五十二病方 166、205 行。五十二病方 166：冶筴（策）蕢少半升、陳葵穜（種）一□。

【陳駱蘇】 陳年駱酥。1 見：武威醫簡 87 簡甲。即：取陳駱蘇一升。

【蚩鄉軷者】 小蟲聚集的竹管，當爲竹蛊。1 見：養生方 21 行。即：以五月望取蚩鄉軷者，入篇□盈。

【桑】 桑木。1 見：五十二病方 383 行。即：并以金銚熿桑炭，熹（爇）茀（沸），發臺（歊）。

【桑汁】 桑葉汁。1 見：五十二病方 373 行。即：蛇齧：以桑汁涂（塗）之。

【桑枝】 植物類藥名。1 見：房內記 8 行。即：取春鳥卵，卵入桑枝中，烝（蒸）之。

【桑卑（蜱）肖（蛸）】 即桑螵蛸。1 見：武威醫簡 47 簡。即：桑卑（蜱）肖（蛸）十四枚，䗪虫（蟲）三枚。

【桑螵蛸】 動物類藥名。1 見：居延新簡 EPT40：191B。即：□桑螵蛸未有，遠志四⊘

十一畫

【理石】 礦物類藥名。1 見：萬物 W035。即：理石、朱（茱）臾（萸）可以損勞也。

李（理）石 1 見：敦煌漢簡 563B 簡。即：李（理）石十分。

【乾苺】 當爲乾苺，即乾燥的蛇苺。1 見：五十二病方 469 行。即：更復〖□□□□□□〗乾苺用之。

【乾桑】 植物類藥名。1 見：居延新簡 EPT40：191B。即：乾桑一分半。

【乾蔥】 乾枯的蔥根。1 見：五十二病方 163 行。即：〖□□〗□□沺□乾蔥⊘

【乾薑】 植物類藥名。4 見：房內記 18 行，肩水金關漢簡 73EJT30：193，張家界古人堤簡牘 1 正面，尚德街簡牘 181 簡。房內記 18：取桂、乾薑各一。

乾畺（薑） 1 見：養生方 165 行。即：取〖烏〗豙（喙）三果（顆），乾畺（薑）五。

乾蘁（薑） 1 見：五十二病方 262 行。即：乾蘁（薑）二果（顆）。

乾樞（櫃—薑） 4 見：養生方 45、51、125(2) 行。養生方 45：取乾樞（櫃—薑）、桂、要（藁）若、蛇牀華、□，皆冶之。

【乾地黃】 植物類藥名。即乾燥的生地黃。1 見：尚德街簡牘 181 簡。即：乾地黃三分，黃芩三分。

【乾夸竈（竈）】 乾燥而大塊的竈心土。1 見：五十二病方 432 行。即：久疕不已（已），乾夸竈（竈），洵（潤）以傅之。

【乾當歸】 植物類藥名。2 見：武威醫簡 11、87 甲簡。武威醫簡 11：乾當歸二分。

【著（藷）若（蔗）汁】 甘蔗汁。1 見：五十二病方 264 行。五十二病方 263 - 264：取著（藷）若（蔗）汁二斗以漬之。

【萊】 即藜，又名紅心灰藋。2 見：五

十二病方 183 行,養生方 18 行。五十二病方 183:享(亨—烹)菜而歠(飲)其汁。

【菓(藻)草】　植物類藥名。2 見:武威醫簡 88 甲、88 乙簡。武威醫簡 88 甲:菓(藻)草二束。

【菌桂】　植物類藥名。6 見:里耶秦簡 8 - 1221 簡,五十二病方 382 行,養生方 51、113、125(2)行。里耶秦簡 8 - 1221:枯櫃(薑)、菌桂冶各一。

困(菌)桂　1 見:五十二病方 240 行。即:冶困(菌)〖桂〗尺,獨□一升,并冶。

【萆薢】　植物類藥名。1 見:養生方 149 行。即:萆薢、牛卻(膝)各五捼(樈)。

萆英(薢)　2 見:養生方 109、110 行。養生方 109:即取萆英(薢)寸者,置牛肉中。

萆葜(薢)　1 見:養生方 122 行。即:取萆葜(薢)長四寸一把。

【菩】　竹皮。1 見:養生方 85 行。養生方 85 - 86:桂尺者五廷(梃)〖□□□□〗□之菩半尺者一捼(樈)。

【菡】　盧茹。1 見:五十二病方 264 行。即:菡者,荊(荊)名曰盧茹。

【菡莖】　盧茹莖秆。1 見:五十二病方 263 行。即:取菡莖乾冶二升。

【黃土】　礦物類藥名。1 見:萬物 W018。即:魚與黃土之已痔也。

【黃芩】　植物類藥名。13 見:五十二病方 304 行,養生方殘片 107,武威醫簡 15、46、82 甲、82 乙、83 甲、91 甲簡,敦煌漢簡 563A、1177 簡,肩水金關漢簡 73EJF2:47A,張家界古人堤簡牘 1 正面,尚德街簡牘 181 簡。五十二病方 304:戴糝(糝—糝)、黃芩、白薊(薇),皆居三日。

黃枔(芩)　2 見:五十二病方 68 行(2)。五十二病方 68:黃枔(芩)長三寸。

黃黔(芩)　3 見:五十二病方 19、44、275 行。五十二病方 19:冶黃黔(芩)與

〖□□□□〗煎彘(豙)膏〖以〗□之。

黃黔(芩)　1 見:五十二病方 17 行。即:黃黔(芩)二梃。

【黃連】　植物類藥名。2 見:武威醫簡 82 甲、91 乙簡。武威醫簡 82 甲:黃連四分。

【黃耆(耆)】　植物類藥名。2 見:五十二病方 284 行(2)。五十二病方 284:〖肉〗雎(疽)〖倍〗黃耆(耆)。

黃苔(耆)　1 見:五十二病方 288 行。即:以白薟、黃苔(耆)、芍藥、甘草四物〖□〗者(煮)。

【黃牛膽】　黃牛膽囊。1 見:五十二病方 239 行。即:其藥曰陰乾黃牛膽。

【黃蜂百】　疑指露蜂房,即大黃蜂窠。1 見:養生方 33 行。即:取黃蜂百,以美醬一栝(杯)漬。

【黃蜂駘】　即黃蜂飴,又稱黃蜂蜜。1 見:養生方 32 行。即:取黃蜂駘廿,置一栝(杯)醴中。

【黃雌雞】　黃母雞。1 見:五十二病方 271 行。即:以酱(醬)灌黃雌雞,令自死。

【桼(漆)】　澤漆。5 見:養生方 154、156、163 行,居延漢簡 265:41、265:41簡。養生方 154:取桼(漆)、〖節〗之莖,少多等。

【麥】　麥子。4 見:五十二病方 314 行(2),養生方 28 行,居延新簡 EPT56:228。五十二病方 314:煮麥,麥孰(熟),以汁洶(洗)之。

【麥鞠(麴)】　用麥子製作的酒母。2 見:里耶秦簡 8 - 258 簡,養生方 164 行。里耶秦簡 8 - 258:☑□魯冶麥鞠(麴)三。

【麥麵】　雜有麥麩的麥麵。2 見:養生方 152、164 行。養生方 152:冶雲母、銷松脂等,并,以麥麵捖(丸)之。

【梓莢】　梓樹果實,即梓樹的細長蒴果。1 見:萬物 W076。即:梓莢、莎根

可以□。

【梓葉】 梓樹葉。1見：五十二病方315行。即：炙梓葉，溫之。

【梓實】 梓樹果實。1見：養生方43行。即：漬梓實一斗。

【梓根汁】 植物類藥名。1見：萬物W004。即：梓根汁可為堅體（體）也。

【野彘（彘）肉】 野豬肉。1見：五十二病方99行。即：煮鹿肉若野彘（彘）肉，食之。

【野獸（獸）肉食者五物之毛】 五種食肉野獸的毛。1見：五十二病方250行。即：取野獸（獸）肉食者五物之毛等，燔冶。

【蛇】 動物類藥名。2見：五十二病方448行(2)。五十二病方448：以烏雄雞一、蛇一，并直（置）瓦赤鋪（脯）中。

【蛇兌（蛻）】 動物類藥名。又名蛇皮、蛇退、龍衣、蛇殼。1見：五十二病方152行。即：取蛇兌（蛻）〖□〗鄉（鄉）者。

【蛇牀】 植物類藥名。2見：養生方85行，房內記20行。養生85：〖□□〗蛇牀泰半參。

【蛇膏】 蛇油。1見：五十二病方368行。即：先善以水洵（洗），而炙蛇膏令消，傅。

【蛇牀華】 蛇牀花。1見：養生方45行。即：取乾橿（橿—薑）、桂、要（蔂）苔、蛇牀華、□，皆冶之。

【蛇牀實】 蛇牀子。1見：五十二病方370行。即：冶蛇牀實，以牡蠡（蠡）膏饍。

【蜌蠃】 即勃蠃，又稱蝸牛。1見：養生方47行。即：五月取蜌蠃三斗、桃實二斗，并撓。

蕭（蜌）選（蠃） 2見：養生方90行(2)。養生90：取蕭（蜌）選（蠃）一斗，二分之，以截漬一分而暴（曝）之冬（終）日。

【烏卵】 鳥蛋。3見：五十二病方117、125行，房內記1行。五十二病方117：以鳥卵勿毀半斗。

【烏產不殼者】 不能孵化的鳥蛋。1見：養生方57行。即：取鳥產不殼者，以一食其四□

【脯】 ① 乾肉。2見：養生方31行(2)。即：□其汁漬脯三日；食脯四寸，六十五。

② 位於"犬脯"之後，承前省略，指狗乾肉。1見：養生方171行。養生171-172：若犬脯〖□□〗，復漬汁……食脯一寸勝一人，十寸勝十人。

【魚】 動物類藥名。4見：萬物W018、W039、W057、W098。萬物W018：魚與黃土之已痔也。

【魚衣】 應為水藻。1見：五十二病方322行。即：燔魚衣，以其灰傅之。

【魚齿（腦）】 動物類藥名。1見：房內記殘片4。即：□魚齿（腦）□□

【埶（熟）地黃】 植物類藥名。1見：居延新簡EPT40：191B。即：埶（熟）地黃五分。

【庶】 疑讀為"蔗"，即甘蔗。1見：五十二病方360行。即：冶烏喙（喙）、黎（藜）盧（蘆）、蜀叔（菽）、庶、蜀枲（椒）、桂各一。

【麻黃】 植物類藥名。2見：武威醫簡42簡，張家界古人堤簡牘1正面。武威醫簡42：麻黃丗分。

【產齊（薺）】 即生薺苨，又名杏葉沙參、土桔梗。1見：五十二病方71行。即：炙〖□〗，歓（飲）小童弱（溺），若產齊（薺）、赤豆，以水歓（飲）〖之〗。

【產豚豭（喙）】 生豬嘴。1見：五十二病方89行。即：以產豚豭（喙）麻（磨）之。

【鹿肉】 動物類藥名。1見：五十二病方99行。即：煮鹿肉若野彘（彘）肉，食之。

【鹿角】 動物類藥名。1見：五十二病

方 90 行。即：即燔鹿角，以弱（溺）歃（飲）之。

【鹿朏】　鹿血。朏，读作"衄"。1 見：養生方 53 行。即：以牛若鹿朏骰，令女子自㕑（探）入其戒中。

【㐆（藙）之朱（茱）臾（萸）】　煎茱萸，又稱食茱萸。1 見：五十二病方 192 行。即：棗十四、㐆（藙）之朱（茱）臾（萸）、椒。

【商〈商〉牢】　商陸別名。1 見：五十二病方 287 行。即：取商〈商〉牢漬鹽（醢）中。

【商𡐨（陸）】　植物類藥名。2 見：萬物 W011、W090。萬物 W011：商𡐨（陸）、羊頭之已鼓張（脹）也。

【敝褐】　破舊的粗麻衣。1 見：五十二病方 323 行。即：燔敝褐，冶，布以傅之。

【敝蒲席】　敗蒲席。1 見：五十二病方 102 行。即：敝蒲席若藉（薦）之弱（蒻），繩之，即燔其末。

【清】　濾去滓的甜酒。1 見：五十二病方 133 行。即：以清煮膠，以涂（塗）之。

【渍（酢）漿】　因放置時間長而變成酸味的淘米汁。1 見：五十二病方 371 行。即：先以渍（酢）漿□〔□〕傅。

【渍（酢）瀡（截）】　酸醋。1 見：養生方 170 行。即：取蠃四斗，以渍（酢）瀡（截）漬二日。

【淳（醇）曹（糟）】　酒渣。1 見：養生方 118 行。即：烏豙（喙）□□淳（醇）曹（糟）四斗。

【淳酸】　濃醋。1 見：居延新簡 EPS4.T2：65。即：以淳酸漬之壹宿。

【宿鳥】　歇宿之鳥。1 見：萬物 W077。即：宿鳥可以□□。

【宛（菀）】　即紫菀。1 見：養生方 106 行。即：春秋時取宛（菀），陰乾。

【密（蜜）】　蜂蜜。3 見：武威醫簡 29、80 甲、82 甲簡。武威醫簡 29：丸以密

（蜜），大如吾（梧）實。

䨞（蜜）　5 見：五十二病方 187 行，養生方 45 行，養生方殘片 59、80，房内記 20 行。五十二病方 187：浚取其汁，以䨞（蜜）和。

置〈蜜〉　1 見：萬物 W017。即：美糗以置〈蜜〉。

【細辛】　植物類藥名。12 見：養生方 113、125(2)行，武威醫簡 6、8、55、77 簡，萬物 W016，敦煌漢簡 2012 簡，居延漢簡 89：20、149：32 簡，張家界古人堤簡牘 1 正面。養生方 113：取菌桂二，細辛四，秋一。

十二畫

【款東（冬）】　植物類藥名。1 見：武威醫簡 80 簡甲。即：款東（冬）一升。

【賁豬肪】　閹割後的公豬油。賁，讀爲"豶"。1 見：武威醫簡 58 簡。武威醫簡 58‑59：取賁豬肪三斤，先前（煎）之。

【萩】　青蒿別名。2 見：五十二病方 264 行，養生方 113 行。五十二病方 264：青蒿者，荊（荆）名曰萩。

【萩莢】　皂莢別名。1 見：養生方 88 行。即：〔取〕萩莢二，冶之。

【薊】　同"薊"，即芙草。1 見：五十二病方 88 行。即：以薊印其中顛。

【葵】　① 指冬葵子。2 見：五十二病方 184 行，萬物 W073。五十二病方 184：享（亨—烹）葵，熱歠（歠）其汁。
② 指葵根。1 見：五十二病方 430 行。即：鏖葵，漬以水。

【葵莖】　葵枝。1 見：五十二病方 109 行。即：以朔日，葵莖靡（磨）又（疣）二七。

【葵斡】　葵莖。1 見：五十二病方 109 行。即：今日朔，靡（磨）又（疣）以葵斡。

【葵穜（種）】　葵籽。2 見：五十二病方 181、186 行。五十二病方 181：以水

一斗煮葵穜(種)一斗。

【椅桐汁】 白桐汁。1見：養生方82行。養生方82－83：即取穀(穀)、椅桐汁〖□□□□□〗餘(塗)所漬布。

【椒】 即蜀椒。3見：五十二病方1、192、306行。五十二病方191－192：即茜(皂)莢一、棗十四、家(藭)之朱(茱)臾(萸)、椒，合而一區。

梀(椒) 4見：五十二病方284、312行，養生方殘片55，房內記9行。五十二病方284：薑(薑)、梀(椒)、朱(茱)臾(萸)。

【棗】 植物類藥名。3見：五十二病方192、274行，武威醫簡80簡甲。五十二病方192：茜(皂)莢一、棗十四。

【棗脂】 棗膏。2見：養生方45、175行。養生方45：以靁(蜜)若棗脂和丸，大如指端。

【棗膏】 棗泥。3見：房內記20、22、24行。房內記20：以靁(蜜)若棗膏和丸之。

【棗穜(種)庰(麤)屑】 棗子外皮的粗屑。1見：五十二病方186行。即：取棗穜(種)庰(麤)屑二升。

【酢漿】 醋。1見：武威醫簡52－53簡。即：合和，以方寸〈匕〉，酢漿飲之。

【雄黃】 礦物類藥名。5見：五十二病方348、418(2)、419行，武威醫簡86簡甲。五十二病方348：冶雄黃，以麇〈麋〉膏脩(滫)。

【雄雞】 公雞。1見：養生方30行。即：取雄雞一，產搣。

【雄雞矢】 公雞屎。1見：五十二病方409行。即：取雄雞矢，燔，以熏其痔。

【雄佳左蚤(爪)】 公鳥左腳爪。1見：雜禁方9簡。即：取雄佳左蚤(爪)四，小女子左蚤(爪)四，以螫熬。

【雲母】 礦物類藥名。1見：養生方152行。即：冶雲母、銷松脂等。

【量簀】 薑黃。1見：五十二病方246行。即：燔量簀，冶桂五寸。

【景天】 植物類藥名。1見：五十二病方189行。即：取景天長尺、大圍束一，分以爲三。

【蛫】 螃蟹。1見：五十二病方86行。即：窐(齏)蛫，傅之。

【黑叔(菽)】 黑豆。3見：病方309簡，五十二病方174、272行。病方309：取肥牛膽盛黑叔(菽)中，盛之而係(繫)。

【黑騭犬卒歲以上者之心肺肝】 年齡一歲以上的黑雄狗的心、肺、肝。1見：養生方67行。即：以其清煮黑騭犬卒歲以上者之心肺肝□。

【無(蕪)夷(荑)中竈〈覈(核)〉】 即蕪荑仁。1見：五十二病方337行。即：取無(蕪)夷(荑)中竈〈覈(核)〉，冶。

【智(蜘)蛛】 動物類藥名。1見：萬物W030。即：智(蜘)蛛令人疾行也。

【黍】 黍米。3見：五十二病方85行，養生方164、166行。五十二病方85：并黍、叔(菽)、秌(秫)而炊之。

【黍米】 植物類藥名。1見：養生方11行。即：爲醴，取黍米、稻米〖□□□□〗。

【黍稈】 黍莖。1見：五十二病方202行。即：以醴、酉(酒)三乃(迺)煮黍稈而歙(飲)其汁。

【黍脊(膌)】 用黍米做成的祭飯。1見：五十二病方253行。五十二病方252－253：取內戶旁祠空中黍脊(膌)、燔死人頭，皆冶。

【黍潘】 淘洗黍米的汁水。1見：五十二病方438行。即：先以黍潘執(熟)泡(洗)涿(瘃)。

【黍米泔】 淘米水。1見：房內記7行。即：取黍米泔若流水，以泡(洗)之。

【貸(代)赭】 礦物類藥名。1見：武威醫簡56簡。即：赤石脂、貸(代)赭、赤豆初生未臥者。

貨（代）堵（赭）　1見：張家界古人堤簡牘1正面。即：貨（代）堵（赭）七分。

【復纍】　疑即覆盆子。1見：萬物W049。即：〖與復纍之〗令甲能濕也。

腹纍　1見：萬物W011。即：釃腹纍也。

【飯焦】　鍋粑，又稱鍋焦。1見：五十二病方434行。即：燔飯焦，冶，以久膏和傅。

【善布】　優質布匹。1見：房內記5行。即：取善〖布〗二尺，漬□中，陰乾。

【善酒】　優質酒。2見：五十二病方123行、養生方28行。五十二病方123：巳（已）傅藥，即歙（飲）善酒，極厭（饜）而止。

【善桼（漆）】　優質漆。1見：養生方130行。即：復湯（暘）□□〖□□□□〗以善桼（漆）繫之，乾。

【善絮】　優質麻絮。1見：房內記14行。即：以善絮□□□□□□盡釃。

【善截】　優質醋。2見：五十二病方359、378行。五十二病方359：燔牡鼠矢，冶，以善截饍而封之。

【善膠】　優質膠。1見：居延漢簡265：41簡。即：善膠一斤。

【善鬻（粥）】　好稀飯。1見：房內記33行。即：☑半，皆冶，并合，大如□，置善鬻（粥）☑

【善水鬻（粥）】　好水熬製的稀飯。1見：養生方13行。即：爲不起者，旦爲善水鬻（粥）而〖□□，以〗厭爲故。

【善白布】　優質白色布匹。1見：房內記11行。即：取穀汁一斗，漬善白布二尺。

【善伐米】　優質舂米。1見：五十二病方283行。即：善伐米大半升。

【曾青】　礦物類藥名。3見：武威醫簡13、16、50簡。武威醫簡13：曾青一分。

【溣汲】　溣汲水，即地漿。6見：五十二病方52、57、97、114、169、374行。五十二病方52：爲溣汲三渾，盛以桮（杯）。

【溣汲水】　地漿。1見：五十二病方167行。即：溣汲水三什，以龍須（鬚）一束并者（煮）□☑

【湯氣】　熱水蒸汽。1見：居延新簡EPT50：26。即：旦以湯器置阬（坑）下，令湯氣上動（熏）創中。

【滑石】　礦物類藥名。1見：武威醫簡10簡。即：兔（菟）系（絲）實、滑石各七分。

【湩】　牛羊乳汁。1見：十問72簡。即：禹於是歙（飲）湩。

【寒水】　冷水。1見：武威醫簡87簡甲。即：冶赤石脂，以寒水和。

【猪膏】　豬油。2見：五十二病方37行、萬物W021。五十二病方37：漬以〖□□□□□〗猪膏煎汁。

猪（豯）膏　6見：五十二病方14、19、44、298、362、462行。五十二病方14：取猪（豯）膏、□衍并冶。

十三畫

【截】　醋。4見：五十二病方357、425行，養生方90行，萬物W009。五十二病方357：并以截□斗煮之。

【遠志】　植物類藥名。2見：武威醫簡85簡乙，居延新簡EPT40：191B。武威醫簡85乙：方（防）風、遠志、杜仲。

【鼓〈豉〉汁】　豉豆之汁。1見：武威醫簡15簡。武威醫簡14-15：冶龍骨三指撮。

鼓（豉）汁　1見：武威醫簡54簡。即：冶龍骨三指撮，以鼓（豉）汁飲之。

【蓐】　被蓐。1見：胎產書31行。即：即燔其蓐，置水中。

【蒼梗蛇】　即黑花蛇。1見：養生方174行。即：白臘蛇若蒼梗蛇長三四寸。

【蓬藥（虆）】　即覆盆。1見：五十二

病方 286 行。即：三汋煮蓬虆（虆），取汁四斗，以洒雎（疽）癰。

【蒿】 植物類藥名。2 見：胎產書 22 行，萬物 W067。胎產書 22：取蒿、牡、卑（蜱）稍（蛸）三，冶。

【楊思】 一種咬人的昆蟲。或疑爲蛄蝓。2 見：養生方 81、83 行。養生方 83 - 84：楊思者，〖□□□□□〗狀如小〖□□〗而蚰（螫）人。

【槐莢中實】 即槐實。1 見：養生方 144 行。即：取槐莢中實，置□〖□□□〗。

【槐東鄉（嚮）本、枝、葉】 槐樹朝東方向生長的根、枝榦和葉子。1 見：五十二病方 436 行。即：以槐東鄉（嚮）本、枝、葉，三汋煮。

【榆皮】 即榆白皮。1 見：五十二病方 417 行。即：以榆皮、白□、美桂，而并〖□□□〗傅空（孔）。

【當歸】 植物類藥名。2 見：敦煌漢簡 563A 簡，尚德街簡牘 181 簡。敦煌漢簡 563A：當歸、半夏、黃芩、蜀署、存付。

【署與（預）】 植物類藥名。又稱山藥。1 見：武威醫簡 85 簡乙。即：肉從（蓯）容（蓉）、天雄、署與（預）。

【蜀叔（菽）】 巴豆，又名巴菽。2 見：五十二病方 360、466 行。五十二病方 360：冶烏豙（喙）、黎（藜）盧（蘆）、蜀叔（菽）。

【蜀椒】 即巴椒，又稱花椒。13 見：武威醫簡 3、6、8、11、17、57、79、87 甲、89 甲簡，萬物 W066，敦煌漢簡 2012 簡，居延漢簡 136：25 簡，肩水金關漢簡 73EJT30：193。武威醫簡 3：此（柴）胡、桔梗、蜀椒各二分。

蜀焦（椒） 2 見：五十二病方 150、288 行。五十二病方 288：筭（桂）、薑（薑）、蜀焦（椒）、樹（朱）臾（萸）四物而當一物。

蜀朲（椒） 2 見：五十二病方 360 行，養生方殘片 75。五十二病方 360：庶、蜀

枺（椒）、桂各一。

【雉】 野雞。1 見：五十二病方 338 行。即：取雉矢，執蟲餘（徐）疾，雞羽自解隋（墮）。

【筴（策）蒉】 莃蒉。1 見：五十二病方 166 行。即：冶筴（策）蒉少半升、陳葵穜（種）一□。

【節】 “地節”之簡稱。3 見：養生方 154、156、163 行。養生方 163：細斬桼（漆）、節各一斗。

【鼠出（腦）】 動物類藥名。1 見：萬物 W017。即：蘭賓〈實〉、鼠出（腦）之已踊也。

【鼠壞（壤）】 礦物類藥名。1 見：萬物 W064。即：□□肥磽者之以半夏、鼠壞（壤）。

【鉛】 礦物類藥名。1 見：五十二病方 144 行。即：取蘭實〖□□□□〗去毒〖□〗之，以鉛〖傅〗宏。

【飴】 用米、麥熬成的糖漿。1 見：天長西漢藥方木牘 M19：40 - 13。即：飴五升。

【新乳狗子】 剛出生的小狗。1 見：病方 314 簡。即：取新乳狗子，盡鬻（煮）之。

【慈（磁）石】 礦物類藥名。1 見：武威醫簡 91 簡甲。即：慈（磁）石一斤半，百世。

兹（磁）石 1 見：武威醫簡 86 簡甲。即：兹（磁）石、玄石、消石。

【溫水】 熱水。1 見：五十二病方 299 行。即：〖傅〗樂（藥）前沑（洗）以溫水。

【溫酒】 熱酒。9 見：里耶秦簡 8 - 1397 簡，五十二病方 6、8、24、42、250 行，武威醫簡 13、18、85 甲簡。

【溫湯】 熱水。2 見：五十二病方 22 行，居延漢簡 89：20 簡。五十二病方 22：稍（消）石直（置）溫湯中，以沑（洗）癰。

【彘（彘）矢】 豬屎。2 見：五十二病

方 326、327 行。五十二病方 326：浴湯
熱者，熬虒（蘥）矢，漬以盪（醯）。

【虒（虒—鮷）魚】　鮎魚。1 見：五十
二病方 23 行。即：取虒（虒—鮷）魚，燔
而冶。

十四畫

【穀汁】　楮樹皮間白汁。3 見：五十二
病方 371 行，房内記 9、11 行。五十二病
方 371：以水銀、穀汁和而傅之。

【橐脂】　駱駝油。1 見：肩水金關漢簡
73EJF2：47A。即：白□一升，橐脂
一升。

【菫】　菫草、菫葵之省稱。1 見：五十
二病方 90 行。即：以菫一陽（煬）筑
（築）封之。

菫（菫）　1 見：五十二病方 63 行。即：
煮菫（菫），以汁洒之。

【菫葉】　菫草葉。2 見：五十二病方
179、339 行。五十二病方 339：夏日取
菫葉，冬日取其木〈本〉。

【蔥】　植物類藥名。3 見：病方 316
簡，五十二病方 444 行（2）。病方 316：
因多食蔥，令汗出。

【蔡（鉛）末】　即銅屑。1 見：五十二
病方 255 行。即：即取蔡（鉛）末、叔
（菽）酱（醬）之宰（滓）半，并薵（擣）。

【酸棗】　植物類藥名。1 見：養生方
104 行。即：其樂（藥）以烏□、莫石、澤
舄（瀉）、蘇（尤）、酸棗□

【酸漿（漿）】　酸醋。1 見：五十二病
方 206 行。五十二病方 206－207：泊以
酸漿（漿）〖□〗斗。

【酸棗根】　植物類藥名。1 見：五十
二病方 146 行。即：以酸棗根三〖□□
□□□□〗□以浴病者。

【蜚虫】　即飛虫，指鳥類。1 見：十問
11 簡。即：楼（接）陰將衆，鰠（繼）以
蜚虫。

【雌佳尾】　母鳥尾翼。1 見：雜禁方 7
簡。即：取兩雌佳尾，燔冶。

【蜱蛸】　即桑螵蛸。1 見：萬物
W018。即：蜱蛸、杏覈（核）之已癰
耳也。

卑（蜱）稍（蛸）　1 見：胎產書 22 行。
即：取蒿、牡、卑（蜱）稍（蛸）三，冶。

【鳴雄】　雄雞。2 見：十問 12 簡（2）。
即：興坡（彼）鳴雄，鳴雄有精。

【稱醴】　美酒，優質酒。2 見：養生方
29、63 行。養生方 29：以稱醴煮釐
（蘸）□

【僕纍】　蝸螺。1 見：五十二病方 349
行。即：冶僕纍，以攻（釭）脂饍而傅。

【貍皮】　即野貍皮。1 見：五十二病方
100 行。即：燔貍皮，冶灰，入酒中，歈
（飲）之。

【鵧干】　即射干。1 見：養生方殘片
117。即：□一名曰鵧干□

【膏】　① 泛指油脂。8 見：五十二病
方 234、274、276、314、487 行，五十二病
方殘片 10，養生方 103 行，武威醫簡 87
簡乙。五十二病方 274：煮一斗棗、一斗
膏，以爲四斗汁。

② 位於"虒膏""獼膏"之後，承前省略，
表示豬油。4 見：五十二病方 38、337、
462（2）行。五十二病方 38：下膏勿絶，
以欲（歙）寒氣。

【膏藥】　熬煉成膠狀的藥物，可用於外
敷或飲服。3 見：武威醫簡 17、88 甲、89
甲簡。武威醫簡 17：治百病膏藥方。

高（膏）藥　1 見：武威醫簡 88 簡乙。
即：治郊（婦）人高（膏）藥方。

膏菜（藥）　2 見：武威醫簡 57、67 簡。
武威醫簡 57：治千金膏菜（藥）方。

【齊（薺）石（實）】　薺菜籽。1 見：五
十二病方 5 行。即：冶齊（薺）石（實）
〖□〗，以〗淳酒漬而餅之。

【滿冬】　植物類藥名。1 見：養生方
112 行。即：滿冬、迷、房（防）風，各冶

之等。

【漏廬（蘆）】　植物類藥名。1 見：武威醫簡 11 簡。即：漏廬（蘆）二分。

扁（漏）籚（蘆）　1 見：五十二病方 408 行。即：燔扁（漏）籚（蘆），冶之。

十五畫

【熱酒】　溫酒。2 見：五十二病方 427 行（2）。五十二病方 427：之溫內，飲（飲）熱酒，巳（已）。

【穀〈穀〉】　即楮。簡帛醫書的醫方指楮樹皮間之汁。1 見：養生方 82 行。養生方 82-83：即取穀〈穀〉、椅桐汁〖□□□□□〗餘（塗）所漬布。

【蘭】　即蘭草。1 見：養生方 18 行。即：以五月望取萊、蘭，陰乾。

【樗】　同"樓""樗"，即臭椿。用其皮入藥，名叫樗皮、樗白皮。1 見：五十二病方 145 行。即：炙樗〖□□□□□〗傅宏。

【樓】　"栝樓"省稱。2 見：武威醫簡 88 甲、88 乙簡。武威醫簡 88 甲：樓三升。

【樊石】　礦物類藥名。1 見：武威醫簡 83 簡甲。即：樊石二分半。

蕃（礬）石　4 見：房內記 16、18、22、24 行。房內記 16：取蕃（礬）石、蕉（皂）莢、禹熏三物等。

【醇酒】　濃度高的酒。9 見：病方 323 簡，里耶秦簡 8-1221 簡，五十二病方 26、30、171、301 行，房內記 43 行，居延漢簡 265：41 簡，羅布淖爾漢簡 L49A。病方 323：燔劍若有方之端，卒（焠）之醇酒中。

淳酒　14 見：病方 311、313 簡，五十二病方 5、142、189、272、307、309、420 行，養生方 148、150 行，十問 77 簡，武威醫簡 12、47 簡。病方 311：以淳酒漬布，飲（飲）之。

敦（淳）酒　1 見：五十二病方 43 行。

即：擇蔓（蔓）一把，以敦（淳）酒半斗者（煮）潰（沸）。

【醇溫（醯）】　濃醋。1 見：武威醫簡 71 簡。即：合和，以醇溫（醯）漬。

淳醯　1 見：武威醫簡 89 簡甲。即：漬以淳醯三升。

淳溫（醯）　1 見：武威醫簡 58 簡。即：用淳溫（醯）三升漬之。

【豬肪】　豬油。1 見：武威醫簡 17 簡。即：豬肪三斤，煎之。

【豬膏】　豬油。3 見：五十二病方 338、425 行，養生方 118 行。五十二病方 338：取灰，以豬膏和。

【豬靁（苓）】　植物類藥名。1 見：養生方 51 行。即：煮豬靁（苓）去滓。

【豬煎膏】　煎製的豬油。1 見：五十二病方 48 行。即：以豬煎膏和之。

【豬織（臟）膏】　豬油。1 見：五十二病方 464-465 行。即：以豬織（臟）膏和，傅之。

【豬肉肥者】　肥豬肉。1 見：五十二病方 414 行。即：□豬肉肥者〖□□〗傅之。

【貙〈貙〉膏】　貙油。1 見：萬物 W019。即：貙〈貙〉膏之美禾也。

【數年陳藁】　生長多年的陳年禾草。1 見：五十二病方 438 行。即：即燔數年〖陳〗藁，〖□〗其灰，冶。

【遺弱（溺）】　小便，人尿。1 見：胎產書 22 行。即：遺弱（溺）半升，□隨堅而少汁。

【罷合】　即百合。1 見：五十二病方 297 行。即：白莶（蘞）三，罷合一，并冶。

【智（智—蜘）蛛罔（網）】　動物類藥名。1 見：養生方 62 行。即：煎白蟨（蠅）丘（蚯）引（蚓）、殼智（智—蜘）蛛罔（網）及苦瓠。

【稻】　稻米。1 見：養生方 164 行。養生方 164-165：即浚□〖□麥〗蹢黍稻

〖□□〗□各一斗。

【稻米】 稻穀碾成的米。1見：養生方
11行。即：爲醴，取黍米、稻〖□□
□〗。

【稻醴】 用稻米釀製的酒。1見：養生
方12行。即：稻醴孰（熟），即誨（每）朝
厭歓（歠）。

【劍】 古代金屬兵器，兩面有刃，中間
有脊。1見：病方323簡。即：燔劍若
有方之端，卒（焠）之醇酒中。

【膠】 動物類藥名。8見：五十二病方
128、133、171、181、194、317行，居延漢
簡265：41簡（2）。五十二病方128：煮
膠，即置其鬴（甌）於秩火上，令藥已
（已）成而發之。

【魯氏青】 魯氏青散，一種方劑名稱。
1見：武威醫簡42簡。即：治魯氏青行
解解腹方。

【調中茶（藥）】 調理中氣之藥。1見：
武威醫簡70簡。即：不出，更飲調中茶
（藥）。

【稟（藁）本】 植物類藥名。3見：病
方315簡（2），養生方141行。病方
315：取稟（藁）本小弱者，齊約大如
小指。

【厲（蠣）】 即牡蠣。1見：五十二病方
177行。即：治厲（蠣）。

【蹎（顛）棘】 天門冬別名。3見：養
生方3行（2），養生方殘片138。養生方
3：刌蹎（顛）棘長寸〖□〗節者三斗。

【蹎（顛）棘根】 天門冬之根。1見：
養生方65行。即：用蹎（顛）棘根刌之，
長寸者二參。

【慶（蛢）良（蜋）】 動物類藥名。2
見：五十二病方356、357行。五十二病
方356：膏（擣）慶（蛢）良（蜋），餶以醯。

【筶藍】 酸菜醬。1見：萬物W036。
即：筶藍歓（飲）酒每不傷也。

【潘石】 即礬石。1見：養生方85行。
即：潘石三指寂（最—撮）一。

【醬（醬）】 醋。1見：五十二病方271
行。即：痔者，以醬（醬）灌黃雌雞，令自
死，以菅裹，涂（塗）上，炮之。

將（醬） 1見：養生方42行。即：治
陰，以將（醬）漬松〖□□□□□□□□
□□□□□□□〗其中。

十六畫

【𦞕（鬊）灰】 即血餘炭，頭髮灰末。1
見：五十二病方352行。即：冶牛勒
（膝）、燔𦞕（鬊）灰等。

【駱阮】 苦參別名。2見：五十二病方
268、270行。五十二病方270：駱阮，一
名曰白苦、苦浸（浸—蔆）。

【駱蘇】 用駱駝乳製成的酥。1見：武
威醫簡87簡甲。即：以駱蘇煎之，
三沸。

【駢石】 當爲石鐘乳之類的礦物藥名。
1見：養生方146行。即：其中有石，名
曰駢石。

【雚（鸛）巢下蒿】 生長在鸛巢下的白
蒿。1見：五十二病方204行。即：先
取雚（鸛）巢下蒿。

【薑】 植物類藥名。14見：房內記9、
20行，武威醫簡4、8、9、31、52、79、82甲
簡，敦煌漢簡563A、2012簡，居延漢簡
136：25、505：16簡，居延新簡EPT9：
7B。房內記9：取桂、薑、林（椒）、蕉
（皂）莢等。

畺（薑） 2見：五十二病方1、284行。
五十二病方1：桂、畺（薑）、椒。

彊（薑） 1見：房內記22行。即：桂、
彊（薑）各一。

橿（薑） 1見：養生方殘片157。即：☐
四、橿（薑）☐

桓（橿—薑） 2見：五十二病方306行，
養生方127行。五十二病方306：雎
（疽），桓（橿—薑）、桂、椒□。

薀（薑） 1見：五十二病方288行。即：

笙（桂）、薑（薑）、蜀焦（椒）、樹（茱）臾（萸）四物而當一物。

薑（薑）　1見：五十二病方殘片79。即：☐易薑（薑）☐

【薑葉】　植物類藥名。1見：萬物W031。即：☐薑葉使人忍寒也。

【燕矢】　燕屎。1見：萬物W002。即：已瘃（癉）以石韋與燕矢也。

【蠚】　即蝦蟆。1見：萬物W006。即：烏喙與蠚之已節（癤）☐也。

【萸（萸）】　"茱萸"之省稱。1見：天長西漢藥方木牘M19：40-13。即：萸（萸）四兩。

【薪（辛）夷】　植物類藥名。2見：里耶秦簡8-1057簡，五十二病方23行。里耶秦簡8-1057：〖長〗石、薪（辛）夷、甘草各與黔〔鼠〕。

【薪（新）雉】　即辛夷。1見：五十二病方382行。即：白芷、白衡、菌○桂、枯畺（薑）、薪（新）雉，凡五物等。

【薛（糵）】　糵米，穀芽。1見：五十二病方41行。即：潚與薛（糵）半斗。

【薛荔根】　即木連根。1見：房內記51行。房內記51-52：以五物與薛荔根裝甌中。

【囊吾】　植物類藥名。1見：武威醫簡80簡甲。即：囊吾一升。

【囊莫】　疑即囊吾。或說即"囊盧""托盧"，爲枸杞之別名。2見：病方321簡，五十二病方60行。病方321：上囊莫以丸礜。

【頭垢】　動物類藥名。1見：五十二病方185行。即：以酒一音（杯），漬襦頸及頭垢中。

【頭脂】　頭垢。2見：五十二病方360、418行。五十二病方360：以頭脂〖☐裹〗以布，炙以尉（熨）。

【霍（藿）汁】　豆葉汁。1見：五十二病方74行。即：以霍（藿）汁粲（餐）叔（菽）若苦。

【蕹（薙）】　藠頭。5見：里耶秦簡8-1620簡，五十二病方43、195、443行，養生方29行。五十二病方43：擇蕹（薙）一把。

【盧茹】　蘆的別名，即蘆茹。1見：五十二病方264行。即：蘆者，荊（荊）名曰盧茹。

【臟膏】　豬油，用作賦形劑。1見：五十二病方253行。即：皆冶，以臟膏濡。

志（臟）膏　1見：養生方64行。即：冶柳付（柎），與志（臟）膏相挈和。

職（臟）膏　1見：五十二病方21行。即：以職（臟）膏弁，封瘯。

識（臟）膏　1見：五十二病方367行。即：燔而冶之，以識（臟）膏☐而〖☐☐☐〗已（已）。

【鮒魚】　鯽魚。1見：五十二病方262行。五十二病方261-262：取弱（溺）五斗，以煮青蒿大把二、鮒魚如手者七。

【錂（蜂）駘】　即蜂飴，指蜂蜜。1見：五十二病方372行。即：財冶犁（藜）盧（蘆），以錂（蜂）駘弁和之。

【麇〈麋〉膏】　獐油。2見：五十二病方348、355行。五十二病方348：冶雄黃，以麇〈麋〉膏脩（滫）。

【麇〈麋〉職（臟）膏】　獐油。1見：五十二病方365行。即：以麇〈麋〉職（臟）膏敢（殽）弁，以傅瘯。

【龍骨】　礦物類藥名。3見：武威醫簡14、54、82甲簡。武威醫簡14-15：冶龍骨三指撮。

【龍須（鬚）】　石龍芻別名。2見：五十二病方167行，萬物W072。五十二病方167：湮汲水三什，以龍須（鬚）一束并者（煮）☐☐☐

【龍憨（膽）】　植物類藥名。1見：養生176行。即：烏豙（喙）五，龍憨（膽）三。

【甊帶】　束甊的帶子。1見：萬物W085。即：☐囊與甊帶之。

【澤(釋)泔】　淘米汁。2見：五十二病方294、375行。五十二病方294：〖□□〗澤(釋)泔二參。

【澤瀉】　植物類藥名。1見：肩水金關漢簡73EJF2：47A。即：人參六分,澤瀉三分。

澤烏(瀉)　2見：養生方104行,武威醫簡6簡。武威醫簡6：蜀椒三分,澤烏(瀉)五分。

澤寫(瀉)　1見：居延新簡EPT65：476。即：☑氣□臟方：補諸與澤寫(瀉)、門冬、□□各□☑

十七畫

【戴糝(糂一糝)】　黃耆別名。1見：五十二病方304行。即：戴糝(糂一糝)、黃芩、白薊(薇),皆居三日。

【轂中膏】　即車轂脂,又稱軸脂、轄脂、缸膏。1見：萬物W084。即：轂中膏與。

【藉(薦)之弱(蒻)】　草席上的墊子。1見：五十二病方102行。即：取敝蒲席若藉(薦)之弱(蒻),繩之,即燔其末。

【鞠(麴)汁】　酒曲之汁。1見：養生方165行。即：以鞠(麴)汁脩(滫)之,如恆飯。

【薺孰(熟)乾實】　成熟且乾燥的薺菜子。1見：五十二病方25行。即：取薺孰(熟)乾實,燀(熬)令焦黑。

【獂膏】　豬油。1見：萬物W013。即：獂膏可以美□也。

【闌(蘭)本】　蘭草之根。1見：里耶秦簡8-1230簡。即：一曰取闌(蘭)本一斗。

【闌(蘭)根】　蘭草之根。1見：五十二病方425行。即：取闌(蘭)根、白付,小刌一升。

【闌(蘭)葉】　蘭草之葉。1見：療射工毒方23行。即：取闌(蘭)葉,產壽(擣)。

【鑒(鍛)鐵者灰】　即鐵落。1見：五十二病方456行。即：取鑒(鍛)鐵者灰三〖□□〗。

【鼢鼠】　動物類藥名。4見：里耶秦簡8-1057簡(2),五十二病方23、23-24行。五十二病方23：取鼢鼠,乾而冶。

【龜】　烏龜。1見：萬物W033。即：使人倍力者以羊與龜。

【龜板】　龜甲。1見：敦煌漢簡1177簡。即：取桔梗、龜板、芍藥各二分。

【龜齒(腦)】　龜之腦髓。1見：五十二病方259行。五十二病方259-260：弗能剝(剝),□龜齒(腦)與地膽蟲相半。

【爵(雀)甕(甕)】　即蛅蟖房。1見：胎產書21行。即：呻(吞)爵(雀)甕(甕)二。

烏甕(甕)　1見：胎產書21行。即：取烏甕(甕)中虫青北(背)者三。

【鮮產魚】　新鮮活魚。1見：五十二病方135行。即：以鮮產魚,奎(擣)而以鹽財和之。

【鮮鯉魚鬻(粥)】　新鮮鯉魚熬成的粥。1見：胎產書23行。即：□鮮鯉魚鬻(粥)令(?)食之。

【蘆虫(蟲)】　動物類藥名。2見：武威醫簡47、50簡。武威醫簡47：蘆虫(蟲)三枚。

席(蘆)虫(蟲)　1見：武威醫簡91簡甲。即：席(蘆)虫(蟲)半升,廿五。

【蔍(藤)蕪本】　藤蕪根,即芎藭。2見：五十二病方76、272行。五十二病方76：取蔍(藤)蕪本若□薺一〖□〗〖□〗。

【鱉(鱉)】　甲魚,又稱團魚。1見：療射工毒方21行。即：刑鱉(鱉),歆(飲)其血。

【濡漿(漿)】　醋漿。1見：五十二病方384行。即：且以濡漿(漿)細(洗),復傅之。

十八畫

【藥將(漿)】 已熬製的湯藥。1見：五十二病方 263 行。即：因(咽)敝(蔽)，歆(飲)藥將(漿)，毋歆(飲)它。

藥漿(漿) 1見：五十二病方 263 行。即：爲藥漿(漿)方。

【蒜(蒜)】 大蒜。2見：五十二病方 184 行，療射工毒方 7 行。五十二病方 184：即〖□〗□蒜(蒜)，以多爲故。

【醪】 汁渣混合的酒，即濁酒，又稱醪糟。4見：養生方 28、154、163 行，養生方殘片 81。養生方 28：以善酒三斗漬麥〖□□□□□□□□□□□□□〗成醪歆(飲)之。

【醪勺(酌)】 濁酒。1見：養生方 28 行。即：爲醪勺(酌)。

【碾(鼫)】 即鼫鼠。1見：萬物 W091。即：唯碾(鼫)與□。

【瞿麥】 植物類藥名。1見：武威醫簡 10 簡。武威醫簡 9 - 10：莁(尤)、薑、瞿麥各六分。

【礜】 礜石。8見：病方 321 簡，五十二病方 38、40、60、357、360、423、431 行。病方 321：上橐莫以丸礜。

【礜石】 礦物類藥名。1見：武威醫簡 86 簡甲。即：雄黄、丹沙、礜石。

【雞子】 雞蛋。1見：武威醫簡 59 簡。即：取菜(藥)成(盛)以五分匕一置雞子中。

【雞血】 動物類藥名。1見：五十二病方 130 行。即：取丹沙與鱓魚血，若以雞血，皆可。

【雞卵】 雞蛋。3見：五十二病方 320 行，養生方 35 行，房内記 43 行。五十二病方 320：以雞卵弁兔毛，傅之。

【雞之心岦(腦)匀(肫)】 黑雄雞的雞心、雞頭和雞胃。1見：養生方 66 行。養生方 65 - 66：有(又)取全黑雄雞，合翼成□〖□□〗三雞之心岦(腦)匀(肫)，以水二升泪故鐵蔿，并煮之。

【雞子中黄者】 雞蛋黄。1見：武威醫簡 59 簡。即：先取雞子中黄者置梧〈栖(杯)〉中。

【雞毚(纔)能卷者】 才開始交配的雄雞，即雄子雞。1見：養生方 77 行。即：取雞毚(纔)能卷者，產搣。

【糟(糟)】 酒滓。1見：萬物 W051。即：為燭者之以糟(糟)也。

【竈(竈)末灰】 竈内的柴灰，又名百草霜。1見：五十二病方 57 行。五十二病方 57 - 58：取竈(竈)末灰三指冣(最一撮)〖□□〗水中。

【竈(竈)黄土】 即伏龍肝。2見：五十二病方 115 行，療射工毒方 22 行。五十二病方 115：取如□〖□〗鹽〈鹽〉廿分斗一，竈(竈)黄土十分升一。

十九畫

【糵(蘗)糗】 炒藥米粉。1見：養生方 39 行。即：投糵(蘗)糗中，捘(丸)之。

【檿桑木】 柔桑枝。1見：病方 316 簡。病方 316 - 317：椢(恒)多取檿桑木，燔以爲炭火。

【醯】 醋。19見：五十二病方 60、176、202、215、229、260、348、356、388 行，養生方 27、52 行，五十二病方殘片 32，房内記 13、14 行，療射工毒方 22 行，萬物 W009、W010、W011、W050。五十二病方 60：冶礜與橐莫，醯半音(杯)歆(飲)之。

盔(醯) 1見：五十二病方 326 行。即：漬以盔(醯)，封之。

鹽(醯) 2見：五十二病方 287 行，養生方殘片 61。五十二病方 287：取商〈商〉牢漬鹽(醯)中。

【豬膏】 閹割過的公豬油。2見：五十二病方 337、366 行。五十二病方 337：
貐膏以楠,熱膏,沃冶中。

【饡(潲)飯】　用淘米汁煮成的飯。1
見,養生方 177 行。即:以汁漬饡(潲)
飯,如食〖頃,□□〗乾。

【蠃】　勃蠃的簡稱,即蝸螺。3 見:養
生方 92、170(2)行。養生方 92:蠃四
斗,美洛(酪)四斗。

【襦頸】　短衣領部。1 見:五十二病方
185 行。即:以酒一音(杯),漬襦頸及
頭垢中,令涿(涿—濁)而歙(飲)之。

二十畫

【鸒(鷑)鳥】　幼鳥。1 見:萬物
W012。即:鸒(鷑)鳥之解惑也。

【顤(堇)葵】　即水堇,一名苦堇。1
見:五十二病方 412 行。即:冶顤(堇)
〖□□〗胣者□□,以桑薪燔其端。

【藍(萊)本】　即藁本。1 見:養生方
85 行。即:藍(萊)本二斗半。

【蘭】　澤蘭之省稱。2 見:五十二病方
87、141 行。五十二病方 87:鏊(齏)蘭,
以酒沃,歙(飲)其汁。

闌(蘭)　《神農本草經》有蘭草、木蘭、
澤蘭、蘭茹等,與《萬物》"為毋忘"意思
相合的有蘭草、蘭茹兩物。1 見:萬物
W040。即:為毋忘笘與闌(蘭)也。

【蘭實】　蘭草籽。1 見:五十二病方
144 行。即:取蘭實〖□□□□〗去毒
〖□〗□之。

蘭賓(實)　1 見:萬物 W017。即:蘭賓
〈實〉、鼠出(腦)之已踵也。

闌(蘭)實　1 見:療射工毒方 8 行。即:
每朝飺(啜)闌(蘭)實三。

【醴】　酒劑。5 見:養生方 11(2)、32、
141 行,房內記 53 行。養生方 32:取黃
蜂駘廿,置一栖(杯)醴中。

【蠃(蠃)中蟲】　即蝸螺肉。1 見:養
生方 34 行。即:蠃(蠃)中蟲陰乾,冶。

【灌青】　當為空青、曾青一類礦物。2
見:五十二病方 115、116 行。五十二病
方 116:而□灌青,再歙(飲)而巳(已)。

灌曾　1 見:五十二病方 115 行。即:
取灌青,其一名灌曾。

【蘆(蘆)】　一種較細的蘆葦草。3 見:
養生方 3、66、67 行。養生方 66:以蘆
(蘆)堅稠節者爨之。

二十畫以上

【鐵】　一種金屬。1 見:五十二病方 75
行。即:煮鐵,歙(飲)之。

戴(鐵)　1 見:養生方 62 行。即:殷晢
(智—蜘)蛛罔(網)及苦瓠,而醉(焠)戴
(鐵)。

【續斷】　植物類藥名。3 見:武威醫簡
84 乙、85 乙、91 乙簡。武威醫簡 84 乙:
續斷四分。

【續斷(斷)根】　植物類藥名。1 見:
五十二病方 17 行。即:以續斷(斷)根
一把。

【蘗米】　即粟芽。4 見:五十二病方
317、321 行,養生方 142 行,武威醫簡 83
簡甲。五十二病方 317:爵〈壽(擣)〉蘗
米,足(捉)取汁而煎。

【蠭(蜂)罿〈蜜〉】　動物類藥名。1
見:萬物 W075。即:蠭(蜂)罿〈蜜〉已
腸澼(澼)也。

【鬻(粥)】　稀飯。8 見:病方 309、
310、312、343 簡,里耶秦簡 8 - 1718 簡,
五十二病方 92(2)、449 行。病方 309:
取十餘叔(菽)置鬻(粥)中而歙(飲)之。

【櫱】　炒麥芽。1 見:十問 13 簡。即:
若不執(勢)遇,置之以櫱。

【靁(雷)矢】　雷丸。1 見:五十二病
方 466 行。即:用蜀叔(菽)、靁(雷)矢
各□□〖□□□□□□〗而毳(擣)之。

靁(雷)尾〈屎(矢)〉　1 見:五十二病方
48 行。即:取靁(雷)尾〈屎(矢)〉三果

（顆），冶。

【蠸】　寄生在瓜中的黃甲小蟲。2見：五十二病方137行，養生方95行。五十二病方137：〖□□□〗以蠸一入卵中〖□□□〗□之。

【鹽】　礦物類藥名。8見：五十二病方30、31、46、78、135、164行，萬物W009、W072。五十二病方30：爤（熬）鹽令黃，取一斗。

鹽〈鹽〉　1見：五十二病方115行。即：取如□〈□〉鹽〈鹽〉廿分斗一。

【蠶矢】　蠶屎。1見：武威醫簡56簡。即：赤豆初生未臥者、蠶矢。

【蠶卵】　蠶種。2見：五十二病方216行，萬物W012。五十二病方216：炙蠶卵，令篹（數）篹（數）黃。

【蠶穜（種）】　位於"原蠶穜（種）"之後，承前省略，指夏秋第二次孵化的蠶種。2見：五十二病方228行(2)。即：

以原蠶穜（種）方尺……熬蠶穜（種）令黃，靡（磨）取蠶穜（種）。

【鱣血】　鱔血。1見：五十二病方351行。即：冶亭（葶）磨〈磿（塵）〉、菫夷（荑）、熬叔（菽）、逃夏皆等，以牡豬膏、鱣血饍。

【鱣魚血】　鱔血。1見：五十二病方130行。即：取丹沙與鱣魚血，若以雞血，皆可。

【虋（虋）冬】　天門冬別名。1見：養生方149行。即：虋（虋）冬各〖□□〗。

【蠃（蠃）牛】　蝸牛。1見：五十二病方195行。即：取蠃（蠃）牛二七。

【贛（贛）】　薏苡仁別名。2見：房內記21、24行。房內記24：丸〖之，大〗如贛（贛）。

贛（贛）　1見：養生方95行。即：□〖□〗者，狀如贛（贛）皮。

待考藥物詞語

三　畫

【大發】　藥物名。具體所指待考。1見：萬物W088。即：大發已葷□。

【丈句】　當爲植物類藥名。具體所指待考。1見：居延新簡EPT56：228。即：麥、丈句、厚付（朴）各三分。

【弓】　疑爲"弓（芎）藭（藭）"之省略。1見：額濟納漢簡2000ES14SF1：5。即：弓一分。

【弓大鄭】　當爲植物類藥名。具體所指待考。一說爲益母草；另一說爲芎藭。2見：武威醫簡88甲、88乙簡。武威醫簡88甲：弓大鄭十枚。

五　畫

【石卦】　一說即石鮫，通用名爲絡石；另一說即石韋。1見：萬物W045。即：石卦築之已金夷（痍）也。

【石鼠矢】　動物類藥名。具體所指待考。1見：萬物W007。即：石鼠矢已心痛也。

【四每】　具體所指待考。"每"或可讀爲"梅"或"莓"。1見：萬物W011。即：四每之已□上□。

【白符】　當爲植物類藥名。具體所指不詳；或說即白符，指白石脂；或說即白附子。1見：養生方127行。即：取白符、紅符、伏（茯）霝（苓）各二兩。

白符（符）　1見：天長西漢藥方木牘

M19：40‐13。即：白符（苻）一兩。

白付　1見：五十二病方425行。即：取闌（蘭）根、白付，小刌一升。

白栭　1見：五十二病方459行。即：取桑□、白栭□，繩之。

六　畫

【存付】　"存"當作"厗"，爲"厚"的俗字。厚付，即厚朴。1見：敦煌漢簡563A簡。即：當歸、半夏、黃芩、蜀署、存付。

七　畫

【良母脂】　可能是一種動物油脂，具體所指待考。1見：敦煌漢簡563B簡。即：良母脂取善者一兩。

八　畫

【府元】　具體所指待考。圖版"府"字當作"甫"，或認爲甫元即土元。1見：敦煌漢簡564簡。即：府元二斤。

【河蕺】　具體所指待考。一説即魚腥草；另一説爲荷莖；或説爲河豚。1見：武威醫簡91簡乙。即：河蕺半斤，直（值）七十五。

九　畫

【栚】　疑爲藥物名。1見：五十二病方149行。即：以□雞、栚。

【逃夏】　藥物名。具體所指待考。1見：五十二病方351行。即：冶亭（葶）磨〈曆（藶）〉、蓝夷（荑）、熬叔（菽）、逃夏皆等。

【紅符】　疑爲赤石脂。1見：養生方127行。即：取白苻（符）、紅符、伏（茯）霝（苓）各二兩。

十　畫

【華】　前面可能有脱文，具體所指待考。一説指鉛華、粉。1見：五十二病方165行。即：釜（齏）華，以封隋（脽）及少〔腹〕。

【莫石】　藥物名。具體所指待考。2見：養生方104、118行。養生方104：其樂（藥）以鳥□、莫石、澤烏（瀉）、蘵（尤）、酸棗□。

【莫盜】　當爲藥物名。具體所指待考。或疑爲《五十二病方》"橐莫"。1見：萬物W026。即：〔□莫盜之〕已濞也。

【海淇】　具體所指待考。或疑爲海藻。1見：敦煌漢簡1177簡。即：海淇、黃芩□。

【浮滑】　當爲藥物名。具體所指待考。1見：萬物W028。即：浮滑去凍□□□□。

【陰困】　應爲植物類藥名。具體所指待考。或説當爲"陰菌"。1見：養生方175行。即：陰困出雛〔□□□□□□□〕。

十一畫

【莁眯】　當爲植物類藥名。具體所指待考。1見：居延新簡EPT56：228。即：栝樓、莁眯四分。

十二畫

【堖】　應爲土類物質，具體所指不詳。一説當爲一種燔燒過的泥土。1見：五十二病方132行。即：燔堖，與久膏而靡（磨）。

【補諸】　具體所指待考。1見：居延新簡EPT65：476。即：補諸與澤寫（瀉）、門冬、□□各□□

十三畫

【蜀署】　當爲植物類藥名。具體所指待考。1 見：敦煌漢簡 563A 簡。即：當歸、半夏、黄芩、蜀署、存付。

十六畫

【蟆】　應爲動物類或蟲類物質,具體所指不詳。1 見：養生方 171 行。即：燔蟆,冶。
【澡石】　應爲礦物類物質,具體所指待

考。一説即滑石,另一説浮石。1 見：五十二病方 199 行。即：澡石大若李樺(核),已(已)食歓(飲)之。
【隱夫木】　當爲植物類藥名,具體所指待考。一説疑爲楄梓。1 見：五十二病方 201 行。即：煮隱夫木,歓(飲)之。

十九畫

【顛首】　具體所指待考。2 見：病方 374 簡,萬物 W066。萬物 W066：殺鼠以蜀椒、顛首也。

劑 量 詞 語

二　畫

【匕】　容量單位。即一方寸匕。1 見：病方 314 簡。即：即沐,取一匕以殽沐。
【刀圭】　容量單位。約合方寸匕的十分之一。3 見：武威醫簡 13、45、70 簡。武威醫簡 45：且飲茶(藥)一刀圭。
刀刲(圭)　1 見：居延漢簡 89：20。即：以溫湯飲一刀刲(圭)。

三　畫

【三指撮】　估量單位。用拇指、示指、中指三個手指撮取藥物的量。漢代四圭爲一撮。2 見：武威醫簡 14 - 15、54 簡。武威醫簡 54：冶龍骨三指撮。
三指宩(最一撮)　10 見：五十二病方 6、24、57 行,養生方 19、33、85、103、108、123、125 行。五十二病方 24：取三指宩(最一撮)一,入溫酒一音(杯)中而歓(飲)之。

三指宩(撮)　1 見：病方 312 簡。即：取車前草實,以三指宩(撮),入酒若鬻(粥)中。
參指最(撮)　3 見：養生方 76、106、112 行。養生方 76：即冶,參指宩(最一撮),以□半栖(杯)歓(飲)之。
二〈三〉指宩(最一撮)　1 見：養生方 150 行。養生方 150 - 151：食以二〈三〉指宩(最一撮)爲後飯。
【三指一撡(撮)】　一個三指撮。1 見：五十二病方 42 行。即：冶,以三指一撡(撮),和以溫酒一音(杯),歓(飲)之。
【三指三宩(最一撮)】　三個三指撮。1 見：五十二病方 449 行。即：令病者每旦以三指三宩(最一撮)藥入一桮(杯)酒若鬻(粥)中而歓(飲)之。
【三指大撮】　分量要稍多於三指撮。1 見：五十二病方 250 行。即：誨(每)旦,先食取三指大〖撮〗三,以溫酒一杯和,歓(飲)之。
三指大宩(最一撮)　4 見：五十二病方 285 行,房内記 3、13 行,房内記殘片 9。

房内記 3：取白松脂、杜虞、□石脂等冶，并合三指大寙（最一撮）。

三指大捽（撮）　1見：五十二病方 72行。即：屑勺（芍）藥，以□半棓（杯），以三指大捽（撮）歆（飲）之。

【三指小寙（最一撮）】　分量要稍少於三指撮。1見：房内記 39行。即：節（即）其汙者不能三指小寙（最一撮）亦可。

【三指寙（最一撮）至節】　所撮取的藥物到手指的第一節，分量多於三指撮。1見：五十二病方 216行。即：冶之，三指寙（最一撮）至節，人〈入〉半音（杯）酒中歆（飲）之。

【三指寙（最一撮）到節】　即三指撮至節。3見：里耶秦簡 8 - 1221簡，五十二病方 25 - 26、176行。五十二病方 176：取三指寙（最一撮）到節一，醯寒溫適，入中，撓歆（飲）之。

【寸】　長度單位。十分之一尺。22見：五十二病方 68、231、246、262、487行，養生方 3、31、48、65、109、114、122、131、171(2)、174(2)、189、191行，養生方殘片 91，房内記 36行，武威醫簡 44簡。五十二病方 262：冶桂六寸。

【大把】　形態單位。相當於"大束"。3見：五十二病方 68、262行，養生方 72行。養生方 71 - 72：產盉（蒸）之，大把二。

【大圍束】　形態單位。相當於"大把"。1見：五十二病方 189行。即：取景天長尺、大圍束一，分以爲三。

【小束】　形態單位。相當於"小把"。1見：養生方 173行。即：非（蓳）廉（蘞）、方（防）葵、石韋、桔梗、茈（紫）威各一小束。

【丸】　形態單位。用於小而圓的物體。10見：武威醫簡 4、18、29、76、79、82乙、83甲、83甲、83乙簡，居延漢簡 265：2A。武威醫簡 4：大如嬰（櫻）桃，晝夜含三丸。

完（丸）　1見：養生方 38行。養生方 37 - 38：陰乾，□入八完（丸）叔（菽）醬中。

垸（丸）　5見：五十二病方 2、8行。養生方 152(2)、153行。五十二病方 2：〖□□〗毁一垸（丸）音（杯）酒中，歆（飲）之。

四　畫

【五分匕】　容量單位。即後世所言"錢五匕"。陶弘景《本草經集注》卷一："錢五匕者，今五銖錢邊'五'字者以抄之，亦取不落爲度。"1見：武威醫簡 59簡。即：取苺（藥）成（盛）以五分匕一置雞子中。

【升】　容量單位。十分之一斗。73見：病方 313、315、321、342簡，五十二病方 115、166、174、186(2)、194、229(2)、240、263、307、310、363(2)、382、418、425、428(3)、457行，五十二病方殘片 32、45，養生方 6、33、66、81(2)、92、93、118(2)、161、161行，養生方殘片 135，房内記 5、12、50、51行，胎產書 22行，武威醫簡 17、20、47、57(3)、58、75(2)、80甲(5)、80乙、87甲(2)、88甲、88乙、89甲(4)、91甲(4)簡，居延漢簡 505：16，肩水金關漢簡 73EJF2：47A(2)。病方 313：以正月取桃橐（蠹）矢少半升。

【斤】　重量單位。十兩爲一斤。17見：養生方 141行，武威醫簡 17、58、89甲、91甲(5)、91乙(4)簡，敦煌漢簡 563A(2)、564簡，居延漢簡 265：41。養生方 141：用石膏一斤少半。

【分】　估量單位。即"份"，表示劑量。170見：五十二病方 49、187(3)、255行，養生方 90行，武威醫簡 3、4、6(6)、10(3)、11(7)、13(2)、29(3)、36、42(4)、50(4)、51、52(4)、56、69、70(3)、71(3)、79(2)、81(2)、82甲(2)、82乙(4)、83甲

(6)、84 乙(6)、85 甲(4)、85 乙(2)、88 甲(4)、88 乙(3)簡，敦煌漢簡 563B(4)、1060、1177(2)、2004、2012(2)簡，居延漢簡 89：20(4)、136：25(3)、149：32(2)，居延新簡 E. P. T9：7A(3)、E. P. T10：8(2)、E. P. T40：191A、E. P. T40：191B(6)、E. P. T50：26、E. P. T54：14，E.P.T56：228(3)，張家界古人堤簡牘 1 正面(15)、3(3)，羅布淖爾漢簡 L49B 簡（2），額濟納漢簡 2000ES14SF1：5 簡(7)，肩水金關漢簡 73EJT30：193(2)、73EJF2：47A(6)，尚德街簡牘 181 簡(11)。武威醫簡 6：付(附)子三分，蜀椒三分。

【方寸】　面積單位。一平方寸。1 見：養生方 87 行。即：以黎巾方寸入中，一入而出之，令膚急毋斀(垂)。

【方尺】　面積單位。一平方尺。1 見：五十二病方 228 行。即：以原鹽稙(種)方尺，食衣白魚一七，長足二七。

【方寸匕】　容量單位。相當於"匕"。陶弘景《本草經集注》卷一："方寸匕者，作匕，正方一寸，抄散，取不落爲度。"13 見：武威醫簡 7、8、10、12、14、36、43、51、81、84 乙、85 甲簡。居延漢簡 497：20。居延新簡 E.P.T56：228。武威醫簡 7：方寸匕酒飲，日三飲。

方寸寸〈匕〉　1 見：武威醫簡 52 簡。武威醫簡 52 - 53：以方寸寸〈匕〉，酢漿飲之。

【斗】　容量單位。十分之一石。97 見：病方 324、375(2)簡，里耶秦簡 8 - 1230、8 - 1369、8 - 1976 簡，五十二病方 3、30、41、43、48(2)、92、94、115、117、174、181(2)、186、189、194、206、207、254、257、261、264、268、274(3)、286、292、300、301、307、309、310、342、357(2)、363、378(2)、387、398、420、428、472、475(2)、480、484、486 行，五十二病方殘片 76，養生方 3、4、5、28、43(2)、47(3)、81、

85、90、92(2)、100、118、127、134(2)、142、148、150、154、160、163、164、165、166、167、170、187 行，養生方殘片 3、61、69，房內記 4(2)、11 行，房內記殘片 6、34，武威醫簡 80 乙簡，羅布淖爾漢簡 L49A 簡(2)。病方 324：以羊矢三斗。

【尺】　長度單位。十寸。16 見：里耶秦簡 8 - 876 簡，五十二病方 73、189、191、240、483 行，養生方 48、82、85、86、127、149 行，房內記 5、11 行，武威醫簡 46、80 甲簡。五十二病方 73：取杞本長尺，大如指。

五　畫

【本】　形態單位。相當於"根"。1 見：武威醫簡 71 簡。即：茱(藥)用利(藜)盧(蘆)一本。

【石】　容量單位。十斗爲一石。2 見：五十二病方 480 行，武威醫簡 48 簡。武威醫簡 48：用白羊矢乾之十餘石。

五畫以上

【合】　容量單位。十分之一升。《孫子算經》卷上："十抄爲一勺，十勺爲一合，十合爲一升。"2 見：五十二病方 426、464 行。五十二病方 425 - 426：而入豬膏〖□□〗者一合其中。

【把】　形態單位。一手所握的。表示杆狀藥物的劑量。7 見：五十二病方 17、43 行，五十二病方殘片 47，養生方 15、122(2)行，敦煌漢簡 563A。五十二病方 17：以續斷(斷)根一把。

【束】　形態單位。表示杆狀藥物的劑量。5 見：五十二病方 167 行，武威醫簡 80 甲(2)、88 甲、88 乙簡。五十二病方 167：湮汲水三什，以龍須(鬚)一束并者(煮)□□

【抌(枼)】　形態單位。相當於"小束"。

4 見：五十二病方 195、309 行，養生方 86、149 行。五十二病方 195：取蠹(蠃)牛二七，韰(薤)一拼(㯱)。

【杯】 容量單位。表示液態狀藥物的劑量。3 見：五十二病方 250 行，居延新簡 E.P.T53：141、E.P.T56：228。五十二病方 250：以温酒一杯和，歙(飲)之。

音(杯)　18 見：五十二病方 2、6、8、24、42、60、77、97、185、215、216、285、374(2)、393、451 行，養生方 168 行，房内記殘片 20。五十二病方 6：入三指冣(最一撮)半音(杯)温酒。

桮(杯)　11 見：里耶秦簡 8-1397 簡，養生方 32、33、34、76、181 行，房内記 37、38、43 行，胎産書 31 行，武威醫簡 80 乙簡。養生方 32：取黄蜂駘廿，置一桮(杯)醴中。

棓(杯)　10 見：五十二病方 26(2)、52、54、72、148、169、249、289、449 行。五十二病方 26：醇酒盈一衷棓(杯)，入藥中。

【枚】 形態單位。相當於"個""支"等。12 見：五十二病方 421 行，武威醫簡 44(2)、47(2)、80 甲(2)、87 甲、88 甲、88 乙(2)、89 乙簡。五十二病方 421：以般服(茯)零(苓)，冣(最一撮)取大者一枚。

【兩】 重量單位。十分之一斤。16 見：五十二病方 418 行(2)，養生方 127 行，武威醫簡 8、16(2)、46(2)、77(3)、86 甲、87 甲簡，敦煌漢簡 563B 簡，居延新簡 E.P.T9：7B(4)，尚德街簡牘 228 簡。五十二病方 418：以雄黄二兩，水銀兩少半。

【果(顆)】 形態單位。表示粒狀或圓形藥物的劑量。16 見：五十二病方 48、262、294、307、357、363、481 行，養生方 127、149、155、165、173 行，療射工毒方 7 行，武威醫簡 17、57、89 甲簡。五十二病方 48：取靁(雷)尾〈戻(矢)〉三果(顆)。

【梃】 形態單位。相當於"枚"，用來指長形枝榦藥物。2 見：五十二病方 17 行，五十二病方殘片 10。五十二病方 17：黄黔(芩)二梃。

廷(梃)　4 見：五十二病方 17(2)、181 行，養生方 85 行。五十二病方 181：以其汁煮膠一廷(梃)半。

【捼】 形態單位。兩手相捧所盛物體的數量。1 見：五十二病方 279 行。即：以柳蕈一捼、艾二，凡二物。

委(捼)　1 見：五十二病方 150 行。即：以□蜀焦(椒)一委(捼)。

【區】 容量單位。一區爲一斗六升。1 見：五十二病方 192 行。即：合而一區，燔之坎中。

【冣(最一撮)】 估量單位。"三指撮"之簡稱。3 見：養生方 34 行(2)，房内記 32 行。養生方 34：欲廿用七冣(最一撮)，欲十用三冣(最一撮)。

【參】 容量單位。三分之一升。14 見：里耶秦簡 8-1369 簡，五十二病方 181、194、294、342(3)、366、420 行，養生方 65、85、88 行，房内記 13 行，療射工毒方 16 行。五十二病方 194：以水一斗煮膠一參。

【節】 形態單位。表示長形藥物的劑量。4 見：五十二病方 375 行，去穀食氣 1 行(2)，養生方 114 行。養生方 114：竹緩節者一節。

【節三】 "三指撮至節"之省稱。1 見：五十二病方 229 行。即：節三，并，以醯二升和。

【齊】 估量單位。同"劑"，指一定的分量。12 見：五十二病方 423 行(5)，居延漢簡 257：6A、265：43，居延新簡 E.P.T9：3、E.P.T43：251、E.P.T51：423、E.P.T52：228、E.P.T56：367。五十二病方 423：取黎(藜)盧(蘆)二齊，烏家(喙)一齊。

【甌】 容量單位。相當於杯、碗之類的容器。1 見：五十二病方 18 行。五十二病方 17-18：秋烏家(喙)二□〖□□□〗

□时者二甌。

【贛(鹽)】　容量單位。相當於"小杯"。1見：五十二病方 182 行。即：贛(鹽)戎鹽若美鹽,盈隋(脽)。

【鸜(甕)】　容量單位。陶製較大的容器。1見：五十二病方 77 行。即：穿地□尺,而煮水一鸜(甕)。

炮 製 詞 語

三　畫

【丸】　揉物使之成圓形。15見：病方 321 簡,養生方 45、111 行,房內記 9、20、22、24 行,武威醫簡 4、29、36、76、79、82 甲、83 甲簡,尚德街簡牘 181 簡。病方 321：上橐莫以丸礜,大如扁(蝙)蝠矢而乾之。

完(丸)　6見：里耶秦簡 8 - 1363 簡,養生方 37、105、132、175 行,養生方殘片 57。養生方 105：即以松脂和,以爲完(丸)。

挽(丸)　3見：養生方 39、152 行,養生方殘片 162。養生方 39：〖□〗春日鳥卵一,令披(破),投孽(蘗)糗中,挽(丸)之,如大牛戒。

垸(丸)　2見：五十二病方 62、272 行。五十二病方 272：漬以淳酒而垸(丸)之,大如黑叔(菽)。

四　畫

【切】　割斷。1見：五十二病方 309 行。即：人撓之甚〖□□□〗三扴(葉),細切,淳酒一斗〖□□□□〗。

【父(吹)且(咀)】　把藥物咬碎、搗碎或切碎。11見：房內記 4 行,武威醫簡 17、47、58、71、80 甲、80 乙、87 甲、89 甲

簡,敦煌漢簡 505 簡,居延新簡 E.P.S4.T2：65。武威醫簡 47：凡七物,皆父(吹)且(咀)。

五　畫

【艾(刈)】　割切。1見：里耶秦簡 8 - 792 簡。即：以五月盡時艾(刈)取析蒉。

【刌】　切斷。5見：五十二病方 382、425 行,養生方 3、65、101 行。五十二病方 382：巳(已)冶五物〖□□〗□取牛脂□一升,細刌藥〖□□〗。

【汜】　蒸煮。2見：五十二病方 140、427 行。五十二病方 427：煮桃葉,三汜,以爲湯。

【汜煮】　蒸煮。3見：五十二病方 189、286、436 行。五十二病方 189：以淳酒半斗,三汜煮之。

乃(汜)煮　1見：五十二病方 202 行。即：以醶、酉(酒)三乃(汜)煮黍稈而歆(飲)其汁。

【弁】　讀作"并",調和。8見：五十二病方 21、319、320、362、364、365、421 行,養生方 79 行。五十二病方 21：薺(齏)杏覈(覈(核))中人,以職(膱)膏弁,封痏。

畚(弁)　1見：養生方 37 行。即：以牡鳥卵汁畚(弁),完(丸)如鼠矢。

【弁和】 即"并和",混合調和。1見：五十二病方372行。即：財冶釋(藜)盧(蘆)，以逢(蜂)駘弁和之。

六 畫

【刑】 殺。4見：五十二病方350行，養生方127、148行，療射工毒方21行。五十二病方350：刑赤蝎〈蝎〉，以血涂〈塗〉之。

【合】 混合。15見：五十二病方24、46、186、192、250行，房內記18、24行，武威醫簡7、10、12、16、29、56、82甲、85乙簡。武威醫簡6-7：凡五物，皆冶，合，方寸匕酒飲。

【合和】 混合調和。23見：病方377簡，武威醫簡4、8、13、14、36、43、45、51、52、56、69、70、71、79、81、83甲、84乙、85甲簡，敦煌漢簡2012簡，居延漢簡497：20，居延新簡E.P.T56：228，尚德街簡牘181簡。武威醫簡4：凡六物，冶，合和，丸以白密(蜜)。

【并】 混合。16見：病方374簡，五十二病方85、115、195、229、285、357、388行，養生方106、112、113、125、152、174、179行，房內記13行。五十二病方85：即產其中者，并黍、叔(菽)、秫(术)而炊之。

【并合】 混合。8見：養生方99行，房內記3、9、16、20、22、31、33行。房內記16：皆冶，并合。

【并和】 混合調和。5見：五十二病方25、175、328、360、423行。五十二病方25-26：凡二物，并和，取三指寂(最—撮)到節一。

【汏】 淘洗。後寫作"汰"。1見：五十二病方206行。即：取馬矢觕(粗)者三斗，孰(熟)析，汏以水，水清，止。

七 畫

【材】 讀作"裁"，切割。1見：五十二病方330行。即：善削瓜壯者，而其瓣材其瓜。

【抒】 挹取，汲取。3見：五十二病方34、262、387行。五十二病方34：以水財煮李實，疾沸而抒，浚取其汁。

邦〈抒〉 1見：五十二病方300行。即：取大叔(菽)一斗，熬孰(熟)，即急邦〈抒〉置甑。

【亨(烹)】 烹煮。4見：五十二病方94、214、254、265行。五十二病方94：亨(烹)三宿雄雞二，洎水三斗，孰(熟)而出。

享(亨—烹) 3見：五十二病方183、184行，胎產書20行。五十二病方184：享(亨—烹)葵，熱歓(歠)其汁。

【冶】 搗碎、切碎或粉碎。174見：病方378簡，里耶秦簡8-1243、8-1772(2)簡，五十二病方3、5(2)、6、7(2)、8(2)、14、19、23(2)、25(2)、29(2)、42、44、45、48、60、67、68、69、76、100、114、115、139、156、161(2)、166、177、178、216、228、240(2)、246、250、253、262、272、275、281、297、298、317、321、323、336、337、338、342、348、349、351、352、355、359、360、362、363、364、365、366、367、370、372、376、382、388、408、412、416、418、428、429、434、438、449、451、461、462行，養生方18(2)、30、34、37、40、45、51、64、76、78、88、89、103、105、106(2)、108、111、112、113、118、124、127、131、139、149、150、152、161、172、184行、(戲)，養生方殘片57、138，房內記3、9、12、16、18、20、22、24、33、36行，房內記殘片4、25，療射工毒方18行，胎產書22、23、24行，雜禁方7、8、10行，武威醫簡4、6、8、10、12、13、14(2)、16、29、

36、43、45、51、52、54、56、58、70、79、81、82甲、83甲、84乙、85甲、85乙、87甲、87乙(2)簡，敦煌漢簡1060簡，尚德街簡牘181簡。五十二病方8：燔白雞毛及人跋(髮)，冶各等。

蠱(冶)　3見：養生方174、177、179行。養生方179：烏豙(喙)二，北南陳陽□骨一，蠱(冶)，并以細新白布裹三。

【泚(滓)】　濾去渣滓。1見：養生方75行。即：即并擣，漬以水，令毚(纔)閹(掩)，□而泚(滓)取汁。

【沃】　澆淋。13見：五十二病方38、87、95、183、307、337行，養生方5、7、47、88、166(2)、167行。五十二病方87：鲞(齏)蘭，以酒沃，歙(飲)其汁。

八　畫

【析】　切碎。4見：里耶秦簡8－876簡，五十二病方206行，養生方37、122行。五十二病方206：取馬矢觕(粗)者三斗，孰(熟)析，汏以水。

【咀】　咀嚼。2見：五十二病方443、481行。五十二病方443：咀鲞(薤)，以封之。

沮(咀)　1見：五十二病方339行。即：夏日取堇葉，冬日取其木〈本〉，皆以甘〈口〉沮(咀)而封之。

苴(咀)　1見：胎產書22行。即：以方苴(咀)時，取蒿、牡、卑(蜱)稍(蛸)三，治。

【和】　調和。39見：里耶秦簡8－1397簡，五十二病方34、42、48、135、187、229、250、260、298、317、321、336、337、338、371、384、408、429、431、434、465行，養生方2、45、64、105、111、127、132行，房內記20、22、24、26行，胎產書8行，武威醫簡12、15、16、87甲、87乙簡。里耶秦簡8－1397：以溫酒一桮(杯)和，歙(飲)之。

河(和)　1見：五十二病方128行。五十二病方127－128：漬之□可河(和)，稠如恆。

沶(和)　1見：病方315簡。病方314－315：沶(和)稾(藁)本東〈柬(楝)〉灰中。

【和合】　調和混合。1見：病方378簡。即：冶，和合樂(藥)□□歙(飲)食。

【炙】　烘烤。16見：五十二病方71、145、216、245、295、298、315、349、351、352、354、364、368、424行，五十二病方殘片2(2)。五十二病方216：炙蠶卵，令簍(數)簍(數)黃，冶之。

【炊】　燒火煮。25見：五十二病方85、94、175(2)、254、343、344、386、398、426、448、457、480行，五十二病方殘片48(2)，養生方5、22、48、109(2)、165行，武威醫簡20、38、75、80乙簡。五十二病方85：并黍、叔(菽)、秫(朮)而炊之，烝(蒸)以熏。

【沸】　通過炊煮，使液體達到燒滾的狀態。16見：五十二病方34、69、172、262、420、426、457行，養生方54、109(2)行，武威醫簡17、80乙(2)、87甲簡，敦煌漢簡2052簡，居延漢簡265∶41。五十二病方34：以水財煮李實，疾沸而抒。

茀(沸)　2見：五十二病方383行(2)。即：并以金銚煏桑炭，毚(纔)茀(沸)，發享(歊)，有(又)復煏茀(沸)。

費(沸)　1見：居延新簡E.P.S4.T2∶65。即：費(沸)藥成，浚去宰(滓)，以酒飲。

瀆(沸)　12見：里耶秦簡8－1369簡，五十二病方43、44、175(3)行，養生方4(2)、66、86、90、129行。五十二病方43：以敦(淳)酒半斗者(煮)瀆(沸)。

费(沸)　1見：房內記52行。房內記52－53：即煮其汁，壹费(沸)而成醴。

【治藥】　製作藥物。3見：里耶秦簡8－1243簡，五十二病方28行，武威醫簡16簡。里耶秦簡8－1243：壹治藥，足治病。

九　畫

【挑】　攪拌。2 見：養生方 88、128 行。養生方 88：以水一參沃之，善挑。

【削】　砍削，切斷。4 見：五十二病方 73、330 行，養生方 54、122 行。五十二病方 73：取杞本長尺，大如指，削，壅（舂）木臼中。

【界當】　間斷，截斷。1 見：養生方 108 行。即：〖戊（牡）〗屬〈蠣〉、方（防）風、□三等，界當三物，冶。

【段（煅）】　燒焙。1 見：五十二病方 268 行。即：〖燔〗□炭其中，段（煅）駱阮少半斗，布炭上。

【段】　① 切成段。4 見：五十二病方 114 行，養生方 26、148 行，房內記 4 行。五十二病方 114：取犬尾〈屎（矢）〉及禾在圈垣上者，段冶。
② 捶打。1 見：養生方 129 行。即：楊（暘）之□脩，即以椎（椎）薄段之，令澤。

【炮】　一種炮製方法，把帶毛的肉用泥裏住放在火上燒烤。1 見：五十二病方 271 行。即：以醬（醬）灌黃雌雞，令自死，以菅裏，涂（塗）上，炮之。

【洎】　浸泡。5 見：五十二病方 206、425、478(2)行，養生方 86 行。五十二病方 425：取蘭（蘭）根、白付，小刌一升，舂之，以截、沐相半洎之。

十　畫

【捉】　擠壓。1 見：房內記 41 行。即：孰（熟）洶（洗）翰（瀚）其包（胞），孰（熟）捉，令毋（無）汁。
足（捉）　1 見：五十二病方 44 行。即：煎之潰（沸），即以布足（捉）之，取其汁。

【捉取】　通過擠壓提取。2 見：五十二病方 18、19 行。五十二病方 18：即并煎

〖□〗孰（熟），以布捉取出其汁。
足（捉）取　1 見：五十二病方 317 行。即：爵〈壽（擣）〉蘽米，足（捉）取汁而煎。

【破】　打破。1 見：五十二病方 215 行。即：破卵音（杯）醯中，歓（飲）之。

【脩（潃）】　本義爲淘米汁，引申淘洗，浸泡。3 見：五十二病方 254、348 行，養生方 165 行。五十二病方 254：取其汁潃（潃）美黍米三斗，炊之，有（又）以脩（潃）之。

【脩】　製作成乾肉。1 見：養生方 129 行。即：楊（暘）之□脩，即以椎（椎）薄段之。

【高（膏）】　製作成膏脂。2 見：武威醫簡 88 甲、88 乙簡。武威醫簡 88 甲：凡七物，以盼膴高（膏），舍之。

【刻】　切削。1 見：五十二病方 471 行。即：〖□〗和根，乾之，刻取皮□□采根☑

【消】　同“銷”，熔化。3 見：五十二病方 368 行，居延漢簡 265：41 簡(2)。五十二病方 368：先善以水洶（洗），而炙蛇膏令消，傅。

【浚】　過濾，去滓留汁。18 見：五十二病方 34、175、181、187、189、206、307、319 行，養生方 163、164(2)、177 行，養生方殘片 60，療射工毒方 16 行，武威醫簡 17、80 乙、89 乙簡，居延新簡 E.P.S4.T2：65。五十二病方 34：疾沸而抒，浚取其汁。

【屑】　研成碎末。1 見：五十二病方 72 行。即：屑勺（芍）藥。

【陰乾】　將東西放在透風而日光照不到的地方，使其慢慢變乾。23 見：五十二病方 42、178、225、239 行，養生方 18、30、34、37(2)、40、44、48、58、74、89、103、106、111、127、176 行，養生方殘片 22、139，房內記 5 行。五十二病方 42：陰乾百日。

【挲】　糅拌。2 見：五十二病方 327

行、養生方 64 行。五十二病方 327：熬
麞（麑）矢，以酒挈，封之。

如（挈）　1 見：五十二病方 423 行。即：
以車故脂如（挈）之。

十一畫

【舂】　舂搗。1 見：五十二病方 425
行。即：取蕳（蘭）根、白付，小刌一升，
舂之。

壺（舂）　1 見：五十二病方 73 行。即：
取杞本長尺，大如指，削，壺（舂）木臼中。

堊（壺—舂）　1 見：五十二病方 421 行。
即：尋（壽—擣）之以 堊（壺—舂），脂
弁之。

【乾】　使乾燥，包括陰乾、晾乾兩種。
30 見：病方 309、321、378 簡，里耶秦簡
8 - 1057、8 - 1772 簡，五十二病方 23、
239、471、473 行，養生方 5、37、41、58、
74、76(2)、82、83、88、123、130、177(2)、
178、188 行，療射工毒方 18 行(2)，胎產
書 23、24 行，武威醫簡 48 簡。病方
309：取肥牛膽盛黑叔（菽）中，盛之而係
（繫），縣（懸）陰所，乾。

【斬】　切斷。2 見：養生方 54、163 行。
養生方 163：細斬枲（漆）、節各一斗。

【動（撞）】　擣擊。1 見：養生方 170
行。即：取蠃四斗，以淓（酢）瀸（截）漬
二日，去蠃，以其汁漬□肉動（撞）者。

【脯】　製作成肉乾。2 見：養生方 128、
148 行。養生方 148：取刑馬脫脯之。

【孰（熟）】　加熱到可以食用的程度。
26 見：五十二病方 4、18、94、95、113、
187、189、194、254、257、277、283（2）、
300、314、319、363、398 行，養生方 5、12、
22、157、166 行，養生方殘片 113，房內記
25、50 行。五十二病方 94：亨（烹）三宿
雄雞二，泊水三斗，孰（熟）而出。

薽（熟）　1 見：五十二病方 140 行。即：
〖□□□□□〗□煮薽（熟），再汔。

【淳】　澆淋。2 見：病方 375 簡，五十
二病方 301 行。五十二病方 301：醇酒
一斗淳之至上下，即取其汁盡歙（飲）之。

敦（淳）　1 見：五十二病方 447 行。即：
以下湯敦（淳）符灰。

【扁（漏）】　過濾。2 見：養生方 128 行
(2)。養生方 128：即漬之醢中，反覆挑
之，即扁（漏）之。

【陽（煬）】　烘乾。1 見：五十二病方
90 行。即：以菫一陽（煬）筑（築）封之。

【剝（劙）】　切割。2 見：病方 317 簡，
養生方 108 行。病方 317：而取牛肉剝
（劙）之，小大如黑子。

【剝（剝）】　剔剝。1 見：五十二病方
112 行。即：即以犬矢〖澄（溦）〗之，而
中剝（剝）雞□。

十二畫

【煮】　放在有水的容器中熬。62 見：
里耶秦簡 8 - 1230 簡，五十二病方 34、
63(2)、68、73、75、77、99、100、128、133、
140、171、175、181（2）、186、187、194、
195、197、201、205、261、274、277、307、
310、314、319、342、357、363、375、409、
420、427、428、457、475、478、481(2)行，
養生方 29、51、54、55、66、67、86、110、
163 行，養生方殘片 13、163，房內記 50、
52 行，胎產書 26、27 行，萬物 W015，武
威醫簡 47 簡，敦煌漢簡 2052 簡。五十
二病方 34：以水財煮李實。

㷿　1 見：萬物 W094。即：㷿□□□。

者（煮）　5 見：五十二病方 43、130、
167、288、335 行。五十二病方 43：以敦
（淳）酒半斗者（煮）潰（沸）。

鬻（煮）　4 見：病方 314、375 簡，五十
二病方 461 行，養生方 180 行。病方 314：
取新乳狗子，盡鬻（煮）之。

【煮炊】　放在有水的容器中煎熬。1
見：五十二病方 36 行。五十二病方

35－36：節（即）毌（無）李實時〖□□
□〗□煮炊，歓（飲）其汁。

【殽】 混合。3見：病方314簡，養生
方53、62行。養生方53：以牛若鹿肕
殽，令女子自㚒（探）入其戒中。

骰（殽） 3見：五十二病方67、348、365
行。五十二病方67：取牛胆、烏豙（喙）、
桂，冶等，骰（殽）□，熏以□病。

【焠】 製作藥物的一種方法。把藥物
燒紅後，立刻投入水（或酒、醋）等液體
中，反復多次。也作"淬"。1見：五十
二病方172行。五十二病方171－172：
而燔段（煆）粲〖□□□〗火以焠酒中。

淬 1見：五十二病方260行。即：燔
小隋（橢）石，淬醯中。

卒（焠） 2見：病方323簡，五十二病方
30行。病方323：燔劍若有方之端，卒
（焠）之醇酒中。

醉（焠） 1見：養生方62行。即：骰暂
（智－蜘）蛛罔（網）及苦瓠，而醉（焠）戟
（鐵）。

【迣（凝）】 凝固。1見：房內記26行。
即：羊頭□□□□□□□□暴（曝）
乾，令迣（凝）。

十三畫

【搗】 搗碎。2見：武威醫簡18、86甲
簡。武威醫簡18：與〈其〉宰（滓）搗之。

搗（搗） 1見：五十二病方68行。即：
〖□□□□〗大把，搗（搗）而煮之。

【蒸】 利用水蒸氣的熱力使物質發熱
或變熟。1見：養生方殘片40。即：☑
□蒸魚□☑

烝（蒸） 14見：五十二病方46、47、85、
224、325、441、444、447行，房內記8、11
行，療射工毒方21、22、23、24行。五十
二病方85：并黍、叔（菽）、秫（朮）而炊
之，烝（蒸）以熏。

丞（蒸） 1見：五十二病方200行。即：

取三歲陳靃（藿），丞（蒸）而取其汁。

㲚（蒸） 1見：養生方72行。養生方
71－72：取車踐（前），產㲚（蒸）之。

【毀】 搗碎，粉碎，打破。6見：五十二
病方2、8、117、400行，養生方35行，房
內記43行。五十二病方117：以鳥卵勿
毀半斗。

【煎】 熬煮。10見：五十二病方16、
18、19、37、44(2)、317行，養生方62行，
武威醫簡17、87甲簡。五十二病方16：
以方（肪）膏、烏豙（喙）□□，皆相□煎。

湔（煎） 2見：五十二病方298、462行。
五十二病方298：以彘（彘）膏未湔（煎）
者炙銷。

前（煎） 1見：武威醫簡58簡。武威醫
簡58－59：取貫豬肪三斤，先前（煎）之。

【煎藥】 用水煮藥。1見：武威醫簡
89乙。即：武威醫簡89甲－89乙：先
□□□□枚煎藥□□□□□□浚去宰
（滓）。

【煏】 烘烤。4見：五十二病方5、6、
383(2)行。五十二病方383：并以金銚
煏桑炭。

【滑】 過濾。相當於"浚"。1見：五十
二病方69行。即：而滑去其宰（滓）。

【溫】 加熱，使暖和。7見：病方313、
317簡，里耶秦簡8－1221簡，五十二病
方197、255、315行，房內記43行。病方
313：置淳酒中，溫，歓（飲）之。

【溫煮】 加熱到一定溫度後炊煮。1
見：五十二病方198行。即：三溫煮石
韋若酒而歓（飲）之。

溫鬻（煮） 1見：病方325簡。即：而
三溫鬻（煮）之。

熅（溫）鬻（煮） 1見：病方374簡。即：
參（叁）熅（溫）鬻（煮）之。

十四畫

【熬】 乾炒。11見：五十二病方61、

228、300、319、326、327、351、420、429
行,雜禁方9簡,張家界古人堤簡牘1背
面。五十二病方61:以井上甕(甕)鬠
(斷)處土與等,并熬之。

鏊(熬)　1見:五十二病方307行。即:
令謞叔(菽)□鏊(熬)可〖□〗。

爧(熬)　3見:五十二病方25、30、31
行。五十二病方25:取薺孰(熟)乾實,
爧(熬)令焦黑。

【摶】　捏之成團。1見:房內記9行。
即:以穀汁丸之,以榆□摶之。

【酸】　製作成酸汁。1見:五十二病方
265行。即:其葉可亨(烹)而酸。

【閭(濾)】　過濾。1見:養生方48行。
即:閭(濾)棄其滓。

【楊(暘)】　曬乾。6見:養生方82、
128、129(3)、130行。養生方82:巳
(已)漬,楊(暘)之,乾,復漬。

【餅】　製作成餅狀。2見:五十二病方
5行(2)。五十二病方5:〖以〗淳酒漬而
餅之。

【劃】　即"刌",切斷,切碎。1見:五十
二病方41行。即:小劃一犬。

剸(劃)　1見:五十二病方378行。即:
取此半斗,細剸(劃)。

【漬】　浸泡。73見:病方311、315、320
簡。五十二病方5(2)、37、41、78、127
(2)、142、185、214、245、264、272、287、
324、326、347、361、422、430(2)、438、
451行,養生方9、28、31、33(2)、42、43、
44、52、75(2)、81、82(4)、88(2)、90、91
(2)、93(2)、128、129、148、150、170(3)、
177、188行,養生方殘片55、61、71、139,
房內記4、5、11、12行,療射工毒方22
行,武威醫簡47、58、71、89甲(2)簡,居
延新簡 E.P.S4.T2:65。病方311:以
淳酒漬布。

潸(漬)　1見:五十二病方254行。即:
取其汁潸(漬)美黍米三斗。

【盡(燼)】　燒成灰。1見:武威醫簡
49簡。即:從(縱)火其上,羊矢盡
(燼)。

【撓】　攪拌。19見:里耶秦簡8-1766
簡,五十二病方24、26、46、49、176、186、
234、250、363、419、464行,養生方47、
166行,房內記5、43行,武威醫簡59、60
簡,居延漢簡265:41。五十二病方
23-24:長石、薪(辛)夷、甘草各與〖盼〗
鼠等,皆合撓。

【熱】　加熱。1見:五十二病方337
行。即:猶膏以樠,熱膏,沃冶中。

【暴(曝)】　晾曬。6見:里耶秦簡8-
792、8-1243簡,五十二病方29、177、
182行,養生方90行。五十二病方29:
冶林(尤),暴(曝)若有所燥。

【暴(曝)乾】　曬乾。2見:五十二病
方468行,房內記26行。五十二病方
468:取苺芏(莖),暴(曝)乾之。

【銷】　熔化。2見:五十二病方298
行,養生方152行。養生方152:冶雲
母、銷松脂等。

【鑾(齏)】　粉碎。6見:五十二病方
86、87、141、165、205、393行。五十二病
方86:鑾(齏)蜕,傅之。

薺(齏)　1見:五十二病方21行。即:
薺(齏)杏霆〈覈(核)〉中人,以職(膱)
膏弁。

盜〈鑾(齏)〉　1見:五十二病方201行。
即:盜〈鑾(齏)〉陽〖□〗,羹之。

【漬】　打破。1見:養生方89行。即:
取邑鳥卵漬。

【築】　搗碎,切碎。1見:萬物 W045。
即:石卦築之已金夷(痍)也。

筑(築)　1見:五十二病方90行。即:
以董一陽(煬)筑(築)封之。

【燒】　焚燒。1見:五十二病方191

行。即：即燒陳稾其中，令其灰不盈半尺。

【燔】　烤焙。58見：病方316、323簡，五十二病方8、11、12、23、51、90、93、100、102、132、148、150、192、193、236、246、250、253、260、268、280、283、322、323、338、351、352、359、360、365、367、369、408、409、434、438、445、446、447、461行，五十二病方殘片55，養生方51、96、172行，養生方殘片57、76、144、149，房內記22、36行，胎產書31行，雜禁方7、8簡，萬物W008、W010、W015。五十二病方8：燔白雞毛及人鼓（髮）。

煩（燔）　3見：武威醫簡85甲、87乙（2）簡。武威醫簡87乙：煩（燔）狼毒，冶。

燌（燔）　1見：五十二病方10行。即：燌（燔）羊矢。

【燔段（煅）】　燒烤。1見：五十二病方171行。即：而燔段（煅）瓤〖□□□〗。

【澡（操）】　攪拌。1見：五十二病方57行。即：孰（熟）澡（操）湮汲，注音（杯）中。

【擣】　搗碎。2見：五十二病方484行，養生方75行。五十二病方484：擣之一斗□爲筭。

壽（擣）　1見：療射工毒方23行。即：取闌（蘭）葉，產壽（擣）。

𡚢（擣）　1見：五十二病方356行。即：𡚢（擣）慶（蜣）良（螂），饍以醯。

𡚢（擣）　1見：五十二病方255行。即：即取蓑（鋊）末、叔（菽）酱（醬）之宰（滓）半，并𡚢（擣）。

𡚢（擣）　1見：五十二病方466行。即：用蜀叔（菽）、靁（雷）矢各□□〖□□□□□□□〗而𡚢（擣）之。

𢒫（壽—擣）　2見：五十二病方421行（2）。五十二病方421：取大者一枚，𢒫（壽—擣）。

𢍰〈壽（擣）〉　1見：五十二病方317行。即：𢍰〈壽（擣）〉虋米，足（捉）取汁而煎。

【濡】　浸漬。1見：五十二病方253行。即：以臘膏濡，而入之其空（孔）中。

【餞（濺）】　洗滌。1見：養生方58行。即：□餞（濺）而陰乾，乾即▨

【𨧫】　切碎。2見：五十二病方422、430行。五十二病方422：取茹盧（蘆）本，𨧫之。

【靡（磨）】　研磨。7見：五十二病方56、132、295、384、228（2）行，養生方114行。五十二病方132：燔𡎚，與久膏而靡（磨），即傅之。

【羹】　製作成濃汁。3見：五十二病方201、205、293行。五十二病方205：有（又）⿱敄金（𧸘）陽□而羹之。

鬻（羹）　1見：養生方221行。即：君何不鬻（羹）茅艾，取其湛。

【饍】　讀作"繎"，攪拌摻和。6見：五十二病方349、351、355、356、359、370行。五十二病方349：冶僕纍，以攻（釭）脂饍而傅。

【釀】　發酵。3見：養生方155、156、166行。養生方166：先置□嬰（罌）中，即釀黍其上。

【釃】　過濾酒液。1見：養生方167行。即：十□□孰（熟）矣，即發，勿釃，稍□〖□〗清汁盡。

【爨】　炊煮。4見：養生方4（2）、66行，養生方殘片113。養生方66：以藿（萑）堅稠節者爨之，令大潰（沸）一。

其他藥學詞語

三　畫

【丸】　藥丸。2 見：肩水金關漢簡 73EJT30：193，尚德街簡牘 181 簡。即：治百病通明（明）丸方。

八　畫

【服藥】　服食藥物。7 見：五十二病方 124、251（2）、299、346、407 行，武威醫簡 76 簡。五十二病方 124：且服藥，先毋食葷二三日。

服荣（藥）　1 見：武威醫簡 83 簡乙。即：服荣（藥）十日知，小便數多，廿日愈（愈）。

十二畫

【傅藥】　將藥物貼在患處。16 見：五十二病方 40、123（2）、159、384、402（2）、403（2）、406、407、439、467（3）行，五十二病方殘片 3。五十二病方 40：傅藥先食後食次（恣）。

傅樂（藥）　2 見：五十二病方 298 - 299、299 行。五十二病方 299：〖傅〗樂（藥）前沟（洗）以溫水。

【飲藥】　喝藥。16 見：武威醫簡 9、90 甲（2）簡，敦煌漢簡 1997 簡，居延漢簡 4.4B、49.31、49.13、52.12、103.47、257：6A、265：43、311.6 簡，居延新簡 E.P. T51：423、E.P.T52：60、E.P.T56：367、E.P.T59：269、E.P.T59：270。武威醫簡 8-9：以方寸匕先鋪飯米麻（靡）飲藥耳。

歙（飲）藥　4 見：五十二病方 27（2）、190 行，天下至道談 17 簡。五十二病方 27：復痛，歙（飲）藥如數。

飲荣（藥）　2 見：武威醫簡 45 簡（2）。武威醫簡 45：使病者宿毋食，旦飲荣（藥）一刀圭。

歙（飲）樂（藥）　1 見：五十二病方 239 行。即：〖□□〗歙（飲）樂（藥）。

附録一　殘損醫藥詞語

殘損病症詞語

【□不聞(癇)】　即"□癇"，當指發出類似某種動物聲音或表現某種狀態的癲癇。具體所指不詳。1見：五十二病方149行。即：〖人病□不聞(癇)：□□□□□□〗奉。

【熱膝腫】　疑爲"身熱膝腫"。1見：居延新簡EPT53：296A。即：□□□□□病□熱膝腫。

【□旦(癉)】　癉病之一種。具體含義不詳。1見：足臂15行。即：舌輅(坼)，□旦(癉)，尚(上)氣。

【□炅】　即"寒炅"之殘。1見：居延漢簡462：1簡。即：☑□炅、腸辟(澼)，死。

【□筮(噬)】　指一種動物咬傷。據殘字筆劃，疑是"蛇"字。1見：五十二病方468行。即：□筮(噬)：〖□□□〗○○○取苺芏(莖)，暴(曝)乾之。

【□氣□臟】　當爲"結氣傷臟"。1見：居延新簡EPT65：476。即：☑氣□臟方。

【外穜(腫)】　當爲外科疾病。具體所指不詳。1見：足臂11行。即：乳內兼(廉)痛，□外穜(腫)。

【□病】　具體含義不詳。1見：養生方168-169行。即：服之百日，令目〖明(明)耳〗蔥(聰)，〖六〗末皆强，〖□□〗病及偏枯。

【□痒(癢)】　具體含義不詳。或疑指女子陰部瘙癢之病。1見：房内記26行。即：□痒(癢)：羊頭□□□□□□□□暴(曝)乾，令遴(凝)。

【□痛】　具體含義不詳。1見：足臂7-8行。即：脅痛，□痛。

【□蠚】　疑爲一種毒蟲螫傷。1見：五十二病方137行。即：〖□蠚者：□□〗以蠚一入卵中〖□□□〗□之。

【□闌(爛)】　即燒傷。1見：五十二病方316行。即：□闌(爛)者方。

【左右脛雍(癰)□】　當指兩小腿癰腫。1見：居延漢簡272：35簡。即：當曲隊(隧)左道十月丙寅病左右脛雍(癰)□□

【復□】　具體含義不詳。1見：足臂17行。即：腹張(脹)，復□，不耆(嗜)食。

【血□】　當指一種婦科疾病。具體所指不詳。1見：脈書11簡。脈書10-11：字而腸痛，弱(溺)而痛，爲血□。

【股□□□痛】　當指大腿不適、疼痛。1見：引書47簡。即：股□□□痛，引之。

【諸□病】　當指某一類型的各種疾病。具體含義不詳。1見：五十二病方小標題。即：諸□病。

【癃□刺】　當指患某種淋症並伴有刺痛。1 見：居延新簡 EPT56：339。即：☑正月壬午，病左足，癃□刺。

【寒溫不□】　當指冷熱不適。1 見：五十二病方 483 行。即：痿入中，腹張（脹），寒溫不〖□□〗。

【溺□赤黃泔白□】　當指小便赤黃，或像淘米水一樣濁白。1 見：武威醫簡 84 簡甲。即：行小便時難，溺□赤黃泔白□，便赤膿餘酒…

【弱（溺）□淪】　小便白濁。1 見：五十二病方 204 行。即：〖弱（溺）〗□淪者方：取〖□□□□□〗□其□□□□。先取雒（鵲）巢下蒿。

【賌（積－癪）】　即癪疝。1 見：導引圖。即：引賌（積－癪）。

殘損人體詞語

【付□】　女子生殖器部位名稱。具體所指不明。1 見：養生方卷末。即：付□。

【伏□】　女子生殖器部位名稱。具體所指不明。1 見：養生方 203 行。即：三曰燿昏，四〖曰〗伏□。

【何□】　女子生殖器部位名稱。疑爲《醫心方》卷二十八所述"幽谷"。1 見：天下至道談 48 - 49 簡。即：九曰何□，十曰赤繳。

【宦（腕）】　手臂與手掌相連處。1 見：陰陽（甲）14 行。即：肩脈（脈）：起於耳後，下肩，出臑外〖廉〗，出臂外宦（腕）〖上〗。

殘損診治詞語

【嘗□】　當爲"嘗試"。醫方經過試用療效好。1 見：養生方 56 行。即：如○食頃，以水汋（洗），支七、八日，令□・嘗□□☑

【碧（砭）□】　①灸刺時濃腫大而砭石小的一種失誤。1 見：脈法 5 行。即：膿（膿）大〖而碧（砭）〗小，胃（謂）之碧（砭）□〗。
②灸刺時濃腫小而砭石大的一種失誤。1 見：脈法 6 行。即：〖膿（膿）〗小而碧（砭）大，胃（謂）之碧（砭）□。

殘損導引詞語

【虎扣引】　因原文殘損，具體術式不詳。當爲模仿老虎某種動作的導引術式。圖中人物着藍色長服，束腰，赤褲，側身直立，右臂向前斜舉，左臂向後斜伸。1見：導引圖。即：虎扣引。

【鶴䚦】　當爲模仿仙鶴舉翅、轉身宛轉而唳的導引術式。圖中人物着藍色長服，束腰，赤襟，頭向側上方微仰，兩臂平展。1見：導引圖。即：鶴䚦。

【□䚦（搖）弘（肱）】　揮動雙臂的導引術式。《導引圖》中人物着藍色長服，束腰，兩臂向外方平展。1見：導引圖。即：□䚦（搖）弘（肱）。

殘損藥物詞語

【☑草蔡】　一種草芥。具體所指不詳。1見：里耶秦簡8-876簡。即：以□□□取其□□草蔡長一尺。

【□根】　當指一種植物根莖。具體所指不明。1見：療射工毒方16行。即：□□□□□□□□□□□□□□根一參入中，孰（熟）浚。

【□枑（椒）】　疑爲“秦椒”或“蜀椒”。1見：養生方殘片55。即：☑枑（椒）五☑

【□石脂】　石脂共有五種顏色，疑指赤石脂。1見：房内記3行。即：取白松脂、杜虞、□石脂等冶。

【□炭】　一種炭灰。具體所指不詳。1見：五十二病方268行。即：〖燔〗□炭其中。

【□齒（腦）】　疑爲“兔腦”。1見：五十二病方354行。即：以□齒（腦）若豹膏〖□〗而炙之。

【□莢】　當爲一種植物，疑爲“萩莢”，即皂莢。1見：養生方149行。即：□莢、桔梗、厚等（朴）二尺。

【□雄二之血】　當爲一種動物血液，可能與“三宿雄雞血”類似。1見：養生方132行。即：□〖□□□□□□□□□□□〗雄二之血和完（丸）。

【□囊】　具體所指不詳。2見：萬物W043、W085。萬物W043：□囊令人不夢咢也。

【□薺】　當爲一種植物，具體所指不詳。或疑爲苦菜，即敗醬草。1見：五十二病方76行。即：取糜（麋）蕪本若□薺一〖□〗□〖□〗。

【□羅】　疑爲“松羅”。1見：武威醫簡87簡乙。即：煩（燔）□羅，冶。

【□螷（蝥）】　當爲“斑蝥”。1見：養生方116行。即：以秋取□螷（蝥）、□首〖□□□□〗三〖□□〗強。

【□膏】　一種油脂。具體所指不明。2見：五十二病方1行，養生方103行。五十二病方1：〖諸傷：□□〗膏、甘草各二，桂、螷（薑）、椒、朱（茱）〖臾（萸）〗。

【□輿】　具體所指不明。1見：養生方148-149行。即：□□〖□□□□□□〗輿、麋（麇）、冬各〖□〗□。

【□朐】　一種乾肉。具體所指不詳。1見：五十二病方3行。即：〖□〗□□朐，令大如荅。

【□脯】　疑爲“馬脯”。1見：養生方150行。即：毋去其宰（滓），以□□脯盡之，即冶。

【□喙（喙）】　當即“烏喙（喙）”之殘。4見：五十二病方294行，養生方殘片98、99、146。五十二病方294：睢（疽）未〖□□□□□〗喙（喙）十四果（顆）。

【□□首】　疑爲“牡狗首”。1見：養生方116行。即：以秋取□螷（蝥）、□□首〖□□□□〗□三〖□□〗強。

【□米】　當指一種穀物。具體所指不明。1 見：五十二病方 363 行。即：〖□〗米一升入中，撓。

【□雞】　一種禽類。具體所指不明。1 見：五十二病方 149 行。即：以□雞、快。

【□縈】　具體所指不明。1 見：萬物 W023。即：□縈已瘃（癃）也。

【□贏】　當爲"勃贏"或"蚹贏"之殘，指蝸牛。1 見：養生方殘片 139。即：〖□〗贏以汁漬〖□〗

【□參】　疑爲"人參"。1 見：額濟納漢簡 2000ES14SF1：5。即：□參一分。

【井斳（斷）□】　當爲井底的泥土。1 見：五十二病方 41 行。五十二病方 41－42：漬井斳（斷）〖□□□〗出之。

【松□】　植物類藥名。具體所指不明。1 見：養生方 42 行。即：以將（醬）漬松〖□□□□□□□□□□□〗其中。

【榆□】　一種與榆樹相關的植物類藥物，可能指榆汁。1 見：房内記 9 行。即：以穀汁丸之，以榆□搏之。

【朼根】　一種樹根，因前字筆劃殘損，具體所指不詳。1 見：五十二病方 471 行。即：〖□〗朼根，乾。

【醇□】　當爲"醇酒"。1 見：五十二病方 234 行。即：撓以醇□。

【橐□】　疑爲"橐莫"。1 見：養生方殘片 61。即：〖□〗斗臨（醢）漬橐□三日〖□〗

【灰□】　具體所指不明。1 見：萬物 W010。即：燔灰□之。

【馬□】　疑指馬骨或馬屎。1 見：養生方殘片 144。即：〖□〗燔馬□〖□〗

【北南陳陽□骨】　一種骨頭，可入藥。1 見：養生方 179 行。即：北南陳陽□骨一，蠱（冶）。

【虵（蛇）□□】　應爲"蛇牀子"。1 見：武威醫簡 85 簡乙。即：天雄、署與（預）、虵（蛇）□□⋯

【白□】　疑爲"白茝"，即白芷。3 見：五十二病方 417 行，武威醫簡 80 簡甲，肩水金關漢簡 73EJF2：47A。五十二病方 417：以榆皮、白□、美桂，而并〖□□□〗傅空（孔）。

【兔隹肉】　當爲動物類藥名。因第二字殘損，具體所指不詳。或說爲兔頭肉，即兔頭瓜之肉，屬于草部藥物。1 見：五十二病方 94－95 行。即：炊五穀（穀）、兔隹肉陀甑中。

【朱□】　具體所指不明。1 見：萬物 W059。即：朱□之殺蚩也。

【牡□】　當爲動物類藥名。或疑爲牡蠣。1 見：五十二病方 386 行。即：取牡〖□□〗一，夸就。

【牡鳥□】　與雄鳥有關的一種物質，具體所指不明。1 見：養生方 117 行。即：牡鳥〖□□〗□□□□置水中。

【卑□】　疑爲"卑稍"，即"蜱蛸"。1 見：武威醫簡 91 簡甲。即：卑□半斤，直（值）廿五。

【肥□肉】　一種動物肉質，具體所指不明。1 見：五十二病方 268－269 行。即：取肥□肉置火中。

【稻□】　疑爲"稻醴"。1 見：房内記 48 行。即：□□□加醴：取稻□□□□。

【稗□】　當爲"稗（草）薜"。1 見：養生方 74 行。即：□以稗□五、門冬二。

【烏□】　可能是"烏喙"。1 見：養生方 26 行。即：段烏〖□□□□□□□□□□□□□□□〗。

【鳥□】　當爲禽類藥物名，或說爲"鳥卵"。1 見：養生方 104 行。即：其樂（藥）以鳥□、莫石、澤烏（瀉）、蘗（尤）、酸棗〖□〗

【鼠□】　具體所指不詳。1 見：五十二病方 393 行。即：□□窒（竁）鼠□掔（腕）。

【魿魚】　一種魚類。1 見：療射工毒方

19 行。即：取□□□□□□□□□□
鮒□魚。

【獨□】　疑爲"獨活"。2 見：五十二病
方 17、240 行。五十二病方 240：冶困
（菌）〖桂〗尺、獨□一升。

【美□】　指某種優質藥物，具體所指不
明。2 見：五十二病方 472 行，養生方
81 行。五十二病方 472：以美□☑

【冰□】　具體所指不明。1 見：萬物
W036。即：牡厲（蠣）、冰 □ 可 以 為
漿也。

【陽□】　一說疑即陽藿，又稱陽荷；另

一說疑爲陽起石。2 見：五十二病方
201、205 行。五十二病方 205：有（又）
窒（齏）陽□而羹之。

【桑□】　植物類藥名。具體所指不明。
1 見：五十二病方 459 行。即：取桑□、
白枎□，繩之。

【巇□】　疑爲"巇膏"。1 見：五十二病
方 404 行。即：即以巇〖□□□□□□
□□〗□〖□〗疕瘳而止。

【釡】　藥物名，因字殘損，具體所指不
詳。1 見：五十二病方 342 行。即：釡、
茫（尤）皆冶。

附錄二　主要簡帛醫書釋文

説明：

1. 主要簡帛醫書釋文以《關沮秦漢墓簡牘》（中華書局 2001）的《病方及其他》、馬王堆漢墓醫書《馬王堆漢墓帛書〔肆〕》（文物出版社 1985）和《長沙馬王堆漢墓簡帛集成》（中華書局 2014）、《張家山漢墓竹簡》（文物出版社 2001）的《脈書》和《引書》、阜陽漢簡《萬物》（載《文物》1988 年 4 期）、《武威漢代醫簡》（文物出版社 1975）等大宗簡帛醫藥文獻爲底本，並依據原簡帛圖版和各種相關研究成果對整理者的釋文進行校核，故對原釋文時有修正。

2. 簡帛醫藥文獻釋文按照各書的排列編號，參照各自底本用阿拉伯數字（小號）依次標出，於每簡或每行最後一字右下旁注明簡號或行第號。其中馬王堆部分醫書有新編號，則以"新編號/舊編號"的形式表示。

周家臺秦簡《病方》

· 取肥牛膽盛黑叔（菽）中，盛之而係（繫），縣（懸）陰所，乾。用之，取十餘叔（菽）置鬻（粥）中而歙（飲）之，巳（已）腸辟（澼）。不巳（已）309，復益歙（飲）之。鬻（粥）足以入之腸310。

· 溫病不汗者，以淳酒漬布，歙（飲）之311。

· 取車前草實，以三指竄（撮），入酒若鬻（粥）中，歙（飲）之，下氣312。

· 以正月取桃橐（蠹）矢少半升，置淳酒中，溫，歙（飲）之，令人不單（憚）病313。

· 取新乳狗子，盡鬻（煮）之。即沐，取一匕以殽沐，長髮314。

· 去黑子方：取橐（藥）本小弱者，齊約大如小指。取東〈棟〉灰一升，漬之。沃（和）橐（藥）本東〈棟〉315灰中，以靡（摩）之，令血欲出。因多食蔥，令汗出。槴（恒）多取櫻桑木，燔以爲316炭火，而取牛肉剟（劙）之，小大如黑子，而炙之炭火，令溫勿令焦，即317以傅黑子，寒輒更之318。

……乾者，令人孰（熟）以靡（摩）之，令欲出血，即以并傅，彼（被）其上以□枲絮。善布清席319，東首臥，到晦。朔復到，南臥。晦起，即以酒賁（噴），以羽漬，稍去之，以粉傅之320。

人所恆炊（吹）者，上橐莫以丸礜，大如扁（蝙）蝠矢而乾之。即發，以歙四分升一321歙（飲）之。男子歙（飲）二七，女子欲〈飲〉七322。

· 段（瘕）者，燔劍若有方之端，卒（焠）之醇酒中。女子二七，男子七，以歙（飲）之，巳（已）323。

・治瘬（瘻）病：以羊矢三斗，烏頭二七，牛脂大如手，而三溫鬻（煮）之，洗其□324，巳（已）瘬（瘻）病亟甚325。

・巳（已）齲方：見東陳垣，禹步三步，曰："皋！敢告東陳垣君子，某病齲齒，筍（苟）令某齲巳（已），請326獻驪牛子母。"前見地瓦，操；見垣有瓦，乃禹步，巳（已），即取垣瓦貍（埋）東陳垣327止（址）下。置垣瓦下，置牛上，乃以所操瓦蓋之，堅貍（埋）之。所謂"牛"者，頭虫也328。

・巳（已）齲方：以叔（菽）七，稅（脫）去黑者。操兩瓦，之東西垣日出所燭，先貍（埋）一瓦垣止（址）下，復環禹步三329步，祝曰："嘑（呼）！垣止（址），筍（苟）令某齲巳（已），予若叔（菽）了〈子〉而數之七齲巳（已）。"即以所操瓦而蓋□330。

・其一曰：以米亦可。男子以米七，女子以米二七331。

・巳（已）齲方：見車，禹步三步，曰："輔車車輔，某病齒齲，筍（苟）能令某齲巳（已），令332若毋見風雨。"即取車轚（轝），毋令人見之，及毋與人言。操歸，匿屋中，令333毋見，見復發334。

・病心者，禹步三，曰："皋！敢告泰山，泰山高也，人居之，□□之孟也。人席之，不智（智—知）335歲實。赤隗獨指，搕某叚（瘕）心疾。"即兩手搕病者腹336；"而心疾不智（智—知）而咸戟"，即令病心者南首臥，而左足踐之二七337。

・操杯米之池，東鄉（嚮），禹【步三】步，投米，祝曰："皋！敢告338曲池，某癃某波（破）。禹步撲房（芳）榃（廄），令某癃鬏（數）去339。"

・禹步三，汲井，以左手袤〈牽〉繘，令可下免甕（甕），卬340下免繘甕（甕），左操杯，鯖甕（甕）水；以一杯盛米，毋341下一升。前置杯水女子前，即操杯米，禹步【三步】342，祝曰："皋！敢告鬻（粥）。"□步，投米地，祝投米曰："某有子三旬343，疾生。"即以左手撟杯水歈（飲）女子，而投杯地，杯□□344。

・馬心：禹步三，鄉（嚮）馬祝曰："高山高絲，某馬心天（瘨），某爲我巳（已）之，并企待之。"即午畫345地，而寁（最一撮）其土，以靡（摩）其鼻中346。

・巳（已）鼠方：取大白礜，大如母（拇）指，置晉（煎）斧（釜）中，涂而燔之，毋下九日，冶之，以372

・以給、顛首、沐浞歈，并，參（叁）煴（溫）鬻（煮）之，令⧈374

取棟（棟）灰一斗，淳毋下三斗，執（熟）□而鬻（煮）⧈375

・北鄉（嚮），禹步三步，曰："嘑（呼）！我晉（智—知）令某瘴，令某瘴者某也。若筍（苟）令某瘴巳（已），□□□□□言若376

并合和之。即取守室〈宮〉二七，置槬中，而食以丹，各盡其復（腹），堅377塞，勿令迣，置□後鬏（數）宿，期之乾，即出，冶，和合樂（藥）□□歈（飲）食，即女子蚤（瘙）巳（已）378。

女杯復產□□之期曰益若子乳379。

馬王堆漢墓醫書

足臂十一脈灸經

・足泰（太）陽溫（脈）：出外踝婁（婁）中，上貫腨（腨），出於郄（卻）；枝之下胕；其直者貫臀，夾（挾）脊，出【項】1，上於豆（頭）；枝顏（顏）下，之耳；其直者貫目內漬（眥），之鼻2。

其病：病足小指（趾）廢，膞（腨）痛，膞（腨—却）綴（攣），脾痛，產寺（痔），要（腰）痛，夾（挾）脊痛，【頭】痛，項痛，手痛₃，顏（顏）寒，產聾，目痛，鼽（鼽）洫（衄），數痏（癲）疾。•諸病此物者，皆久（灸）泰（太）陽溫（脈）₄。

•足少陽溫（脈）：出於踝前，枝於骨閒（間），上貫劂（膝）外兼（廉），出於股外兼（廉），出脅：枝之肩薄（髆）₅；其直者貫腋，出於項、耳，出膲（枕），出目外漬（眥）₆。

其病：病足小指（趾）次【指（趾）】廢，脬外兼（廉）痛，脬寒，劂（膝）外兼（廉）痛，股外兼（廉）痛，脾（髀）外兼（廉）痛，脅痛，□₇痛，產馬，缺盆痛，癲（瘻），聾，膲（枕）痛，耳前痛，目外漬（眥）痛，脅外種（腫）。•諸【病】此物者，皆₈久（灸）少陽溫（脈）₉。

•足陽明（明）溫（脈）：循脬中，上貫劂（膝）中，出股，夾（挾）少腹，上出乳內兼（廉），出脴（嗌），夾（挾）口以上，之鼻₁₀。

其病：病足中指（趾）廢，脬痛，劂（膝）中種（腫），腹種（腫），乳內兼（廉）痛，□外種（腫），頯痛，鼽（鼽）洫（衄），數₁₁熱，汗出，脭瘦，顏（顏）寒。•諸病此物者，皆久（灸）陽明（明）溫（脈）₁₂。

•足少陰溫（脈）：出內踝婁（婁）中，上貫膞（腨），入郄（腨—却），出股，入腹，循脊內兼（廉），出肝，入胠，繋（繋）舌【本】₁₃。

其病：病足熱，膞（腨）內痛，股內痛，腹街、脊內兼（廉）痛，肝痛，心痛，煩心，泅（咽）□，□□□₁₄，舌铬（坼），□旦（癉），尚（上）氣，□□，數胭（喝），牧牧，耆（嗜）臥以欬。•諸病此物【者，皆久（灸）】足少陰【溫（脈）】₁₅。

•足泰（太）陰溫（脈）：出大指（趾）內兼（廉）骨蔡（際），出內踝上兼（廉），循（循）脬內【兼（廉），上】劂（膝）內兼（廉），出股內兼（廉）₁₆。

其病：病足大指（趾）廢，脬內兼（廉）痛，股內痛，腹痛，腹張（脹），復□，不耆（嗜）食，善意（噫），心【煩】₁₇，善肘（疛）。•諸病此物者，皆久（灸）足泰（太）陰溫（脈）₁₈。

•足希（厥）陰溫（脈）：循大指（趾）閒（間），以上出脬內兼（廉），上八寸，交泰（太）陰▢溫▢（脈），循股內，上入脞閒（間）₁₉。

其病：病脞瘦，多弱（溺），耆（嗜）歙（飲），足柎（跗）種（腫），疾畀（痺）。•諸病此物者，【皆久（灸）】希（厥）陰溫（脈）₂₀。

扁（偏）有此五病者，有（又）煩心，死。三陰之病亂，不過十日死。掐溫（脈）如三人參舂，不₂₁過三日死。溫〈溫（脈）〉絕如食頃，不過三日死。煩心，有（又）腹張（脹），死。不得臥，有（又）煩心，死。唐（溏）叚（瘕）₂₂恆出，死。三陰病雜以陽病，可治。陽病北（背）如流湯，死。陽病折骨絕筋而无陰病₂₃，不死₂₄。

臂泰（太）陰溫（脈）：循筋上兼（廉），以奏臑內，出夜（腋）內兼（廉），之心。

•其病：心痛，心煩而意（噫）。•諸病₂₅此物者，皆久（灸）臂泰（太）陰溫（脈）₂₆。

•臂少陰溫（脈）：循筋下兼（廉），出臑內下兼（廉），出夜（腋），奏脅。

•其病：脅痛。•諸病【此】物者，皆久（灸）₂₇臂少陰【溫（脈）】₂₈。

•臂泰（太）陽溫（脈）：出小指，循骨下兼（廉），出臑下兼（廉），出肩外兼（廉），出項，【□】目。

其【病】：外漬（眥）痛，【□□】₂₉臂外兼（廉）痛。•諸病此物者，皆久（灸）臂泰（太）陽溫（脈）₃₀。

•臂少陽溫（脈）：出中指，循臂上

骨下兼(廉),奏耳。

其病：產聾,【頰】痛。·諸病【此物者,皆】31久(灸)臂少陽之温(脈)32。

·臂陽明(明)温(脈)：出中指閒(間),循骨上兼(廉),出臑□□上,奏膭(枕),之口。

【其】病：病齒【痛】,□□□□33。【諸】病此物者,皆久(灸)臂陽明(明)温(脈)。

·上足温(脈)六、手【温(脈)五】34。

陰陽十一脈灸經(甲本)

【鉅陽眽(脈)：毄(繫)於潼(踵)外踝婁中,出郤(郄)中,上穿振(臀),出猒(厭)衷,夾(挾)脊,出於項,上頭角,下顏(顔),夾(挾)1/35 䪼(齃),毄(繫)目内廉。是勭(動)則病：衝(衝)頭,目以(似)脱,項以(似)伐,胷(胸)痛,要(腰)以(似)折,脾(髀)不可以運,郤(郄)2/36 如結】,腨如【裂,此】爲踵(踵)蹷(蹷—厥),是鉅陽眽(脈)【主治。其所產病：頭痛,耳聾,項痛,耳3/37 强】,瘧,北(背)痛(痛),要(腰)痛(痛),尻痛(痛),肨(痔),膝(郤—郄)痛(痛),腨痛(痛),【足小】指(趾)踝〈瘅(痹)〉,【爲十】二病4/38。

【少】陽眽(脈)：毄(繫)於外踝之前廉,上出魚股之【外,出脅】上,【出目前。】是勭(動)則病：【心與脅痛】5/39,不可以反稷(側),甚則无膏,足外反,此爲陽【蹶(厥)】,是少陽眽(脈)【主】治。其所產【病：口痛,項痛,頭】6/40 頸痛(痛),脅痛(痛),瘧,汗出,節盡痛(痛),脾(髀)【外】廉【痛】,魚股痛(痛),厀(膝)【外廉】痛(痛),振寒,【足中指(趾)】7/41 踝〈瘅(痹)〉,爲十二病8/42。

陽明(明)眽(脈)：毄(繫)於骭骨外廉,循骭而上,穿賓(髕),出魚股【之廉】,上穿【乳】,穿頰,【出目外】9/43 廉,環【顏(顔)】。是勭(動)則病：洒洒病寒,喜龍〈伸〉,婁(數)吹(欠),顏(顔)【黑,病穜(腫)】,病【至則惡人與火,聞】10/44 木音則傷〈惕〉然驚,心腸〈惕〉,欲獨閉户牖而處,病甚則欲【乘高而歌,棄】衣【而走,此爲】11/45 骭蹷(蹷—厥),是陽明(明)眽(脈)主治。其所產病：顏(顔)痛(痛),鼻肍(鼽),領〈頷〉【頸痛,乳痛,】心與胠痛(痛)12/46,腹外穜(腫),陽(腸)痛(痛),厀(膝)跳,付(跗)【上踝〈瘅(痹)〉】,爲十病 13/47。

肩眽(脈)：起於耳後,下肩,出臑外【廉】,出臂外□官(腕)【上】,乘手北(背)。是【勭(動)則病：領〈頷〉穜(腫)痛】,不可以顧,肩14/48 以(似)脱,臑以(似)折,是肩眽(脈)主治。【其所產病】：領〈頷〉 痛 (痛),【喉踝〈瘅(痹)〉,臂痛,肘外】痛(痛),爲四病15/49。

耳眽(脈)：起於手北(背),出臂外兩骨之閒(間),【上骨】下廉,出【肘中】,入耳中。是勭(動)則病：耳聾16/50 煇煇脖脖,嗌穜(腫),是耳眽(脈)主治。其所產病：目外漬(眥)痛(痛),頰痛,耳聾,爲三病17/51。

齒眽(脈)：起於次指與大指上,出臂上廉,入肘中,乘臑,【穿】頰,入齒中,夾(挾)鼻。是【勭(動)】18/52 則病：齒痛(痛),朏(䪼)穜(腫),是齒眽(脈)主治。其所產病：齒痛(痛),朏(䪼)穜(腫),目黄,口乾,臑痛(痛),爲五【病】19/53。

鉅陰眽(脈)：是胃眽(脈)殹(也),彼(被)胃,下出魚股陰下廉,腨上廉,出内踝之上廉。是勭(動)則病：上【當】20/54 走心,使復(腹)張(脹),善噫,食【則】欲歐(嘔),得後與氣則怢然衰,是鉅陰眽(脈)主治。其所【產21/55 病】：獨心煩,死;心痛(痛)與復(腹)張(脹),死;不能食,不〇臥,强吹(欠),三者同則死;唐(溏)泄,死;【水與】22/56 閉同則死，爲十病₂₃/₅₇。

麿（麗—脈）陰脈（脈）：毄（繫）於足大指（趾）叢（叢）毛之上，乘足【跗上廉】，去內踝（踝）一寸，上踝（踝）五寸而【出大（太）陰之後】₂₄/₅₈，上出魚股內廉，觸少腹，大漬（眥）旁。是勤（動）則【病：丈】夫則【隤（癩）山（疝），婦人則少腹穜（腫），要（腰）痛】₂₅/₅₉不可以印〈印（仰）〉，甚則嗌乾，面疵，是麿（麗—厥）陰脈（脈）主治。【其】所產病：熱中，【癃（癃），隤（癩），扁（偏）山（疝），爲五病。五病】₂₆/₆₀有而心煩，死，勿治敃（殹—也）。有陽脈（脈）與之俱病，可治敃（殹—也）₂₇/₆₁。

少陰脈（脈）：毄（繫）於內踝（踝）外廉，穿腨，出胳（胳—卻）中央，上穿脊之內廉，毄（繫）於腎（腎），夾（挾）舌【本】。【是勤（動）則病】₂₈/₆₂：悁（喝）悁（喝）如喘，坐而起則目膜如毋（無）見，心如縣（懸），病飢，氣【不】足，善怒，心腸（惕），恐【人將捕之】₂₉/₆₃，不欲食，面黔（黔）若糍（地—地）色，欬則有血，此爲骨麿（麗—厥），是少陰脈（脈）主【治】。其所產【病：口熱】₃₀/₆₄，舌榜（柝—坼），嗌乾，上氣，饐（噎），嗌中痛（痛），瘅，耆（嗜）臥，欬，音（瘖），爲十病。

【少】陰之脈（脈），【久（灸）則强食】產肉，緩帶，被跛（髮），大丈（杖），重履而步，久（灸）幾息則病已（已）矣₃₂/₆₆。

臂鉅陰脈（脈）：在於手掌中，出內陰兩骨之閒（間），上骨下廉，筋之上，出臂【內陰，入心中】₃₃/₆₇。是勤（動）則病：心滂滂如痛（痛），缺盆痛（痛），甚則交兩手而戰，此爲臂麿（麗—厥），【是臂鉅陰脈（脈）主】₃₄/₆₈治。其所產病：腦（胸）痛（痛），臂（肩）痛（痛），【心痛（痛）】，四末痛（痛），叚（瘕），爲五病₃₅/₆₉。

臂少陰脈（脈）：起於臂兩骨之閒（間）之閒[1]，之[2]下骨上廉，筋之下，出臑內陰。【入心中。是勤（動）則病：心】₃₆/₇₀痛（痛），益（嗌）【乾】，渴欲歙（飲），此爲臂麿（麗—厥），是臂少陰脈（脈）主治。其所產【病】：脅痛（痛），爲【一病】₃₇/₇₁。

脈　法

以脈（脈）法明（明）教下。脈（脈）亦聽（聖）人之所貴殹（也）。氣殹（也）者，到〈利〉下而【害】上，【從煖而去清】₁/₇₂，故聽（聖）人寒頭而煖足。治病者取有餘而益不足殹（也），【故氣】上而不下，【則視有】₂/₇₃過之脈（脈），當環而久（灸）之。病甚，陽上於環二寸而益爲一久（灸）。氣出胳（胳—卻）與肘之脈（脈）而【砭（砭）之】₃/₇₄。

用砭（砭）啓脈（脈）者必如式。壅（癰）穜（腫）有膿（膿），則稱其小大而【爲】之砭（砭）。砭（砭）有四【害】：膿（膿）深【而】₄/₇₅砭（砭）輚（淺），謂上〈之〉不遝，一害；膿（膿）輚（淺）而砭（砭）深，胃（謂）之過，二害；膿（膿）大【而砭（砭）小，胃（謂）之砭（砭）□，砭（砭）□者，惡】₅/₇₆【不】畢，三【害；膿（膿）】小而砭（砭）大，胃（謂）之砭（砭）□，砭（砭）□者，傷良肉殹（也），四害。

膿（膿）【多而深者，上黑】而大，【膿（膿）少】₆/₇₇而深者，上黑而小；膿（膿）多而輚（淺）者，上白而大；膿（膿）少【而】輚（淺）【者，上白而小，此不可不】察殹（也）。【有】₇/₇₈膿（膿）者不【可久（灸）】殹（也）。

---

［1］　之閒（間）之閒：第二個"之閒"爲衍文。

［2］　之：屬於衍文。

相眽（脈）【之道，左手上踝五寸】案（按）之，右【手直踝而】撣（彈）之。【它眽（脈）】盈，此8/79獨虛，則主病。它眽（脈）泊（滑），此獨□，則主【病】。它眽（脈）【靜，此獨勤（動），則主】病。眽（脈）【固有勤（動）者，骭9/80之少陰，臂之大陰、少陰，氏（是）主【勤（動）、疾】則【病】。此【所以論有過之眽（脈）殹（也），其餘謹視當眽（脈）之過10/81。眽（脈）之縣（玄），書而執（熟）學之，季〈孝〉子忠謹，學【□□□□】見於爲人【□□□□】11/82言不可不察殹（也）12/83。

陰陽脈死候

凡三陽，天氣殹（也），其病唯折骨列（裂）膚，不死。凡三陰，地氣殹（也），死眽（脈）殹（也），陰病而亂，則【不】1/84過十日而死。三陰，骨（腐）臧（藏）煉（爛）腸而主殺。□□五死：脣反人盈，則肉【先死，齗齊齒長，則】2/85骨先死；面黑，目環（睘）視袞（褱），則氣先死；汗出如絲，傅而不流，則血先死；舌捆橐（囊）卷，【則筋】3/86先死。五者扁（偏）有，則不沽〈活〉矣4/87。

五十二病方

• 諸傷

【諸傷：□□】膏、甘草各二，桂、畺（薑）、椒、朱（茱）【臾（萸）】□【□□□□□□□□□□□□□□□】1/1【□】毀一垸（丸）音（杯）酒中，歙（飲）之，日壹歙（飲），以□其◪2/2

【一，□】□□胸，令大如苔，即以赤苔一斗并【冶，□□□□□□□□】3/3執（熟）而□【□歙（飲）】其汁，汁宰（滓）皆索，食之自次（恣）殹（也）。◪4/4

一，冶齊（薺）石（實）【□】，以】淳酒漬而餅之，燔瓦鬵炭【□□□□□□□□□□】復冶、漬、餅5/5、燔之如前，即冶，入三指冣（最一撮）半音（杯）溫酒【□□□□□□□□□□□□】痛斬多者6/6，百冶，大深者八十，小者卅，冶精7/7。

一，燔白雞毛及人䯽（髮），冶各等。百草末八亦冶而【□□□□□□毀】一垸（丸）溫酒一音（杯）中而8/8歙（飲）之9/9。

一，以〈已〉刃傷，頮（燔）羊矢，傅之10/10。

一，止血出者，燔䯽（髮），以安（按）其痏11/11。

一，令傷毋（無）痛，毋（無）血出，取故蒲席厭□□【□】燔□【□□□】庸（痏）12/12。

一，傷者血出，祝曰："男子竭，女子䏣（滅）。"五畫地【□】之13/13。

一，令傷毋（無）殷（瘢），取彘（彖）膏、□衍并冶，傅之14/14。

一，以男子泊傅之，皆不殷（瘢）15/15。

一，金傷者，以方（肪）膏、烏豙（喙）□□，皆相□煎，銼（㕮）之16/16。

一，傷者，以續齗（斷）根一把，獨□長支（枝）者二廷（梃），黃鈐（芩）二梃，甘草【□】廷（梃），秋烏豙（喙）二【□】17/17【□□】㕮者二甌，即并煎【□】執（熟），以布捉取出其汁，以陳緼□【□】傅之18/18。

【一，□□】者，冶黃黔（芩）與【□□】煎彘（彖）膏【以□】之，即以布捉【取□□□□□□□】19/19渳之20/20。

一，久傷者，薺（齏）杏霾〈覈（核）〉中人，以職（膱）膏弁，封痏，蟲（蟲）出。【嘗】試21/21。

一，稍（消）石直（置）溫湯中，以洒（洗）癰22/22。

一，令金傷毋（無）痛方，取鼢鼠，乾而冶；取彘（彖一鮧）魚，燔而冶；長石、薪（辛）夷、甘草各與【鼢】23/23鼠等，皆合撓,取三指最（撮）一,入溫酒一音（杯）中而歓（飲）之。不可,財益藥,至不癰（痛）而止。【令】₂₄/₂₄。

一,令金傷毋（無）痛,取薺孰（熟）乾實,熠（熬）令焦黑,冶一;朮（朮）根去皮,冶二;凡二物,并和,取三₂₅/₂₅指最（撮）到節一,醇酒盈一衰桮（杯）,入藥中,撓歓（飲）。不耆（嗜）酒,半桮（杯）。已（已）歓（飲）,有頃不痛,復痛,歓（飲）藥如數。不痛,毋歓（飲）藥。藥先食後食次（恣）。治病時,毋食魚、彘肉、馬肉、飛₂₇/₂₇蟲、葷、麻○洙采（菜）,毋近内,病已（已）如故。治病毋（無）時。壹治藥,足治病。藥已（已）治,裹以₂₈/₂₈繒臧（藏）。冶朮（朮）,暴（曝）若有所燥,冶。令₂₉/₂₉。

· **傷痙**

傷痙:痙者,傷,風入傷,身倍〈信（伸）〉而不能詘（屈）。治之:熠（熬）鹽令黃,取一斗,裹以布,卒（焠）醇酒中,入₃₀/₃₀即出,蔽以市（韍）,以尉（熨）頭。熱則舉,適下。爲□裹,更以尉（熨）,尉（熨）寒,更熠（熬）鹽以尉（熨）,尉（熨）勿₃₁/₃₁絶。一尉（熨）寒汗出,汗出多能詘（屈）倍〈信（伸）〉,止。尉（熨）時及已（已）尉（熨）四日内,【□□】衣,毋見風,過四日自₃₂/₃₂適。尉（熨）先食後食次（恣）。毋（無）禁,毋（無）時。· 令₃₃/₃₃。

一,傷而頸（痙）者,以水財煮李實,疾沸而抒,浚取其汁,寒和,以歓（飲）病者,歓（飲）以【□爲】₃₄/₃₄故。節（即）其病甚,弗能歓（飲）者,强啓其口,多灌之。節（即）毋（無）李實時【□□□□】□煮炊,歓（飲）其汁,如其實數。毋（無）禁。嘗（試）。· 令₃₆/₃₆。

一,諸傷,風入傷,傷癰痛,治:以枲絮爲獨（韣）,□□癰傷,漬以【□□□】□彘膏煎汁,[置]₃₇/₃₇【□□】沃,數□注,下膏勿絶,以欷（翕）寒氣,【□□□

□】礜【□□□□□】,以傅傷空（孔）,蔽上₃₈/₃₈,休,復爲【□□□□□】【□□□】□癰□【□□】₃₉/₃₉。傅藥先食後食次（恣）。毋（無）禁,毋（無）時。【□】礜不暴□【□】盡入₄₀/₄₀。

一,傷而頸（痙）者,小剸一犬,湔與薛（糱）半斗,毋去其足,以□并（瓶）盛,漬井斷（斷）【□□□】₄₁/₄₁出之,陰乾百日。即有頸（痙）者,冶,以三指一撮（撮）,和以溫酒一音（杯）,歓（飲）之₄₂/₄₂。

一,傷脛（痙）者,擇韰（薤）一把,以敦（淳）酒半斗者（煮）潰（沸）,歓（飲）之,即溫衣陝（夾）坐四旁,汗出到足,乃【已（已）】₄₃/₄₃。

一,冶黃黔（芩）、甘草相半,即以彘（豯）膏財足以煎之。煎之潰（沸）,即以布足（捉）之,取其汁,□傅□₄₄/₄₄。

· **嬰兒索痙**

嬰兒索痙:索痙者,如產時居濕地久,其育（肎）直而口釦（噤）,筋擘（攣）難以倍〈信（伸）〉。取封殖（埴）土冶之,□【□】₄₅/₄₅二,鹽一,合撓而炁（蒸）,以扁（遍）尉（熨）直育（肎）擘筋所。道頭始,稍□手足而已（已）。尉（熨）寒【□□】₄₆/₄₆復炁（蒸）,尉（熨）乾更爲。· 令₄₇/₄₇。

· **嬰兒病閒（癇）**

嬰兒病閒（癇）方:取靁（雷）尾〈屎（矢）〉三果（顆）,冶,以豬煎膏和之。小嬰兒以水【半】斗,大者以一斗,三分藥,取₄₈/₄₈一分置水中,撓,以浴之。浴之道頭上始,下盡身,四支（肢）毋濡。而日一浴,三日已（已）。已（已）浴,輒棄其₄₉/₄₉水圂中。閒（癇）者,身熱而數驚,頸脊强而復（腹）大。□閒（癇）多眾,以此藥皆已（已）。令₅₀/₅₀。

·嬰兒瘛（瘲）

嬰兒瘛（瘲）：嬰兒瘛（瘲）者，目繲（繲）䀼然，脅痛，息瘦（嚶）瘦（嚶）然，戾（矢）不〇化而青。取屋榮蔡，薪燔之而炙51/51匕焉。爲潅汲三潭，盛以棓（杯）。因唾匕，祝之曰："噴者虞噴，上〇〇〇〇〇52/52如篲（篲）星，下如脴（肧）血，取若門左，斬若門右，爲若不已（已），磔薄（膊）若市。"因以匕周揗53/53嬰兒瘛（瘲）所，而洍（洗）之棓（杯）水中，候（候）之，有血如蠅羽者，而棄之於垣。更取水54/54，復唾匕炙〈炙〉以揗，如前。毋（無）徵，數復之，徵盡而止。·令55/55。

·狂犬齧人

狂犬齧人：取恆石兩，以相靡（磨）敺（也），取其靡（磨）如麋（糜）者，以傅犬所齧者，已（已）矣56/56。

一，狂【犬】齧人者，孰（熟）澡（操）潅汲，注音（杯）中，小（少）多如再食浾（漿），取 䨲（蝱）末灰三指冣（最一撮）【〇〇】57/57水中，以歙（飲）病者。已（已）飲，令孰（熟）𡠥兩手如【〇】𨵤（間）毛〇道手〇〇／58/58

一，〇〇狂犬齧者，〇〇【〇】莫傅59/59。

一，狂犬傷人，冶礜與橐莫，醯半音（杯）歙（飲）之。女子用藥，如靡／60/60

·犬筮（噬）人

犬筮（噬）人傷者：取丘（蚯）引（蚓）矢二〇，以井上罋（甕）斷（斷）處土與等，并熬之，而以美醯【〇〇〇〇】之，稍坑（丸），以尉（熨）其傷，犬毛盡，傅傷而已（已）62/62。

一，煮菫（菫），以汁洒之。冬日煮其本63/63。

一，犬所齧，令毋（無）痛及易瘳方，令齧者臥，而令人以酒財沃其傷。已

（已）沃而【〇】64/64越之。嘗試。毋（無）禁65/65。

·巢者

巢者：矦（候）天甸（電）而兩手相靡（摩），鄉（嚮）甸（電）祝之，曰："東方之王，西方【〇〇〇】主冥冥人星。"二七而【〇】66/66。

一，取牛胆、烏豙（喙）、桂，冶等，骹（骰）（殽）〇，熏以〇病67/67。

·夕下

【夕】下：以黃枔（芩），黃枔（芩）長三寸，合盧大如〇〇豆世，去皮而并冶。【〇〇〇】〇大把，搗（搗）而煮之，令68/68沸，而滫去其宰（滓），即以【其】汁凄夕下，已（已），乃以脂【〇〇〇】，因以所冶藥傅69/69之。節（即）復欲傅之，凄傅之如前。已（已），夕下靡70/70。

·毒烏豙（喙）

毒烏豙（喙）者：炙【〇】，歙（飲）小童弱（溺），若產齊（薺）、赤豆，以水歙（飲）【之】71/71。

一，屑勺（芍）藥，以〇半棓（杯），以三指大捽（撮）歙（飲）之72/72。

【一】，取杞本長尺，大如指，削，舂（舂）木臼中，煮以酒〇【〇〇】歙（飲）〇73/73

一，以藿（藿）汁粲（餐）叔（菽）若苦，已（已）74/74。

一，煮鐵，歙（飲）之75/75。

一，禹（遇）人毒者，取麋（蘪）蕪本若〇薺一【〇】〇【〇】，冶產【〇〇〇】宰（滓）傅宥（疻）76/76。

一，穿地〇尺，而煮水一罋（甕），【〇〇〇〇〇】爲五【〇〇〇】一音（杯）77/77。

·瘙（厲）

【瘙（厲）：〇【〇〇〇〇〇以財䦖藍

【□□□□】□潰□☑78/78

【一，□】□□□☑79/79

一，濡，以鹽傅之，令牛陀（舐—舐）之80/80。

一，以疾（蒺）黎（藜）、白蒿封之81/81。

一，涶（唾）之，賁（噴）："兄父產大山，而居氏（是）谷下，【□□】系而，□【□□】而，鳳鳥【□□毋敢上下】燅（尋）燅（尋），豙（喙）且貫而心83/83。"

一，"父居蜀，母爲鳳鳥蓐，毋敢上下燅（尋），鳳鳥貫而心84/84。"

· 蛭食（蝕）

蛭食（蝕）人胻股，即產其中者，并黍、叔（菽）、秫（朮）而炊之，烝（蒸）以熏，瘳病85/85。

一，鋚（齏）蚖，傅之86/86。

· 蚖

蚖：鋚（齏）蘭，以酒沃，歓（飲）其汁，以宰（滓）封其痏，數更87/87。

一，以蔄印其中顛88/88。

一，以產豚豪（喙）麻（磨）之89/89。

一，以董一陽（煬）筑（築）封之，即燔鹿角，以弱（溺）歓（飲）之90/90。

一，吹："謑（嗟）！年蛓（蝅）殺人，今茲有（又）復之91/91。"

一，以青粱米爲鬻（粥），水十五而米一，成鬻（粥）五斗，出，揚去氣，盛以新瓦甇（罌），冥（幂）口以布三【□】92/92，即封涂（塗）厚二寸，燔，令泥盡火而歓（飲）之，甬（痛）已（已）93/93。

一，亨（烹）三宿雄雞二，洎水三斗，執（熟）而出，及汁更洎，以金盂逆甗下。炊五毃（穀）、兔唯94/94肉陀甗中，稍沃以汁，令下盂中，執（熟），歓（飲）汁95/95。

一，賁（噴）吹："伏食，父居北在，母

居南止，同產三夫，爲人不德。已（已）。不已（已），青傅女（汝）96/96。"

一，湮汲一音（杯）入奚蠱中，左桼（捧—承）之，北鄉（嚮），鄉（嚮）人禹步三，問其名，即曰："某某年□，今【□】97/97。"歓（飲）之，音〈言〉曰："疾【去疾】已（已），徐去徐已（已）。"即覆奚蠱，去之98/98。

一，煮鹿肉若野彘（豩）肉，食之，歓（飲）汁。·精99/99。

一，燔貍皮，冶灰，入酒中，歓（飲）之。多可殹（也），不傷人。煮羊肉，以汁【□】之100/100。

【一】，取井中泥，以還（環）封其傷，已（已）101/101。

· 尤（疣）者

尤（疣）：取敝蒲席若藉（薦）之弱（蒻），繩之，即燔其末，以久（灸）尤（疣）末，熱，即拔尤（疣）去之102/102。

一，令尤（疣）者抱禾，令人嘑（呼）曰："若胡爲是？"應曰："吾尤（疣）。"置去禾，勿顧103/103。

一，以月晦日之丘井有水者，以敝帚騷（掃）尤（疣）二七，祝曰："今日月晦，騷（掃）尤（疣）北。"入帚井中104/104。

一，以月晦日日下餔（晡）時，取塊（塊）大如雞卵者，男子七，女子二七。先【以】塊（塊）置室後，令南北列□105/105，以晦往之塊（塊）所，禹步三，道南方始，取塊（塊）言曰塊言曰[1]："今日月晦，靡（磨）尤（疣）北。"塊（塊）一靡（磨）一，二【七】106/106。已（已）靡（磨），置塊（塊）其處，去，勿顧。靡（磨）大者107/107。

一，以月晦日之內後，曰："今日晦，

---

[1] 塊言曰：第二個"塊言曰"是衍文。

弱（搦）又（疣）内北。"靡（磨）又（疣）内辟（壁）二七108/108。

一，以朔日，葵莖靡（磨）又（疣）二七，言曰："今日朔，靡（磨）又（疣）以葵榦。"有（又）以殺（椴）本若道旁蓳（菫）、楬二七，投109/109 澤若□下。除日巳（已）望（望）110/110。

一，祝尤（疣），以月晦日之室北，靡（磨）宥（疣），男子七，女子二七，曰："今日月晦，靡（磨）宥（疣）室北。"不出一月，宥（疣）巳（已）111/111。

• 顛（癲）疾

顛（癲）疾：先待（侍）白雞、犬矢。發，即以刀剶（剝）其頭，從顛到項，即以犬矢【瀳（溉）】之，而中剶（剝）雞□112/112，冒其所以犬矢瀳（溉）者，三日而巳（已）。巳（已），即孰（熟）所冒雞而食之，致巳（已）113/113。

一，廣（瘨—癲）疾者，取犬尾〈屎（矢）〉及禾在圈垣上者，段冶，湮汲以歓（飲）之114/114。

• 白瘛（瘕）

白瘛（瘕）方：取灌青，其一名灌曾，取如□【□】鹽〈鹽〉廿分斗一，竈（竈）黄土十分升一，皆冶，并【□□】115/115 □□先食歓（飲）之。不巳（已），有（又）復之，而□灌青，再歓（飲）而巳（已）。令116/116。

【一，□□】其在【□】□□□與其○真【□□】，治之：以烏卵勿毀半斗，甘鹽【□□□□】117/117【□□□□□□□□】者□【□□□□□□】其中，卵次之，以□【□□□□】118/118 冥（幎）甕（甕）以布四【□□□□□□□□□□□□□□□□□□】119/119 蔡。巳（已）塗之，即縣（懸）陰燥所。【□□□□□□□□□□□□□□□】120/120 厚蔽肉，扁（遍）施（瘀）所

而止。巳（已）【□□□】之於【□□□】之，熱弗能支而止，而止施（瘀）【□□】121/121 雖俞（愈）而毋去其藥。藥○自【□】盡而自□殹（也）。施（瘀）即巳（已）□。炙之之時，養（瘡）甚難禁，【毋】122/122 搔（搔），及毋手傅之。以旦未食傅藥。巳（已）傅藥，即歓（飲）善酒，極厭（饜）而止，即炙矣。巳（已）炙123/123 之而起，欲食即食，出入歓（飲）食自次（恣）。且服藥，先毋食堇二、三日。及藥時，毋食124/124 魚，病巳（已）如故。治病毋（無）時。以三月十五日到十七日取鳥卵，巳（已）【□】即用之。□【□】125/125 鳥殹（也），其卵雖有人（仁），酓（猶）可用殹（也）。此藥巳（已）成，居唯十【餘】歲到□歲，俞（逾）良。【□】126/126 而乾，不可以塗身，少取藥，足以塗施（瘀）者，以美醯漬之於瓦編（甀）中，漬之□127/127 可河（和），稠如恆。煮膠，即置其編（甀）於穉火上，令藥巳（已）成而發。發之□□□塗128/128，冥（幎）以布，蓋以編（甀），縣（懸）之陰燥所。十歲以前藥乃乾129/129。

一，白瘀：白瘀者，白毋（無）奏（腠），取丹沙與鱣魚血，若以雞血，皆可。雞涅居二【□】者（煮）之，□130/130 以蚤（爪）挈（契）痏（瘀）令赤，以傅之。二日，泊（洗），以新布孰（熟）暨（摡）之，復傅。如此數，廿日而止。令131/131。

• 大帶

大帶者：燔堶，與久膏而靡（磨），即傅之132/132。

一，以清煮膠，以涂（塗）之133/133。

• 冥（螟）

冥（螟）病方：冥（螟）者，蟲所齧穿者□，其所發毋（無）恆處，或在鼻，或在口旁，或齒齦，或在手指【□□】134/134，使人鼻抉（缺）指斷。治之：以鮮產魚，釐

（擣）而以鹽財和之，以傅蟲所齧者，【□
□】135/135□，輒適（補）之。病已（已），
止。嘗試。毋（無）禁。令136/136。

• □蠸者

【□蠸者：□□】以蠸一入卵中【□
□□】□之137/137。

• □者

【□□□□□□】槐爲箸，即已
（已）138/殘片3。

【一，□□□□】□玗冶之，誨（每）
食，入三指冣（最一撮）食中【□□□□
□□□□□□□□□□】139/殘片3＋殘片
□□煮藪（熟），再汍，歙（飲）
之，以當酓☑140/殘片3＋殘片

一，鋆（齏）蘭【□□□】□以酒而□
【□】以☑141/140＋殘片3＋殘片

一，以淳酒【□□□□□□】
漬☑142/141＋殘片3

一，以湯沃【□□□□□】痏【□
□】歙（飲）☑143/142＋殘片3

• 疣

疣：取蘭實【□□□□】去毒【□】□
之，以鉛【傅】疣144/143＋殘片3＋殘片1。

一，炙椑【□□□□□□】傅
疣。☑145/144＋殘片3

• 人病馬不閒（癇）

【人】病馬不閒（癇）者：【□□□□
□】□。治：以酸棗根三【□□□□□□
□】□以浴病者。病者女子
【□】146/145＋殘片3＋殘片1男子【□□□□□】
男子令女子浴之，即以□【□□□□】
即以女子初有布147/146＋殘片1燔【□□□
□□□】冣（最一撮）者一桮（杯）酒中，
歙（飲）病者☑148/147＋殘片1

• 人病□不閒（癇）

【人病□不閒（癇）：□□□□□】

奉，治：以□雞、桃，病者【□□□□□
□】歙（飲）以布如149/殘片1＋148【□□□□□
□】□□者，【□】艮，治：以□蜀焦（椒）一
委（捼），燔【□□□□□□】置酒中，歙
（飲）150/殘片1＋149。

• 人病羊不閒（癇）

【人病羊不閒（癇）：□□□□】□靡
（摩）如數151/殘片1。

• 人病蛇不閒（癇）

【人病蛇不閒（癇）：□□□】□出
舌，取蛇兌（蛻）【□】鄉（嚮）者，與□【□
□□□□□□□□】152/殘片1【□□□
□□□□□】柏【□□□□□】□病者
能☑153/殘片1

• 諸食病

□食：□食者，【□□□】□
☑155/殘片12＋殘片5物皆【□□□】冶之
☑156/殘片12＋殘片5之柔【□□□】膿（膿）
☑157/殘片12＋殘片5癰（膿）而□，其已（已）潰
☑158/殘片12＋殘片5及傅。已（已）傅藥
☑159/殘片12＋殘片5

• 諸□病

【□□】者，在足指（趾）若
☑160/殘片12＋殘片5【□】皆冶。其已（已）冶
☑161/殘片12＋殘片5【□】有□☑162/殘片12＋殘片5

……

• 瘃（瘃）病

【□□】□□汃□乾蔥☑163/150鹽隋
（膪）炙尻164/151。

一，鋆（齏）華，以封隋（膪）及少
【腹】☑165/152

一，冶笨（策）冀少半升、陳葵穜
（種）一□，而☑166/153

一，湮汲水三什，以龍須（鬚）一束
并者（煮）☑167/154

一，久（灸）左足中指（趾）168/155。

一，禹步三，湮汲，取桮（杯）水歕（噴）鼓三，曰：上有□【□□□□□□□□】鐵鋭某□【□□】169/156【□】□歓（飲）之而復（覆）其桮（杯）170/157。

一，□【□】及癟（癃）不出者方：以醇酒入【□】，煮膠，廣【□□□□□□】消，而燔段（煅）蘖【□□□】171/158火而焠酒中，沸盡而去之，以酒歓（飲）病者，□【□□□□】□溫，復歓（飲）之，令【□□□】172/159起自次（恣）殹（也）。不巳（已），有（又）復之，如此數。令173/160。

一，瘩（癃），痛於脬及衷，痛甚，弱（溺）則痛益甚，□【□□□】。治之：黑叔（菽）三升，以美醯三【斗】174/161煮，疾炊，潰（沸），止火，潰（沸）下，復炊。參（叁）潰（沸），止。浚取汁。牡【厲（蠣）】冶一，毒堇冶三，凡【二】物，并【和】175/162。取三指寂（最—撮）到節一，醯寒溫適，入中，撓歓（飲）。歓（飲）先食【後】食次（恣）。壹歓（飲），病俞（愈）。日壹【歓（飲）】176/163，三日，病巳（已）。病巳（已），類石如沙從前出。毋（無）禁，毋（無）時。冶厲（蠣），毒堇不暴（曝）。以夏日至到時【□】177/164毒堇，陰乾，取葉、實并冶，裹以韋臧（藏），用，取之。歲更取○毒堇。毒堇者【□□】178/165堇葉異小，赤莖，葉從（縱）纗者，□葉、實味苦，前日至可六、七日秀（秀），產【□□□】179/166澤旁。·令180/167。

一，以水一斗煮葵穜（種）一斗，浚取其汁，以其汁煮膠一廷（梃）半，爲汁一參，而⍁181/168

一，贛（贛）戎鹽若美鹽，盈隋（脽），有（又）以涂（塗）隋（脽）【□】下及其上，而暴（曝）[若]□⍁182/169

一，享（亨—烹）萊而歓（飲）其汁；冬【□】□本，沃以【□□】183/170。

一，享（亨—烹）葵，熱欼（歠）其汁，即【□】□蒜（蒜），以多爲故，而【□□】尻厥（橛）184/171。

一，以酒一音（杯），漬襦頸及頭垢中，令涿（涿—濁）而歓（飲）之185/172。

一，瘴（瘩—癃），弱（溺）不利，脬盈者方：取棗穜（種）麤（麤）屑二升，葵穜（種）一升，合撓，三分之，以水一斗半【煮一】186/173分，孰（熟），去滓，有（又）煮一分，如此以盡三分。浚取其汁，以蠠（蜜）和，令毚（纔）甘，寒溫適，【□】187/174歓（飲）之。藥盡更爲，病巳（已）而止。·令188/175。

一，瘩（癃），取景天長尺、大圍束一，分以爲三，以淳酒半斗，三沥煮之，孰（熟），浚取其汁，【欼（歠）】189/176之。不巳（已），復之，不過三歓（飲）而巳（已）。先莫（暮）毋食，旦歓（飲）藥。·令190/177。

一，瘩（癃），坎方尺有（又）半，深至肘，即燒陳稾其中，令其灰不盈半尺，薄洒之以美酒，即191/178莤（皂）莢一、棗十四、豙（蘋）之朱（茱）臾（萸）、椒，合而一區，燔之坎中，以隧下。巳（已），沃192/179。

一，瘩（癃），燔陳芻若陳薪，令病者北（背）火炙之，兩人爲靡（摩）其尻，瘩（癃）巳（已）193/180。

一，以水一斗煮膠一參、米一升，孰（熟）而㱃（啜）之，夕毋食194/181。

一，取壘（蠃）牛二七，韰（薤）一拼（棄），并，以酒煮而歓（飲）之195/182。

一，以己巳晨虒（嗁），東鄉（嚮）弱（溺）之。不巳（已），復之196/183。

一，血瘩（癃），煮荊（荆），三溫之而歓（飲）之197/184。

一，石瘩（癃），三溫煮石韋若酒而歓（飲）之198/185。

一，膏瘴（瘩—癃），澡石大若李樺（核），巳（已）食歓（飲）之。不巳（已），復之199/186。

一，女子痒（癃），取三歲陳靃（藿），丞（蒸）而取其汁，□而歙（飲）之200/187。

一，女子痒（癃），煮隱夫木，歙（飲）之。居一日，盜〈鍪（齏）〉陽【□】，羹之201/188。

一，以醯、酉（酒）三乃（沥）煮黍稈而歙（飲）其汁，皆□□202/189。

一，以衣中衽（衽—紝）緇〈繢〉約左手大指一，三日□203/190。

・弱（溺）□淪者

【弱（溺）】□淪者方：取【□□□□□】□其□□□□。先取雚（鸛）巢下蒿204/191。

・膏弱（溺）

膏弱（溺）：是胃（謂）内復。以水與弱（溺）煮陳葵穜（種）而歙（飲）之，有（又）鍪（齏）陽□而羹之205/192。

・穜（腫）囊

穜（腫）囊：穜（腫）囊者，氣實囊，不去。治之：取馬矢觕（粗）者三斗，孰（熟）析，汏以水，水清，止；浚去汁，洎以酸漿（漿）【□】206/193斗，取芥衷莢。壹用，智（智—知）；四五用，穜（腫）去。毋（無）禁，毋（無）時。・令207/194。

・腸積（癩）

積（癩）：操柏杵，禹步三，曰："賁（噴）者一襄胡，濆（噴）者二襄胡，濆（噴）者三襄胡。柏杵臼穿一，毋（無）一，□【□】208/195獨有三。賁（噴）者穜（撞）若以柏杵七，令某積（癩）毋（無）一。"必令同族抱，令積（癩）者直東鄉（嚮）窻（窗），道外209/196攺穜（撞）之210/197。

一，令斬足者清明（明）東鄉（嚮），以筩趚之二七211/198。

一，痒（痒—癃），以月十六日始毀，禹步三，曰："月與日相當，日與月相當。"各三；"父乖母强，等與人產子，獨212/199產積（癩）亢，乖巳（已），操段（鍛）石毄（擊）而母。"即以鐵椎攺段之二七。以日出爲之，令積（癩）者東鄉（嚮）213/200。

一，瀆女子布，以汁亨（烹）肉，食之，歠（歠）其汁214/201。

一，破卵音（杯）醯中，歙（飲）之215/202。

一，炙蠶卵，令篓（數）篓（數）黄，冶之，三指冣（最—撮）至節，人〈入〉半音（杯）酒中歙（飲）之，三、四日216/203。

一，以辛巳日，由曰："賁（噴）辛巳日。"三；曰："天神下干疾，神女倚序聽神吾（語），某狐父非其處所，巳（已）；不217/204巳（已），斧斬若。"即操布攺之二七218/205。

一，以日出時，令積（癩）者屋霤下東鄉（嚮），令人操築西鄉（嚮），祝曰："今日庚，某積（癩）亢；今日己，某積（癩）巳（已）。【□】219/206而父與母皆產，柏築之，顛父而衝（衝）子，胡不巳（已）之有?"以築衝（衝）積（癩）二七。巳（已）備，即曰："某起。"積（癩）【巳（已）】220/207。

一，以辛卯日，立堂下，東鄉（嚮），鄉（嚮）日，令人挾提積（癩）者，曰："今日辛卯，更名曰禹221/208。"

一，取臬垢，以艾裹，以久（灸）積（癩）者中顛，令闌（爛）而巳（已）222/209。

一，令積（癩）者北首臥北鄉（嚮）廡中，禹步三步，嘑（呼）曰："吁！狐麃。"三；若智（智—知）某病狐父⧄223/210。

一，積（癩）及瘻，取死者叕（餟）烝（蒸）之，而新布裹，以囊【□】□喪行前行⧄224/211

一，陰乾之旁（房）蠭（蜂）卵，以布裹□□225/212。

一，積（癩）者及股癰、鼠復（腹）者，【灸】中指蚤（爪）二莊（壯），必瘳226/213。

一，以稈爲弓，以甗衣爲弦（弦），以

葛爲矢，以□羽□。旦而射，莫（暮）即□小₂₂₇/₂₁₄。

　　一，以原蠶穜（種）方尺，食衣白魚一七，長足二七。熬蠶穜（種）令黄，靡（磨）取蠶穜（種），冶，亦靡（磨）白魚、長₂₂₈/₂₁₅足。節三，并，以醯二升和，以先食歙（飲）之。要以一升₂₂₉/₂₁₆。

　　一，穿小瓠壺，令其空（孔）盡容穨（癩）者腎與睾（膠），即令穨（癩）者煩夸（瓠），東鄉（嚮）坐於東陳垣下，即内（納）腎₂₃₀/₂₁₇睾（膠）於壺空（孔）中，而以采爲四寸杙二七，即以采木椎窡（剟）之。一□【□】，再窡（剟）之。巳（已）窡（剟），輒楱₂₃₁/₂₁₈杙垣下，以盡二七杙而巳（已）。爲之恆以入月旬六日□【□】盡，日一爲，□再爲之，爲之恆以星出時₂₃₂/₂₁₉爲之，須穨（癩）巳（已）而止₂₃₃/₂₂₀。

　　一，穨（癩），先上卵，引下其皮，以砭（砭）穿其隋（脽）旁；□【□】汁及膏□，撓以醇□。有（又）久（灸）其痏，勿令風₂₃₄/₂₂₁及，易〈易〉瘳；而久（灸）其泰（太）陰、泰（太）陽【□□】。令₂₃₅/₂₂₂。

　　一，治穨（癩）初發，偏肇而未大者【方：取】全虫蜕一，□犬□一，皆熬□□□□□□酒歙（飲）財₂₃₆/₂₂₃足以醉。男女皆可。　•令₂₃₇/₂₂₄。

　　一，穨（癩），以奎蠡蓋其堅（腎），即取桃支（枝）東鄉（嚮）者，以爲弧；取□母苛【□□□□□□□□】上，晦，壹₂₃₈/₂₂₅射以三矢，【□□】歙（飲）樂（藥）。其藥曰陰乾黄牛膽。乾即稍【□□□□□□】歙（飲）之₂₃₉/₂₂₆。

　　【一】，治困（菌）【桂】尺、獨□一升，并治，而盛竹甬（筩）中，盈筩□【□□□□□□□□□□□】₂₄₀/₂₂₇【□】□即□以布，而傅之隋（脽）下，爲二處，即道其一【□□□□□□□□□】₂₄₁/₂₂₈【□□□】之。炊者，必順其身，須其身安定☑₂₄₂/₂₂₉

　　【一，□】某穨（癩）巳（已），敬以豚塞。以爲不仁（信），以白【□□】□【□□□□□□□□】₂₄₃/₂₃₀【□□】縣（懸）茅比（秕）所，且塞禱（禱），以爲□□☑₂₄₄/₂₃₁

　　【一，□取】女子月事布，潰，炙之令温，以傅☑₂₄₅/₂₃₂

　　【一，□□】□四榮蔡，燔量簧，冶桂五寸【□□□□□□□□□□□□】₂₄₆/₂₃₃【□□□□】上☑₂₄₇/₂₃₄

　　穨（癩）【□】久（灸）左胻□□☑₂₄₈/₂₃₅

　　一，夕毋食，旦取丰卵一潰，美醯一桮（杯）以歙（飲）之₂₄₉/₂₃₆。

•脈者

　　【脈】者：取野獸（獸）肉食者五物之毛等，燔冶，合撓□，誨（每）旦，先食取三指大【撮】三，以温酒一杯和，歙（飲）之。到₂₅₀/₂₃₇莫（暮），有（又）先食歙（飲）如前數。恆服藥廿日，雖久病必巳（已）。服藥時，禁毋食彘（彘）肉、鮮魚。•嘗【試】₂₅₁/₂₃₈。

•牡痔

　　【牡】痔：有蠃（贏）肉出，或如鼠乳狀，末大本小，有空（孔）其中。爲之：疾久（灸）熱，把其本小者而盤（盬）絶之，取₂₅₂/₂₃₉内户旁祠空中黍腏（腏）、燔死人頭，皆冶，以臧膏濡，而入之其空（孔）中₂₅₃/₂₄₀。

　　一，多空（孔）者，亨（烹）肥瑜，取其汁漬（漬）美黍米三斗，炊之，有（又）以脩（滫）之，孰（熟），分以爲二，以稀【□】布各裹₂₅₄/₂₄₁一分，即取橐（鉛）末、叔（菽）醬（醬）之宰（滓）半，并撓（撟）以傅痔空（孔），厚如韭葉，即以居□裹【□】□更温₂₅₅/₂₄₂，二日而巳（已）₂₅₆/₂₄₃。

　　一，牡痔居竅旁，大者如棗，小者如棗覈（核）者方：以小角角之，如孰（熟）二斗米頃，而張角，絜以小₂₅₇/₂₄₄繩，剖以刀。其中有如兔髓（實），若有堅血如拈〈指〉末而出者，即巳（已）。・令258/245。

一，牡痔之居竅廉（廉），大如棗覈（核），時養（癢）時痛者方：先剝（剝）之；弗能剝（剝），□颾垖（腦）與地膽蟲相259/246半，和，以傅之。燔小隋（橢）石，淬醯中，以尉（熨）。不巳（已），有（又）復之，如此數。・令260/247。

・牝痔

【牝】痔之入竅中寸，狀類牛幾（蟣）三□□然，後而潰出血，不後上鄉（鄉）者方：取弱（溺）五斗，以煮青蒿261/248大把二，鮒魚如手者七，冶桂六寸。乾薑（薑）二果（顆），十沸，抒置甒（甕）中，貍（埋）席下，爲竅，以熏262/249痔，藥寒而休。日三熏。因（咽）敝（蔽），歓（飲）藥將（漿），毋歓（飲）它。爲藥將（漿）方：取菌莖乾冶二升，取263/250著（諸）若（蔗）汁二斗以漬之，以爲將（漿），歓（飲）之，病巳（已）而巳（已）。青蒿者，荊（荊）名曰萩。菌者，荊（荊）名曰盧茹264/251，其葉可亨（烹）而酸，其莖有刾（刺）。・令265/252。

一，牝庤（痔）有空（孔）而欒（膿）血出者方：取女子布，燔，置器中，以熏痔，三日而止。・令266/253。

一，牝痔之有數竅，蟯白徒道出者方：先道（導）以滑夏鋌，令血出。穿地深尺半，衺尺，廣267/254三寸，【燔】□炭其中，段（煅）駱阮少半斗，布炭上，【以】布周蓋，坐以熏其竅。煙威（滅），取肥□268/255肉置火中，時自啓竅，□煙入，節（即）火威（滅），□以□。日一熏，下□【□】而□。五、六日清□□【□】269/256。駱阮，一名曰白苦、苦浔（浸—蓡）270/257。

一，痔者，以酱（醬）灌黃雌雞，令自死，以菅裹，涂（塗）上，炮之。涂（塗）乾，食雞，以羽熏纂（纂）271/258。

一，冶麇（麇）蕪本，方（防）風、烏豙（喙）、桂皆等，漬以淳酒而垸（丸）之，大如黑叔（菽），而吞之。始食一，不暂（智—知）益一，【□】272/259爲極。有（又）可爲領傷。恆先食食之273/260。

一，未有巢者，煮一斗棗、一斗膏，以爲四斗汁，置殹（盤）中而居（踞）之，其蟲出274/261。

一，巢塞直（腝）者，殺狗，取其脬，以冒籥，入直（腝）中，炊（吹）之，引出，徐以刀【剝（剝）】去其巢。冶黃黔（芩）而婁（屢）傅275/262之。人州出不可入者，以膏膏出者，而到（倒）縣（懸）其人，以寒水戔（濺）其心腹，入矣276/263。

血肼（痔），以弱（溺）孰（熟）煮一牡鼠，以氣尉（熨）277/264。

・朐養（癢）

朐養（癢）：痔，痔者其直（腝）旁有小空（孔），空（孔）兌兌然，出時從其空（孔）出[1]有白蟲時從其空（孔）出，其直（腝）痛，鼜（尋—燖）然類辛278/265狀。治之：以柳蕈一捼、艾二，凡二物。爲穿地，令廣深大如盋。燔所穿地，令之乾，而置艾279/266其中，置柳蕈艾上，而燔其艾、蕈，而取盋，穿其斷，令其大圜寸，以復（覆）之。以土雍（甕）280/267盋會，毋令煙能炰（泄），即被盋以衣，而毋蓋其盋空（孔）。即令痔者居（踞）盋，令直（腝）直（值）盋281/268空（孔），令煙熏直（腝）。熏直（腝）熱，則舉之；寒，則下之；圈（倦）而休282/269。

一，取石大如卷（拳）二七，孰（熟）

---

[1]　出時從其空（孔）出：屬於衍文。

燔之，善伐米大半升，水八米，取石置中，石【□□】孰（熟）即歈（歡）之而已（已）283/270。

• 睢（疽）病

睢（疽）病：冶白薟（蘞）、黃蓍（耆）、芍樂（藥）、畺（薑）、林（椒）、朱（茱）臾（萸），凡七物。骨睢（疽）倍白薟（蘞），【肉】睢（疽）【倍】黃蓍（耆），膚睢（疽）284/271倍芍藥，其餘各一。并以三指大寂（最一撮）一入音（杯）酒中，日五、六歈（飲）之，須已（已），□□285/272。

一，三汎煮蓬蕠（藟），取汁四斗，以洒睢（疽）癰286/273。

一，睢（疽）始起，取商〈商〉牢漬鹽（醶）中，以尉（熨）其種（腫）處287/274。

【一】，睢（疽），以白薟（蘞）、黃蓍（耆）、芍藥、甘草四物□者（煮），笙（桂）、薑（薑）、蜀焦（椒）、樹（茱）臾（萸）四物而當一物，其一骨□瘠□三288/275【□□】以酒一棓（杯）【□】□□□筋者俟俟翟翟【□】□之，其【□□□□】。日四歈（飲）一欲潰之，□【□】289/276 ▨290

一，汋□□【□□□□□□□□□□□□□□□□□】□□□者方：以□□□□291/277斗□【□□□□□□□□□□□□□】292/278以羹□【□□□□□□□□□□□□□□□】骨睢（疽）【□】□□已（已）涿（涿）睢（疽）□▨293/279

一，睢（疽）未【□□□□】豙（喙）十四果（顆），□【□□□□□□□】食【□□】澤（釋）泔二參，入藥中□【□□】□294/280如□【□□□□□】炙，手以靡（磨）【□□□□□□□】出之，以餘藥封而裹之，【□□□】295/281不痛已（已）【□】。令296/282。

一，益（嗌）睢（疽）者，白薟（蘞）三，罷合一，并冶，【□□□□□】汋□歈（飲）之297/283。

一，爛疽：爛疽者，疕□起而□痛

【□】□□骨【□】冶，以羲（羲）膏末湔（煎）者炙銷，以和□傅之。日三【傅】298/284樂（藥），【傅】樂（藥）前泅（洗）以溫水。服藥卅日，疽已（已）。嘗試。•令299/285。

一，諸疽物初發者，取大叔（菽）一斗，熬孰（熟），即急邦〈抒〉置甑【□□□□□□□□】置其【□】300/286醇酒一斗淳之 至 上下，即取其汁盡歈（飲）之。一歈（飲）病未巳（已），□【□□□□□□□□□□】歈（飲）之可。不過數歈（飲），病巳（已）。毋（無）禁。嘗試。令302/288。

一，血睢（疽）始發，俗（倏）俗（倏）以熱，痛毋適，□□【□】【□】【□】【□】睢（疽）□【□□□□□□□□□】303/289 ○戴糝（糂一糝）、黃芩、白蘞（蘞），皆居三日，且【□□□□□□】爲【□【□】睢（疽）【□□□□□】304/290+298之，令汗出到足，已（已）305/291。

一，氣睢（疽）始發，湏（員）湏（員）以痏，如□狀，扣靡（摩）□而【□□】睢（疽），桓（榠一薑）、桂、椒□，居四芇【□□□□□□□】306/292+299二果（顆），令䛴叔（菽）□蓼（熬）可【□】，以酒沃，即浚【□□】淳酒半斗，煮，令成三升【□□□□□□】307/293+300出而止308/294。

一，□睢（疽）發，出禮（體），如人瘁之【□】，人攜之甚【□□□】三扞（葉），細切，淳酒一斗【□□□□□□】309/295+301【□□】半斗，煮成三升，歈（飲）之，溫衣臥【□□】即浚而□之，溫衣▨310/296+302

【一，□□□□】□□【□□【□□】豙□□▨311/297

• 【□】□

【□□：□□□□□□□□□□□□□□□□】桂、林（椒）▨312/303

一，▨313

一，煮麥，麥孰（熟），以汁汹（洗）之，□【□□】膏伀▱314/304

一，炙梓葉，溫之315/305。

• □闌（爛）者

□闌（爛）者方：以人泥塗之，以犬毛若羊毛封之。不已（已），復以此數爲之，□□▱316/306

一，闌（爛）者，爵〈壽（擣）〉薁米，足（捉）取汁而煎，令類膠，即冶厚柎（朴），和，傅317/307。

一，熱者，由曰：“胇胇詘詘，從竈（竈）出毋延，黃神且與言。”即三㳃（唾）之318/308。

一，煮秫米期足，麑（纏）孰（熟），浚而熬之，令爲灰，傅之數日。乾，以其汁弁之319/309。

一，以雞卵弁兔毛，傅之320/310。

一，冶薁米，以乳汁和，傅之，不痛，不瘢321/311。

一，燔魚衣，以其灰傅之322/312。

一，燔敝褐，冶，布以傅之323/313。

一，漬女子布，以汁傅之324/314。

一，炁（蒸）困（鹵）土，裹以尉（熨）之325/315。

一，浴湯熱者，熬彘（豕）矢，漬以盜（醯），封之326/316。

一，以湯大熱者，熬彘（豕）矢，以酒挐，封之327/317。

一，般（瘢）者，以水銀二，男子惡四，丹一，并和，置突【上】二、三日，盛，即【以】囗令囊，而傅之。傅之，居內【中】328/318，塞窻（窗）閉户，毋出，私內中，毋見星月，一月者而已（已）329/319。

一，去故般（瘢）：善削瓜壯者，而其瓣材其瓜，【□】其□如兩指□，以靡（磨）般（瘢）令□□之，以□【□】傅之。乾，有（又）傅之，三而已（已）。必善齊（齋）戒，毋【□】而已（已）331/321。

一，般（瘢）者，靡（磨）□血以□，以汁傅，產膚332/322。

【一，□】囗【□□□□□□□□】□直□上，令灰，以【傅】之，如故膚333/323。

一，肍□□□□【□□□□】扣□□□▱334/324

一，取秋竹者（煮）之，而以氣熏其痏，已（已）335/325。

• 胻膫（燎）

胻膫（燎）：治胻膫（燎），取陳赤叔（菽），冶，以犬膽和，以傅336/326。

一，取無（蕪）夷（荑）中霾〈覈（核）〉，冶，獲膏以楯，熱膏，沃冶中，和，以傅337/327。

一，取雄犍，執蟲餘（徐）疾，雞羽自解隋（墮），其弱者及人頭鬙（髻），皆燔冶，取灰，以豬膏和，【傅】338/328。

一，夏日取堇葉，冬日取其木〈本〉，皆以甘【□】泹（咀）而封之。乾，輒封其上。此皆已（已）驗339/329。

• 胻傷

胻傷：取久溺中泥，善擇去其蔡、沙石。置泥器中，旦以苦涶（唾）□端，以器【中】泥【傅】 傷 ，□【□】340/330之，傷已（已）。已（已）用341/331。

一，胻久傷：胻久傷者癰，癰潰，汁如糜（糜）。治之：煮水二斗，□一參，芫（尤）一參，□【□】一參，凡三物。釜，芫（尤）皆冶，【□】342/332湯中，即炊湯。湯溫適，可入足，即置小木湯中，即【□】殹（也）。湯居【□□】，入足湯中，踐木，湯沒【□】343/333。湯寒則炊之，熱即止火，自適殹（也）。朝已（已）食而入湯中，到鋪已（已）【而】出休，病即俞（愈）矣。病不【□】344/334者一人〈入〉湯中即瘳，其甚者五、六入湯中而瘳。其瘳殹（也）不癰，不癰而新肉產。肉產，即毋入【湯】345/335中矣，即自合而瘳矣。服藥時毋（無）禁，及治病毋（無）時。•令346/336。

• 加（痂）

加（痂）：以少（小）嬰兒弱（溺）漬殺羊矢，卒其時，以傅之347/337。

一，冶雄黃，以麋〈麋〉膏脩（滫），少骰（殽）以醯，令其□溫適，以傅之。傅之毋溜（流）。先孰（熟）泡（洗）加（痂）以湯，乃傅348/338。

一，冶僕纍，以攻（釭）脂饍而傅。傅，炙之。三、四傅349/339。

一，刑赤蝎〈蝎〉，以血涂（塗）之350/340。

一，冶亭（葶）磨〈磨（藶）〉、蓙夷（黃），熬叔（菽）、逃夏皆等，以牡豬膏、鱣血饍。【先】以酒泡（洗），燔朴炙之，乃傅351/341。

一，冶牛劑（膝）、燔黱（髦）灰等，并□之，孰（熟）泡（洗）加（痂）而傅之。炙牛肉，以久脂涂（塗）其上。雖巳（已），復傅【□】352/342勿擇（釋）353/343。

一，以□出（腦）若豹膏【□】而炙之，【□□□】休。不痛，婁（屢）復【之】。先歙（飲）美【酒】，令身溫熱，【□】□◿354/344

一，善泡（洗），靡（磨）之血，以水銀傅，有（又）以金鐐（鉛）冶末皆等，以麋〈麋〉膏饍【而】傅【之】355/345。

一，鄯（搗）蔞（蛱）蜣良（螂），饍以醯，封而炙之，蟲環出356/346。

一，取蔞（蛱）良（螂）一斗，去其甲足，以烏豪（喙）五果（顆），礜大如李，并以截□斗煮之，汽，以傅之357/347。

一，大皮桐，以蓋而約之。善358/348。

一，燔牡鼠矢，冶，以善截饍而封之359/349。

一，燔礜，冶烏豪（喙）、黎（藜）盧（蘆）、蜀叔（菽）、庶、蜀枤（椒）、桂各一，合，并和，以頭脂【□】裹以布，炙以尉（熨），卷（倦）而休360/350。

一，以小童弱（溺）漬陵（菱）枝（芰），以瓦器盛，以布蓋，置突上五、六日，【□】傅之361/351。

一，冶蓙夷（黃）、苦瓠瓣，并以彘（豨）膏弁，傅之，以布裹【而】約之362/352。

一，冶烏豪（喙）四果（顆）、陵（菱）枝（芰）一升半，以南（男）潼（童）弱（溺）一斗半并【□】，煮孰（熟），【□】米一升入中，撓，以傅之363/353。

一，冶烏豪（喙），炙殺脂弁，熱傅之364/354。

一，取陳葵莖，燔冶之，以麋〈麋〉職（臌）膏散（殽）弁，以傅痏365/355。

一，濡加（痂）：冶巫（莁）夷（黃）半參，以肥滿剡㺅膏，巫（莁）夷（黃）上膏【□□□□】□善以水泡（洗）加（痂），乾而傅之，以366/356布約之。□□死人脯骨，燔而冶之，以識（臌）膏□而【□□□】巳（已）◿367/357

一，產痂：先善以水泡（洗），而炙蛇膏令消，傅。三傅而巳（已）。令368/358

一，痂方：取三歲織（臌）豬膏，燔胕（腐）荊（荊）箕，取其灰，以瘞（摩）□三而巳（已）。令369/359

一，乾加（痂）：冶蛇牀實，以牡麋〈麋〉膏饍，先秳（刮）加（痂）潰，即傅而炙，□乾，去【□】□傅◿370/360

一，以水銀、穀汁和而傅之。先以潸（酢）漉【□】□傅371/361。

一，加（痂）方：財冶犂（藜）盧（蘆），以逢（蜂）駘弁和之，即孰（熟）【□□】，以傅之加（痂）□而巳（已）。嘗試。毋（無）禁372/362。

• 蛇蠚

蛇蠚：以桑汁涂（塗）之373/363。

• 癃

癃：取【□□】羽鈚二，沘二，禹步三，【湮】汲一音（杯），音（杯）入□◿374/364

一，癃自發者，取桐本一節所，以澤（釋）泔煮【□□】泔◿375/365

一，瘺穜（腫）者，取烏豙（喙）、黎（藜）盧（蘆），冶之鈞，以彘膏【□】之，以布裹，【□】□滑之，以尉（熨）穜（腫）所。有（又）可【□□】376/366手，令癰（瘺）穜（腫）者皆巳（已）377/367。

一，瘺首，取茈半斗，細剸（劁），而以善截六斗【□□□】沐之，如此【□】。▯消醫以此教惠□▨378/368

一，身有瘺者，曰：“睪（皋），敢【告】大山陵，某【不】幸病瘺，我直（值）百疾之【□】，我以明（明）月炻（炙）若，寒且【□】若379/369，以柞棯柱若，以虎蚤（爪）抉取若，刀而割若，葦而刖若。今【□】若不去，苦涶（唾）□若。”即以380/370朝日未食，東鄉（嚮）涶（唾）之381/371。

一，白茝、白衡、菌○桂、枯畺（薑）、薪（新）雉，·凡五物等。巳（已）冶五物【□□】□取牛脂□一升，細刌藥【□□】382/372，并以金銚煏桑炭，毚（纔）茀（沸），發𠅩（歊），有（又）復煏茀（沸），如此【□】，即【以】布□，取汁，即取水383/373銀靡（磨）掌中，以和藥，傅。且以濡漿（漿）細（洗），復傅之，如此【□□□】。傅藥，毋食【□】384/374彘（彘）肉、魚及女子。巳（已），面類瘳狀者385/375。

一，身有體瘺穜（腫）者方：取牡【□】一，夸就，皆勿【□□□□□□】炊之，候其洎不盡386/376一斗，抒臧（藏）之，稍取以塗身膿（體）穜（腫）者而炙之，【□□□□□□□】瘺穜（腫）盡去，巳（已）。嘗試。令387/377。

一，頤瘺者，冶半夏一，牛煎脂二，醯六，并以鼎【□□□】如□粖（鬻），以傅。勿盡傅，圜一寸388/378。乾，復傅之，而以湯洒去藥，巳（已）矣389/379。

鬃

鬃：唾曰：“歕（噴）！桼（漆）。”三，即曰：“天啻（帝）下若，以桼（漆）弓矢，今若爲下民疕，涂（塗）若以豕矢。”以履下靡（磨）抵之390/380。

一，祝曰：“啻（帝）右（有）五兵，壐（爾）亡。不亡，深（探）刀爲爽（創）。”即唾之，男子七，女子二七391/381。

一，“歕（噴）！桼（漆）王，若不能桼（漆）甲兵，令某傷，奚（雞）矢、鼠襄（壤）涂（塗）桼（漆）王392/382。”

一，□□鳌（齏）鼠□腎（腕），歙（飲）其【□】一音（杯），令人終身不鬃（鬃）393/383。

【一，□□□□□□□□□□□□□□□】傅之394/384。

【一，□□□□□□□□□□□□□□□□□□□□□□□□□□□□□□□□】395/385【□□】□以朝未食時傅【□□□□□□□□□□□□□□□□□□□□□□□】396/386【病】巳（已）如故。治病毋（無）時。治病，禁勿▨397/387

【一，□】□以木薪炊五斗米，孰（熟），□之，即【□□□□□□□□□□□□□□□□】398/388【□】□時取狼牙根399/389。

蟲蝕

【蟲蝕：□】□在於脥（喉），若在它所，其病所在曰【□□□□□□□□□□□】㲉（核），毀而取【□□】400/390而【□】之，以唾溲之，令僕僕然，即以傅。傅以【□□□□□□□□□】湯，以羽靡（磨）□【□】401/391，垢【□】盡，即傅藥。傅藥薄厚盈空（孔）而止。【□□□□□□□□□□□】明（明）日有（又）洒（洗）以湯402/392，傅【藥】如前。日壹洒，日壹洒（洒）傷，壹傅藥，三【□□□□□□□□□】數，肉產，傷【□□】403/393肉而止。止，即洒（洒）去藥。巳（已）去藥，即以彘【□□□□□□□□】□【□】疕瘳而止。【□】404/394三日而肉產，可八、【九日】而傷平，傷平【□□□□□□□】，可十餘日而瘳如故。傷【□】405/395欲裹之則裹之，

□欲 則勿裹,【□□□□□□】布矣。
傅藥先旦,未傅【□】_{406/396}傅藥,欲食即
食。服藥時□【□□□□□□】
□_{407/397}。

一,燔扁(漏)簏(蘆),冶之,以杜
〈牡〉豬膏和☑_{408/398}。

一,取雄雞矢,燔,以熏其痏。□
【□□□□□】□置【□□】□鼠,令自
死,煮以水,【□】_{409/399}布其汁中,傅之。
毋【以】手操(搔)痏【□□□】。令_{410/400}。

一,蟲臽(蝕):取禹𥨐(竈)【□□】
寒傷痏,【□】兔皮裹其□【□】。
・令_{411/401}。

一,戜(蝕)食(蝕)口鼻,冶顫(菫)
葵【□□】䏈□者□□,以桑薪燔其端,
令汁出,以羽取其【□】_{412/402}。

【一】,家斬乘車騿(鬃)枊【□□】尉
(熨)之,即取柏囊(蠹)矢出☑_{413/403}

【一】,□□□,□豬肉肥者【□□】
傅之_{414/404}。

【一,□□□□】以□□□☑_{415/405}

一,冶陳葵,以□□□☑_{416/406}

一,戜(蝕)食(蝕)齒,以榆皮、白
□、美桂,而并【□□□】□傅空(孔),
薄☑_{417/407}

・乾騒(瘙)

乾騒(瘙)方:以雄黃二兩,水銀兩
少半,頭脂一升,冶【雄】黃,麋(磨)水銀
手【□□□□□□□】_{418/408}雄黃,執(熟)
撓之。先執(熟)泡(洒)騒(瘙)以湯,潰
其灌,撫以布,令毋(無)汁而傅之,一夜
一☑_{419/409}

一,熬陵(菱)枝(芰)一參,令黃,以
淳酒半斗煮之,三沸,止,蚩其汁,夕毋
食,歓(飲)_{420/410}。

一,以般服(茯)零(苓),寂(最一
撮)取大者一枚,尋(壽一搏)。尋(壽一
搏)之以塋(𤱶一舂),脂弁之,以爲大
丸,操_{421/411}。

一,取茹盧(蘆)本,鏨之,以酒漬
之,后(後)日一夜,而以涂(塗)之,已
(已)_{422/412}。

一,取黎(藜)盧(蘆)二齊,烏豙(喙)
一齊,礜一齊,屈居□齊,芫華一齊,并
和,以車故脂如(挐)之,以【□】_{423/413}裹
善泡(洒),乾,節(即)炙裹樂(藥),以靡
(磨)其騒(瘙),日以靡(磨),脂盡,益
脂,騒(瘙)即已(已)_{424/414}。

一,取闌(蘭)根、白付,小刌一升,
舂之,以截、沐相泔之,甍(纔)□□,
置溫所三日,而入豬膏【□□】_{425/415}者一
合其中,因炊三沸,以傅疥而炙之。乾
而復傅者【□】。居二日乃浴,疥已(已)。
・令_{426/416}。

一,煮桃葉,三汃,以爲湯。之溫
內,歓(飲)熱酒,已(已),即入湯中,有
(又)歓(飲)熱酒其中,雖久騒(瘙),【已
(已)】_{427/417}。

一,乾騒(瘙):煮弱(溺)二斗,令二
升,豙膏一升,冶黎(藜)盧(蘆)二升,同
傅_{428/418}。

・久疕

身疕:疕毋(無)名而養(癢),用陵
(菱)叔〈尗〉枝(芰)熬,冶之,以犬膽和,以
傅之。傅之久者,輒復【之,□】疕已
(已)。嘗試。・令_{429/419}。

一,疕:鏨葵,漬以水,夏日勿漬,以
傅之,百疕盡已(已)_{430/420}。

一,以黎(藜)盧(蘆)二,礜一,豙膏
和,而脒以尉(熨)疕_{431/421}。

一,久疕不已(已),乾夸𥨐(竈),洎
(潤)以傅之,已(已)_{432/422}。

一,行山中而疕出其身,如牛目,是
胃(謂)日【□□□□】掌中三日三☑_{433/423}

一,露疕:燔飯焦,冶,以久膏和
傅_{434/424}。

一,□□□□□□□□□□□
□☑_{435/425}

一，以槐東鄉（嚮）本、枝、葉，三沥煮，以汁▨436/426

一，其祝曰：浸（浸）浸（浸）熇熇虫，黄神在竈（竈）中。【□□】遠，黄神興▨437/427

一，涿（瘃）：先以黍潘孰（熟）洒（洗）涿（瘃），即燔數年【陳】藁，【□】其灰，冶，輒【□□】傅涿（瘃）。巳（已）傅灰，灰盡漬【□□□】438/428 蕈（彈）以捏（理）去之。巳（已）捏（理），輒復傅灰，捏（理）如前。【雖】久涿（瘃），汁盡，即可瘳矣。傅藥時禁□【□□□】439/429。嘗試。·令440/430。

一，烝（蒸）凍土，以尉（熨）之441/431。

一，以兔産出（腦）塗之442/432。

一，咀蘫（薤），以封之443/433。

一，踐而涿（瘃）者，燔地穿而入足，如食頃而巳（已），即□蔥封之，若烝（蒸）蔥尉（熨）之444/434。

· □蠱者

□蠱者：燔扁（蝙）輻（蝠）以荊（荆）薪，即以食邪者445/435。

一，燔女子布，以歙（飲）446/436。

人蠱而病者：燔北鄉（嚮）并符，而烝（蒸）羊尼（眉），以下湯敦（淳）符灰，即【□□】病者，沐浴爲蠱者447/437。

一，病蠱者：以烏雄雞一、蛇一，并直（置）瓦赤鋪（鬴）中，即蓋以□，爲東鄉（嚮）竈（竈）炊之，令雞、蛇448/438 盡燋，即出而冶之。令病者每旦以三指三㝡（最—撮）藥入一棓（杯）酒若鬻（粥）中而歙（飲）之，日壹歙（飲）449/439，盡藥，巳（已）450/440。

一，蠱，漬女子未嘗丈夫者布【□□】音（杯），冶桂入中，令毋臭，而以□歙（飲）之451/441。

· 魃

魃：禹步三，取桃東枳（枝），中别爲【□□】□之倡，而笄門、户上各一452/442。

一，祝曰："濆（噴）者！魃父魃母，毋匿，符實□北，皆巫婦，求若固得。縣（懸）若四體（體），編若十指，投若453/443 於水，人毆（也）人毆（也）而比鬼。晦行□□，以采〈奚〉蠡爲車，以敝箕爲輿，乘人黑豬，行人室家，□【□】454/444【□□□】□□□□若□【□】徹肚，魃□魃婦【□】□□所455/445。"

· 去人馬尤（疣）

去人馬疣方：取鑒（鍛）鐵者灰三【□□】沴【□□□□□□□□□□□□□□□□□□□】456/446，以鍑煮，安炊之，勿令疾沸，【□】不盡可一升，□□□以金□【□】□□【□□□□□□□】457/447 去，復再三傅其處而巳（已）。嘗試。毋（無）禁。·令458/448。

一，去人馬疣：疣其末大本小【□】□者，取桑□、白柎□，繩之，以堅絜【□□】本結之【□□□】459/449 疣去矣。毋（無）禁，毋禁[1]。嘗【試】。·令460/450。

· 治癘

【治癘：癘】者，癰痛而潰。癘居右，□馬右頰【骨】；左，□【馬】左頰骨，□燔，冶之。鬻（煮）叔（菽），取汁洒（洗）【□】461/451，以彘（彘）膏巳（已）湔（煎）者膏之，而以冶馬頰【骨□□□】傅布□，膏、傅【□】，輒更裹，再膏、傅462/452，而洒（洗）以叔（菽）汁。廿日，癘巳（已）。嘗試。·令463/453。

一，癘：癘者有牝牡，牡高膚，牝有

[1] 毋禁：與前面重復，屬於衍文。

空（孔）。治：以丹【□□□□□□□
□□】爲一合，撓之，以豬織（膱）₄₆₄/₄₅₄膏
和，傅之。有去者，輒遁（補）之，勿洶
（洗）。【□□□□□□□□□】面皯
赤已（已）₄₆₅/₄₅₅。

一，瘑：瘑者，癰而潰，用蜀叔（菽）、
靁（雷）矢各□□【□□□□□】而
膏（擣）之，以傅癰空（孔）₄₆₆/₄₅₆中。傅
【藥】必先洶（洗）之。日一洶（洗），傅
藥。傅藥六十日，瘑☑₄₆₇/₄₅₇

· 附1　□笿（噬）

□笿（噬）：【□□】○○○取每芷
（莖），暴（曝）乾之□【□□□□□】。
已（已）解緥（褓），毋【□□】。已
（已）歙（飲）此，得臥，臥臂（覺），更復
【□□□□□】乾每用之₄₆₈/₄₅₈。

○○○○○○○○☑₄₇₀/₄₆₀

【□】柏根，乾之，剡取皮□□采根
☑₄₇₁/₄₆₁【□】十斗，以美☑₄₇₂/₄₆₂

【□□□□□□□】取【□】
半斗，乾□【□□□□□□□
□】₄₇₃/殘片14＋殘片13【□□□□□】櫛，令
人麼（摩）身體（體）₄₇₄/殘片11＋殘片14＋殘片13。

【□□□□□□】流水□斗煮美棗
一斗，以手麼（磨）【□□□□□□
□□□□】₄₇₅/殘片11＋殘片14＋殘片13【□□□□
□□□□□】湯〈湯〉，以【□□】已
（已）破扣□☑₄₇₆/殘片11＋殘片14＋殘片13

【□□□□□□□□】而【□□
此三物脂【□□□□□□□□
□】₄₇₇/殘片11＋殘片14＋殘片13洎□煮【□□□□
□】之，洎以【□□】易，令復三
【□□□□□□□□□□□□】
晨起，起□【□□□□□□□□】令人
麼（摩）身體（體），【□□□】復歙
（飲）之₄₇₉/殘片7a＋殘片11＋殘片14＋殘片13＋殘片7b。

· 附2　痿入中

痿入中者：取流水二石【□□□】竅

（核），受湯〈湯〉之五【□□□□□】一斗，
炊之，令男女【□】₄₈₀/殘片7a＋殘片19＋殘片14＋殘片7b
完者相雜咀之三果（顆），樽、箕八【□□
□□□□□】以鐵鐕（鐕）煮，煮□
【□】₄₈₁/殘片7a＋殘片19＋殘片14＋殘片7b　箕火令㷁
（燂）㷁（燂）然□旦□中如數，三【□□□
□□□】歙（飲）之₄₈₂/殘片7a＋殘片19＋殘片14＋殘片7b。

痿入中，腹張（脹），寒溫不【□□】，
即取寒及□【□□□□□】之□□用布
五尺□₄₈₃/殘片7a＋殘片19＋殘片14＋殘片1＋殘片7b之以
束，束胠【□】日【□□□□□□□
□□】□擣之一斗□爲箅□□
【□】₄₈₄/殘片7a＋殘片14＋殘片1＋殘片7b者到【□□
遲【□□□□□□□□□】因
□而【□□□□□□□】₄₈₅/殘片7a＋殘片1＋殘片7b□
□□□】發□取羹一斗
☑₄₈₆/殘片7a＋殘片8＋殘片9

· 附3　病足籧

病足【籧：□□□□】□籧，籧去湯
〈湯〉可一寸，足籧【□□□□□□□
□□□】₄₈₇/殘片7a＋殘片8＋殘片9【□□□□□□】
操而去之，膏盡□□₄₈₇/殘片8＋/殘片9。

去穀食氣

· 去穀者食石韋，朔日食質，日駕
（加）一節，旬五而【止；旬】六始銧（匡），
日□【一】節，至晦而復質，與月進復
（退）。爲首重足輕體（體）軫（胗），則眴
（呴）炊（吹）之，視利止。食穀者食質而
□，食氣者爲眴（呴）₁炊（吹），則以始臥
與始興。凡眴（呴）中息而炊（吹）。年
廿者朝廿莫（暮）廿，二日】莫（暮）二
百；○年卅者朝卅莫（暮）卅，三日之莫
（暮）三百，以此數誰（誰—推）之。春食
一去濁陽，和以【銧】光、朝暇（霞），【昏
（昏）清】₂可。夏食一去湯風，和以朝暇
（霞）、行（沆）暨（瀣），昏（昏）【清可。秋

食一去□□】霜、霜霧（霧），和以輪陽、
銚【光】，昏（昏）清可。冬食一去凌陰，
【和以端】陽、銚光、輪陽、輪陰，【昏（昏）
清可。□□□₃□□□□【者】，□四塞，
清風折首者也。・霜霧（霧）者，□□□
□□□【也】。濁陽者，黑四塞，天之乳
（亂）氣也，及日出而霧（霧）也。【湯風
者】，□風也，熱而中人者也。日【□凌
陰】者，入骨□□□也。此五】者不可食
也。朝暇（霞）者，□【□□□□□□
□□□□。□□】者，日出二干，春爲
濁【□□□】雲如蓋，蔽【□□□□
者也。□□】者，苑₅【□□□□□□夏
昏（昏）清風也。・凡食【□□□□□
□□□□□□□□□□食穀者食】
方，食氣者食員（圓），員（圓）者天也，方
【者地也。□□□】者北鄉（嚮）₆【□□
□□□□□□□】多食。・【□□□□□
□□□□□□□□□□□□□】則
和以端陽。夏氣□【□□□□□□□□
□□□□】多陰，日夜分₇【□□□□□
□□□□□□□□】失（佚）氣爲青附，
青附即多朝暇（霞）。朝日失（佚）氣爲
白【附】，白【附】即多銚光。昏（昏）失
（佚）氣爲黑附，黑附即多輪₈【□。□□
□□□□□□□】□食毋□∕₉

陰陽十一脈灸經（乙本）

【巨陽朋（脈）・殼（繫）于】潼（踵）
外踝（踝）裏中，出胎（郄）中，上穿振
（臀），出猒（厭）中，夾（挾）脊，出於項，
【上】頭角，下顏（顏），夾（挾）髑（觸），殼
（繫）目內廉。是僮（動）則病：潼（衝一
衝）頭₁，【目以（似）脫，項以（似）伐，胷
（胸）】痛，要（腰）以（似）折，脾（髀）不可
以運，【胎（郄）如結，腨如裂，此爲踵
（踵）】厥，是巨陽朋（脈）主治。其所產
病：頭痛，耳聾，項痛，耳彊，瘧（瘧），北

（背）痛，要（腰）【痛】，尻痛，肔（痔），胎
（郄）痛，腨痛，足小指（趾）【痹】，爲【十₂
二病】。

【少陽】朋（脈）・殼（繫）于外腂
（踝）之前，【上】出【魚股之】外，出【脅】
上，出耳前。是勤（動）則病：心牙（與）
脅痛，不可以反則（側），甚則无膏，足外
【反，此】爲陽瘷（厥），是少陽朋（脈）主
治。其₃所產病：口痛，項痛，頭頸痛，
脅【痛】，瘧（瘧），汗出，節盡【痛】，髀外
廉】痛，股痛，䣊（膝）外【廉】痛，振寒，足
中指（趾）渒（痹），爲十二病。

陽明（明）朋（脈）・殼（繫）于骭骨
外廉（廉），插（循）骭（骭）骨而上，穿賓
（髕），出魚【股₄之】廉，上穿】乳，穿頰，出
目外廉，環顏（顏）。【是動則病：洒洒】
病寒，喜信（伸），數吹（欠），顏（顏）黑，
病膧（腫），病至則亞（惡）人與火，聞木
音則易（惕）然驚，欲獨閉戶牖而處，病
甚【則₅欲乘高】而歌，棄衣而走，此爲骭
瘷（厥），是【陽明（明）朋（脈）主治。其
所產病：顏（顏）甬（痛），鼻肌（衄），領
〈領〉頸甬（痛），乳甬（痛），心牙（與）胠
痛，腹外膧（腫），腸甬（痛），䣊（膝）足簡
（瘈）渒（痹），【爲十病】₆。

肩朋（脈）・起【于耳後，下肩，出
臑】外廉，出臂外，出指上廉。【是勤
（動）則病：領〈領〉】膧（腫）甬（痛），不可
以顧，肩以（似）脫，臑以（似）折，是肩
【朋（脈）】主治。其所產病：領〈領〉甬
（痛），侯（喉）渒（痹），臂甬（痛），肘甬
（痛）₇，爲四病。

耳朋（脈）・起【于手】北（背），出
【臂外兩骨】之間（間），上骨下兼（廉），
出肘中，入耳中。是勤（動）則病：耳聾
煇煇諄諄，嗌膧（腫），是耳朋（脈）主治。
其所產病：目外膭（眥）甬（痛），頰甬
（痛），耳聾，爲₈三病。

齒朋（脈）・起【于大指與次】指上，
出臂上廉，入肘中，乘臑，穿頰，入齒中，

夾（挾）鼻。是勤（動）則病：齒甬（痛），
朏（頯）膲（腫），是齒朋（脈）主治。其所
產病：齒甬（痛），朏（頯）膲（腫），目黄，
口乾，臑甬（痛），爲五病₉。

【巨陰】朋（脈）：是胛（胃）朋（脈）
也，被胃，【下】出魚股陰下廉，腨上廉，
出内果（踝）之上廉。是勤（動）則病：上
當走心，使腹張（脹），善意（噫），食則欲
歐（嘔），得【後】牙（與）氣則逢（遊一快）
然衰，是巨陰₁₀【朋（脈）主治。其所產
病】：獨心煩，死；心甬（痛）牙（與）腹張
（脹），死；不【能】食，不臥，强吹（欠），三
者同則死；唐（溏）泄，死；水牙（與）閉同
則死，爲十病。

少陰朋（脈）：殼（繫）于内腂（踝）
外廉，穿腨，出₁₁胎（卻）中央，上穿脊
之内廉，殼（繫）于腎，挾舌本。是勤
（動）則病：悒（喝）悒（喝）如喘】，坐而
起則目芒然无見，心如絶，病飢，氣不
足，善怒，心易（惕），恐人將捕之，不欲
食，面黯如炲（地）色，欬₁₂【則】有血，此
爲【骨厥，是少】陰之朋（脈）主治。其所
【產病：口熱，舌坼，嗌乾，上氣】，噎，嗌
中甬（痛），癉（癉），耆（嗜）臥，欬，音
（瘖），爲十病。

少陰之朋（脈），久（灸）則强食，產
肉，【緩帶】₁₃，大杖，被發（髮），重履而
步，久（灸）希息則病已（已）矣。

厥陰朋（脈）：殼（繫）于足大指（趾）
莪（叢）毛上，乘足胕（跗）上廉，去内腂
（踝）一寸，上腂（踝）五寸【而】出於大
（太）陰【之】後，上出魚₁₄股内廉，貓（觸）

少腹，大資（眥）旁。是勤（動）則病：丈
夫則隤（癀）山（疝），婦人則少腹膲
（腫），要（腰）甬（痛）不可以印（仰），甚
則嗌乾，面疕，是厥陰之朋（脈）主治。
其所產病：熱中，降（癃），隤（癀），扁
（偏）山（疝），爲【五₁₅病】。五病有【而】
煩心，死，勿治也；有陽朋（脈）牙（與）
【之】俱病，可治也。

臂巨陰朋（脈）：在于手常（掌）中，
出内陰兩骨【之閒（間），上骨】下廉，筋
之上，出臂内陰，入心中。是勤（動）則
病：心滂滂【如】₁₆甬（痛），缺汾（盆）甬
（痛），甚則交兩手而戰（戰），此爲臂厥，
是臂巨陰之朋（脈）主治。其所產病：胸
甬（痛），瘙（肩）甬（痛），心甬（痛），四脂
甬（痛），假（瘕），爲五病。

臂少陰朋（脈）：起于臂兩骨₁₇上
〈之〉閒（間），下骨上甫〈廉〉，筋之下，出
臑内陰，入心中。是勤（動）則病：心甬
（痛），嗌乾，【渴】欲猷（飲），此爲臂厥，
是臂少陰朋（脈）主治。其所產病：脅甬
（痛），爲一病₁₈。

導引圖（題記）

按：《《導引圖》由於出土殘缺厲害，
但綴合拼複共有 44 幅小型全身導引圖，
分爲上下四層排列，每層各繪 11 幅小
圖，每幅原各有其圖名標題，現將僅存
原圖按第一至第四行先後，及自右向左
順序釋文列出。

1. （缺題）	12. □	23. 引郄（膝）痛	34. 印（仰）謼（呼）
2. □□	13. 痛明（明）	24. 引胠責（積）	35. 木（沐）疾（猴）謹引炅（炅）中
3. □□	14. □□	25. 鶴記□	36. 引溫病
4. （缺題）	15. 引□責（積—癀）	26. 虎扣引	37. 坐引八維
5. （缺題）	16. （缺題）	27. 蠪（龍）登	38. （缺題）

6. 折陰
7. （缺題）
8. 堂（螳）狼（螂）
9. （缺題）
10. □□
11. （缺題）
17. （缺題）
18. 覆（腹）中
19. （缺題）
20. 引聾
21. （缺題）
22. 煩
28. 備（俛）欨
29. 引項
30. 以丈（杖）通陰陽
31. 㯻（摇）弘（肱）
32. 信（伸）
33. （缺題）
39. 引脾（痹）痛
40. 笈〈爰（援）〉蟀（譚）
41. 熊經
42. 蠅恳
43. （缺題）
44. 鷫

養生方

• 老不起

【老不起：□□□□□□□□】臭
可【□□□□□□□□□□□□□□
□□□□□□】1/1【□□□□□□□
和則藥乃【□□□□】□□入□2/2

【一曰：□□以瘨（顛）棘爲漿方：
刌瘨（顛）棘長寸【□】節者三斗，□□以
善【□□□□】之，以薑（蘁）堅3/3【稠】節
者爨，大潰（沸），止火，潰（沸）定，復爨
之。不欲如此，二斗半【□□□□□
□】，以故瓦器盛4/4，【□】爲剛炊秫米二斗
而足之。氣（迄）孰（熟），□旬□寒□即
乾【□□□□】沃之，居二日而5/5【□】
漿。節（即）巳（已），近內而歙（飲）此漿
一升。漿【□□□□□□□□□□□
□】侍（偫）其汁，節（即）巳（已）6/6【□】□以沃
之，令酸甘□□歙（飲）之。雖【□□□
□□□□□□□□□□□□□□□
□□】7/7【□□】使人欲起。漿所□8/8

【一曰：□□□□□】潰烏□9/9【□】
□矣。有□□10/10

• 爲醴

【爲】醴：爲醴，取黍米、稻米【□□
□□□□□□□□□□□□□□□
□□□□□】11/11稻醴孰（熟），即誨
（每）朝厭欨（歙）【□□□□□□】□□

更□□12/12

• 不起

【不】起：爲不起者，旦爲善水鬻
（粥）而【□□】，以□厭爲故，□【□□□□
□□□□□□□□□□□□】13/13然，而□出
之，如此三，且起矣。勿【□□】有益二
日而用【□□】以寒水淺（濺）之，【□□
□□□□】14/14把，用，巳（已）後
再欨（歙）一，巳（已）後三【□，不】過三
欨（歙），□後用【□□】。其欨（歙）毋相
次【□□□□□】15/15□□欨（歙）。若
巳（已）施，以寒水淺（濺），毋□【□】必
有（又）欨（歙）。歙（飲）食【□□□】棄
水，巳（已），必以【□□□□□】16/16氣鉤
（呴）口卬（仰）之，比□，稍以鼻出氣，
【□□】復氣，□老者□17/17

• 加

加：以五月望取萊、莔，陰乾，冶之，
有（又）冶白松脂之【□□□□□□□
□□□□□】18/18各半之，善裹以韋，
日一歙（飲）之。誨（每）歙（飲），三指冣
（最一撮）入酒中，【□□□□□□□
□□□□□□】19/19力善行。雖旦莫（暮）
歙（飲）之，可殹（也）20/20

• 笄（屏）

笄（屏）：以五月望取蚩鄉蚚者，
入篅□盈，篅長五【□□□□□□□
□□□□□□□】21/21之，置甄中，傅□

炊澤上，□孰（熟）而出，重【□□□□
□□□□□□□□□□□□】₂₂/₂₂不智
（智一知），即取篇中樂（藥）大如黍，
☑₂₃/₂₃

【一】曰：以五月□備（茯）㕮（苓），
毚（纔）黃，即【□□□□□□□□□
□□□□□□□】₂₄/₂₄多爲善
臧（藏）☑□₂₅/₂₅

【一】曰：治中者，段烏【□□□□□
□□□□□□□□□□□□□□□
□□□□】₂₆/₂₆□此醯☑₂₇/₂₇

•爲醪勺（酌）

爲醪勺（酌）：以善酒三斗漬麥【□
□□□□□□□□□□□□】成
醪歆（飲）之。男【□□□】₂₈/₂₈以稱醴煮
蟄（薶）☑₂₉/₂₉

•【治】

治：取雄雞一，產搣，□谷（浴）之
【□□□□□□□□□□】，陰乾而冶，多
少如雞，○○○₃₀/₃₀□令大如【□□□
□□□□】藥，□其汁漬脯三日。食
脯四寸，六十五₃₁/₃₁。

【一】曰：取黃蜂駘廿，置一柘（杯）
醴中，□到日中歆（飲）之，一十₃₂/₃₂。
易。

【一】曰：取黃蜂百，以美醬一柘
（杯）漬，一日一夜而出，以汁漬疽（饐）
糗九分升二。誨（每）食，以酒歆（飲）三
指寂（最一撮）₃₃/₃₃。

【一】曰：平陵吕樂道，羸（贏）中蟲
陰乾，冶，欲廿用七寂（最一撮），欲十用
三寂（最一撮），酒一柘（杯）₃₄/₃₄。

•【麥】卵

【麥】卵：有恆以旦毀雞卵入酒中，
前歆（飲）。明（明）歆（飲）二，明（明）歆
（飲）三；有（又）更歆（飲）一，明（明）歆
（飲）二，明（明）歆（飲）三，如此盡₃₅/₃₅卅

二卵，令人强益色美₃₆/₃₆。

【一曰】：八月取兔（菟）纑（蘆）實陰
乾，乾析取其米，冶，以韋裹。到春，以
牡烏卵汁畚（弁），完（丸）如鼠矢，陰乾，
□₃₇/₃₇入八完（丸）叔（菽）醬中，以食₃₈/₃₈。

【一曰】：□春日烏卵一，令袚（破），
投蘖（蘽）糗中，捖（丸）之，如大牛戒，食
多之善₃₉/₃₉。

【一曰】：□□□□□□陰乾】而冶
之，晦（每）【□□□□□□□□□□
□□□□□□□□□□□□□□□】
巳（已）□乾□者☑₄₀/₄₀₄₁/₄₁。

【一曰】：治陰，以將（醬）漬松【□□
□□□□□□□□□□□□□】
其 中₄₂/₄₂。

•泊（洗）】男

【泊（洗）】男：□□【□□□□□□
□□□□□】□□三斗，漬梓實一斗，
五日以泊（洗）男，男强₄₃/₄₃。

•【勺（約）】

【勺（約）】：曰以五月望取勃羸，漬
【□□□□】布□中，陰乾，以□【□】
熱₄₄/₄₄。　易。

【一曰】：取乾榲（橿一薑）、桂、要
（蔂）苕、蛇牀華、□，皆冶之，各等，以靁
（蜜）若棗脂和丸，大如指端，裹₄₅/₄₅以疏
布，入中，熱細₄₆/₄₆。

【一曰】：五月取蚨羸三斗、桃實二
斗，并撓，盛以缶，沃以美瀸（㦚）三斗，
蓋涂（塗），貍（埋）竈中，令【□□】₄₇/₄₇三
寸，杜上，令與地平。炊上晝日而火
【不】絶，四日出，閬（濾）棄其滓。以汁
染布三尺，陰乾₄₈/₄₈，輒復染。汁索，善
裹布，勿令歡。節（即）用，取大如掌，竅
鼻空（孔），小養（癢）而熱；以據臂，
臂₄₉/₄₉大養（癢）堅熱；勿令獲面，獲面養
（癢）不可支殹（也）。爲布多小（少）以
此衰之₅₀/₅₀。

·【益甘】

【益甘】：煮豬霝（苓）去滓，以汁肥
豯，以食女子，令益甘中美。取牛腮燔，
冶之，□乾椙（橿一薑）、菌桂○皆并
【□】，以【□】囊盛之，○以醯漬之，
入中₅₂/₅₂。

【一曰：□】□，以牛若鹿肚殼，令女
子自㝯（探）入其戒中。十一₅₃/₅₃。

【一曰】：削予木，去其上箸亞（椏）
者，而卒斬之，以水煮沸，□其☑₅₄/₅₄而
清，取汁，去其涿（濁）者，復煮其清，令
渴（竭），乾則☑₅₅/₅₅下，如○食頃，以水
汹（洗），支七、八日，令·嘗□☑₅₆/₅₆。

【一曰】：取鳥產不殼者，以一食其
四☑₅₇/₅₇【□□□】□骰而陰乾，乾
即☑₅₈/₅₈

·戲

【戲】：【以】七月七日取守【宮】，□
以□□□其口，貍（埋）竈口下，深□【□
□】○【□□】水染其汁，以染女子₅₉/₅₉辟
（臂）。女子與男子戲侮，即柀（破）缺；
□臥，即去₆₀/₆₀。

取守宮置新廱（甕），而置丹廱
（甕）中，令守宮食之。須死，即冶，涂
（塗）畫女子臂若身。節（即）與【男子】
戲，即不明（明）；☑

·去毛

【去毛】：欲去毛，新乳始沐，即先沐
下，乃沐，其㳠毛去矣₆₁/₆₁。

【一曰】：煎白礜（礜）丘（蚯）引
（蚓），骰晳（智一蜘）蛛罔（網）及苦瓠，
而醉（焠）戠（鐵），即以汁傅之₆₂/₆₂。

【一】曰：以五月拔，而以稱醴
傅之₆₃/₆₃。

·病最（膲）種（腫）

【病最（膲）種（腫）】：冶柳付（柎），

與志（臟）膏相挈和，以傅穜（腫）者。巳
（己），即裹以布₆₄/₆₄。

·【便近】内

【便近】内：爲便近内方：用瘨（顚）
棘根刌之，長寸者二參，善洒（洗）之；有
（又）取全黑雄雞，合翼成□【□□】₆₅/₆₅
三雞之心垇（腦）句（肫），以水二升泡故
鐵鬻，并煮之。以薑（藋）堅稠節者蠡
之，令大潰（沸）一，即₆₆/₆₆【□□】□去其
宰（滓），以其清煮黑鷩犬卒歲以上者之
心肺肝□，以薑（藋）堅稠節₆₇/₆₇【□□□
□□】□物□以
【□】□□□以餔食食之，多少₆₈/₆₈次
（恣）☑₆₉/₆₉

一曰：近【内】□□□□□□□□
□□□□□□□□□□□□□□□□
□□₇₀/₇₀取鳥豪（喙）大者四【□□□□
□□□□□□□□□□□□□】□，
取車踐（前），產₇₁/₇₁㲋（蒸）之，大把二，
氣□【□□□□□□□□□】車㵼
（前）【□□】者，以布橐若盛₇₂/₇₂。爲
欲用之，即食□☑₇₃/₇₃。

【一曰】：治中者，以汾困（菌）始汾
以出者，取，【勿】令見日，陰乾之。須其
乾，□以稗□五、門冬二₇₄/₇₄、伏（茯）靈
（苓）一，即并擣，漬以水，令㲋（纔）閹
（掩），□而泚（滓）取汁，以漬【汾】困
（菌），亦【令㲋（纔）】閹（掩），即₇₅/₇₅出而
乾之。令盡其乾，即冶，參指 㝡 （最一
撮），以□半梧（杯）歙（飲）之₇₆/₇₆。

·☑巾

☑巾：取雞㲋（纔）能卷者，產搣，盡
去毛，遺兩翼之末，而係縣（懸）竿【□□
□□】雞麻（摩）逢（蜂）₇₇/₇₇房一大者，令
盩（蜂）蛰（螫）之；厭，有（又）徙之，令以
蛰（螫）死。死，即扰去其骨【□□□】其
肌，善冶₇₈/₇₈，【以】布麗之，巳（己），而以
邑棗之脂弁之，而以塗布巾。即以巾麻

（摩）足【□□□】四五乃復79/79，【以】二巾爲卒。歲足者少氣，此令人多氣80/80。

【一曰】：治巾，取楊思一升、赤蛾（蟻）一升、螫（斑）蝱（蝥）廿，以美□半斗并漬之，奄（掩）【□□□□】其汁，以81/81漬細布一尺。已（已）漬，楊（暘）之，乾，復漬。汁盡，即取穀（穀）、椅桐汁【□□□□】鯺（塗）所漬82/82布，乾之，即善臧（藏）之。節（即）用之，操以循（揗）玉筴（策），馬因驚矣。·楊思者，【□□□□□】狀如小83/83【□□】而赨（螫）人84/84。

【一曰：□□】蛇牀泰半參、蘫（林）本二斗半、滑石三指寂（最—撮）一，桂尺者五廷（桯）【□□□】之菩半85/85尺者一抍（桮），以三【月】茜（糟）滅（截）洎，孰（熟）煮，○○令濆（沸），而以布巾曼（幔）其【□□】汁。且爲之86/86，以黎巾方寸入中，一入而出之，令膚急毋歓（垂），有（又）令男子足☑87/87

【一曰：取】萩莢二，冶之，以水一參沃之，善挑，即漬巾中，卒其時而抃之，【□□□】乾，輒復漬88/88。

【一曰】：陰乾牡鼠腎，冶，取邑烏卵漬，并，以涂（塗）新布巾。臥，以抿（揗）男女89/89。

【一曰】：取蚖（蝮）選（蝡）一斗，二分之，以截漬一分而暴（曝）之冬（終）日。置竈上，令極濆（沸），即出蚖（蝮）選（蝡），【□□□□】90/90餘如前，即以漬巾，盡其汁。已（已），臥而漬巾，以抿（揗）男，令牝亦□☑91/91

【一曰】：蝡四斗，美洛（酪）四斗，天牡（社）四分升一，桃可大如棗，牡蠪首二七，□黃【□□□□□□】92/92半升，并漬洛（酪）中。已（已），取汁以【□□□】布【□□】漬，汁盡而已（已）。節（即）用之，濕【□□】操玉筴（策）93/93，則馬驚矣。·所胃（謂）天牡（社）者，【□□□】食桃李華者殹（也）。【桃可】者，

桃實小時毛殹（也）94/94。·牡蠪者，頡蠪【□□□□□□□□□□□】出□□者殹（也）。□【□】者，狀如贛（贛）皮95/95。

【一曰】：燔后（厚）柎（朴），張巾其【□□□□□□□□□□】有□□【□□】，以巾抏牝，馬彘（纏）96/96☑97/97。

· 【巠（輕）身益力】

一曰：欲輕身者，取人所【□□□□□□□□□□□□□】98/98并合，以爲後飯，春秋【□□□□□□□□□□□□□□□】99/99☑100□□□□莖細刊之，各四斗，與□□□□【□□□□□□□□】101/100□□□強102/101。

· 除中益氣

【除中益氣：□】□茲（苤）肉肥【□□□】膏者，皆陰乾，冶，以三指寂（最—撮）一☑103/102

【一曰：□】飯者，其樂（藥）以烏□、莫石、澤烏（潟）、蕿（芁）、酸棗☑104/103□等，冶，即以松脂和，以爲完（丸），後飯，少多自材（裁）☑105/104

【一曰】：春秋時取宛（菀），陰乾，冶之，取冬葵種（種），冶，并之，參【指寂（最—撮）□□□□□□□□】106/105益中。○107/106

【一曰】：【戊（牡）】厲（蠣）、方（防）風、□三等，界當三物，冶，三指寂（最—撮）後飯，已（已），強矣108/107。

【一】曰：取牛肉薄剝（劙）之，即取茟英（薜）寸者，置牛肉中，炊沸，休，有（又）炊沸，有（又）休，三而出肉食之109/108。臧（藏）汁及茟英（薜），以復煮肉，三而去之。令人環、益強而不傷人。·食肉多少次（恣）殹（也）110/109。

【一曰】：取白柷（芫）本，陰乾而冶之，以馬醬和，丸，大如指【端，□□□□

□□空(孔)中,張且大 111/110。

【一曰】:滿冬、莁、房(防)風,各冶之等,并之,【參】指寂(最一撮)以爲後飯,令人强 112/111,112。

【一曰】:取菌桂二,細辛四,萩一,戊(牡)厲(蠣)一,秦林(椒)二,各善冶,皆并,三宿雄雞血【□】□【□】以□□ 113/112,113。如(茹)濕麻(磨),盛之,飽食歙(飲)酒半年者臭(嗅)之旬。竹緩節者一節,大徑三寸布,長【□□】114/113,114 以繒蔜(裝)之,因以蓋之,以韋□雄□堅【□】之,强 115/114。

【一曰】:以秋取□量(蠭)、□□首【□□□□】□三【□□】强 116/115。
盾。

【一曰】:取□□汁置籥中,牡鳥【□□】□□□□□置水中,歙(飲)之 117/116,117。

【一曰】:以豬膏大如手,令蠤(蜂)【□□□】□□□二升,莫石二升,烏豕(喙)□□淳(醇)曹(糟)四斗,善冶 118/118。節(即)弗欲,泃(洗)之 119/119。【□□】□□□□□ 120

【一曰】:□□□□□等,亦以爲後飯 121/120。

【一曰:□□□】大牡兔,皮,去腸。取革莢(薢)長四寸一把,朮(朮)一把,烏豕(喙)十□【□□】削皮細析,以大【牡 122/121 兔】肉入藥開(間),盡之,乾,勿令見日百日,冶,裹。以三指寂(最一撮)一爲後飯百日,支六、七歲,□ 123/122 食之可也,次(恣)所用 124/123。

【一曰:取細辛、乾橿(橿一薑)、菌桂、烏豕(喙),凡四物,各冶之。細辛四,乾橿(橿一薑)、菌【桂】、烏豕(喙)各二,并之,三指寂(最一撮)以爲後 125/124 飯,益氣,有(又)令人免(面)澤 126/125。

【一曰:取白苻(符)、紅符、伏(茯)霝(苓)各二兩,橿(橿一薑)十果(顆),桂三尺,皆善冶之,以美醓(醢)二斗和

之。即取刑馬脊肉十 127/126 □,善脯之,令薄如手三指,即漬之醯中,反覆挑之,即扇(漏)之;已(已)扇(漏),□而楊(暘)之,□□【□】128/127 潰(沸),有(又)復漬楊(暘)如前,盡汁而巳(已)。楊(暘)之□脩,即以樺(椎)薄段之,令澤,復楊(暘)□ 129/128【□□】之,令□澤,復楊(暘)□□【□□□□□□□】以善杍(漆)鬃之,乾,即善臧(藏)之。朝日晝 130/129 夕食各三寸,皆先□【□□□□□□□□□□】。□□□各冶等,以爲後飯 131/130。

• 用少

用少:男子用少而清,□【□□□□□□□□□□□□】雄二之血和完(丸),大如□ 132/131 棗,以爲後飯,治一即□☑ 133/132
【□□□□□□□】斗【□□□□□】□□半斗,牡臘【□□】134/133

• 治力

【治力】:□□□□□□□□□□□□□□□□□□□□□□□□□ 135/135 身若偄(瘻)若不偄(瘻),以☑ 136/136

• 【黑髮】

☑:黑髮益氣,取□【□□□□□□□□□□□□】137/137 大復盛,以一復復□【□□□□□□□□□□□□】138/138 食,火毋絶,世日□冶,以【□□】裹,【□□□□□□□□□□□□□□】139/139 八月爲樂(藥)140/140。

• 【爲醴】

☑:爲醴,用石膏一斤少半,橐(橐)

本、牛卻(膝)【各】一把置鬵【□□□□
□□□□□□】₁₄₁/₁₄₁置蘽米二斗
上，□其汁淳，反復簪□□中泰【□□□
□□□□□□□】₁₄₂/₁₄₂▨₁₄₃/₁₄₃

• 【益力】

▨：益力，敬除腹心匈(胸)中惡氣，
取槐莢中實，置□【□□□□□□□□
□□□□】₁₄₄/₁₄₄五實，僂(瘻)甚，少
之；不僂(瘻)，益之。令身若僂(瘻)若
不僂(瘻)，【□□□□□□□□□□
□□】₁₄₅/₁₄₅。

• 【益壽】

□谷名有泰室、少室，其中有石，名
曰駢石，取小者【□□□□□□□□□
□□□】₁₄₆/₁₄₆□病，益壽₁₄₇/₁₄₇。

▨：取刑馬脫脯之。段烏豙(喙)一
斗，以淳酒漬之，□去其宰(滓)，□□
【□□□□□□□□□】₁₄₈/₁₄₈與、虋(麋)冬
各【□□】，草薢、牛卻(膝)各五扴(棄)，
□莢、桔梗、厚箁(朴)二尺，烏豙(喙)十
果(顆)，并冶₁₄₉/₁₄₉，以淳酒四斗漬之，毋
去其宰(滓)，以○□脯，盡之，即冶，□
以韋囊裹。食以二〈三〉指冣(最一
撮)₁₅₀/₁₅₀爲後飯。服之六末強，
益壽₁₅₁/₁₅₁。

▨：冶雲母、銷松脂等，并，以麥麴
捖(丸)之，勿□手，令大如酸棗，□吞一
垸(丸)。日益一垸(丸)，至₁₅₂/₁₅₂十日；
日後日捐一垸(丸)，至十日，日【□□□
□□□】益損□，□之多日，令人壽
不老₁₅₃/₁₅₃。

• 醪利中

【醪利中】：取桼(漆)、【節】之莖，少
多等，而【□□□□□□□□□□□□□
□其清汁四斗半，【□□】【□】之間
爲之若【□□□□□□□□□□□□□
□□□】□以釀之。取美烏豙(喙)八果
(顆)₁₅₅/₁₅₅，□取桼(漆)、節之【□□□
□□□□□□□□□】釀下，善封
其嬰(罌)口，令□₁₅₆/₁₅₆【□□□□□□
□】□之孰(熟)，而以平□□₁₅₇/₁₅₇【□□
□□□□□□□□□□□□□□□□
□□□□】₁₅₈/₁₅₈。

【一曰】：【□□□□□□□□□□□
□□□□□□□□□□□□□□□□□
□】□【□□】₁₅₉

▨□九斗，先【□□□□□□□□□
□□□□□□□□□□□□□□□□□
□】₁₆₀/₁₅₉者二升其中十日，冶歓(飲)【□
□□□□□□□□□】從器出【□
□□□□□】₁₆₁/₁₆₀中，服之百日，令腸中
毋(無)病₁₆₂/₁₆₁。

【一曰】：爲醪，細斬桼(漆)、節各一
斗，以水五【□□□□】浚，以汁煮茈
(紫)【威□□□□□□□□□】₁₆₃/₁₆₂，有
(又)浚○○○米鞠(麴)、○麥鞠(麴)各
一斗，□【□□】，卒其時，即浚□【□麥
麵黍稻【□□】₁₆₄/₁₆₃□各一斗，并炊，以
鞠(麴)汁脩(滫)之，如恆飯。取【烏】豙
(喙)三果(顆)，乾畺(薑)五，美桂【□】，
凡三物，甫【□□】₁₆₅/₁₆₄投之。先置□嬰
(罌)中，即釀黍其上，□汁均沃之，有
(又)以美酒十斗沃之，勿撓，【□
□】₁₆₆/₁₆₅□涂(塗)之。十□□孰(熟)
矣，即發，勿釂，稍□【□】清汁盡，有
(又)以十斗酒沃之，如此三而【□
□】₁₆₇/₁₆₆。以餔食歓(飲)一音(杯)。巳
(已)歓(飲)，身體(體)養(瘍)者，靡
(摩)之。服之百日，令目【明(明)耳】蔥
(聰)，【六】末皆強，【□□】₁₆₈/₁₆₇病及
偏枯₁₆₉/₁₆₈。

• 治

【治】：取羸四斗，以湆(酢)瀎(蔽)
漬二日，去羸，以其汁漬□肉動(撞)者，
若犬脯【□□】，復漬汁，【□□】₁₇₀/₁₆₉。

食脯一寸勝一人，十寸勝十人171/170。

- 折角

【折角】：燔蟆，冶。裹其灰以抿（揹）手，可以翕【壺】折角。益力172/171。

- 走

【走】：非（萆）廉（蘞）、方（防）葵、石韋、桔梗、茈（紫）威各一小束，烏豪（喙）三果（顆），【□□□□□□】大口【□】后（厚）笿（朴）五寸，白臘蛇若蒼梗蛇長三四寸，若【□□□□□□】，各蠱（冶），并以【□】174/173若棗脂完（丸），大如羊矢，五十里一食。陰困出雒【□□□□□□□】。· 七百175/174。

【一曰】：烏豪（喙）五，龍愨（膽）三，石韋、方（防）風、伏兔（菟）各□，陰乾，□□【□】□□□□去其羿【□】176/175蠱（冶）五物，入酒中一日一夜，浚去其財（滓），以汁漬饗（瀹）飯，如食頃，□□乾，乾有（又）復□□177/176乾，索汁而成178/177。

【一曰】：烏豪（喙）二，北南陳陽□骨一，蠱（冶），并以細新白布裹三。馬膏【□□□□】樓肥雞【□□□】179/178，復鬻（煮）瓦苴（苔）長如中指，置【□□□】汁，出苴（苔），以囊盛，【□□□□日棄貍（埋）【□□】180/179財（滓）。節（即）行，順抎東行水一栝（杯），置【□□□□□□□□□□】入二以出之，勿181/180令見日歓（飲）之182/181。

【一曰】：□□犬三卒【□□□□□□□□□□□□□□□□】烏豪（喙）一半，冶之，【□□□□□□□□□□□□□□□□□】184/183爲☑185/184

【一曰】：走者，取女【□□□□□□□□□□□□】186/185□服一斗，取□☑187/186

【一曰：□□□□【□□】□□□□□□【□□□□□□□】晦漬，晝乾之，盡【□□】寸行百里189/188。

【一曰】：行宿，自諱（呼）："大山之陽，天【□□□，□】□先【□】，城郭不完，□以金關。"即禹步三，曰以產荊長二寸周畫〈畫〉中191/190。

【一曰】：東鄉（嚮）諱（呼）："敢告東君明（明）星，日來敢到畫所者，席彼裂瓦，何人？"有（又）即周【畫】中192/191。

【一曰】：走疾欲善先者，取女子未嘗男子者布，縣枲，懷之，見旋風以投之。風止，即【□□】193/192帶之194/193。

- 疾行

疾行：取牛車枲暴（曑）帶之，欲疾，疾約之195/194。

【一曰】：行欲毋足痛者，南鄉（嚮）禹步三，曰："何水不越，何道不枯，氣（乞）我□□末。"即取突墨【□】196/195【□】□□□內（納）履中197/196。

- ☑

☑：□□【□□】天下□【□□□□□□□】宗，有氣則產，无氣則死，是□□【□□】198/197。怒而不大者，據（膚）不至也；大【而不堅者】，筋不至也；堅而不熱者，氣不至也。據（膚）不至【而用】199/198則腫（垂），筋不至而用則避，氣不至而用則隋（惰），是以聖人必參致之。湯斿（遊）於搖（瑤）臺，陳【□□】200/199於南宮，問○○男女之齊至相當、毋傷於身者若可（何）？合（答）曰：益產者食也，損產【者色】201/200也，是以○聖人必有灋（法）廁（則）：一曰虁〈虋〉艦（樌），二爰（猨）據，三曰蟬傅，四曰蟾者（諸），五曰魚察（嘬），六曰青（蜻）【靈（蛉），七曰兔鶩（鶩）】202/201。一曰云石，二曰拈瓠，三曰燿昏，四【曰】伏□，五曰赤霽。【一曰】高之，二曰下之，三曰左之,四曰右之,【五曰】₂₀₃/₂₀₂深之,六曰淺之,七曰兔救(駭)。・一曰疢(吷),二曰瘤(齧)。一曰【□□,二】曰震撞(動)。一曰致味,二曰致氣,【三曰勞】₂₀₄/₂₀₃實,四曰侍(時)節₂₀₅/₂₀₄。

・語

・語:□見三月吉日在□,禹乃□□入於諓(璇)房,其狀變,色甚雄以美,乃若台(始)壯。羣河(娥)見之,【□□】₂₀₆/₂₀₅【□□□□□□□□】河(娥)月之□治鈿而見□,凡彼莫不溉(既)蒿有英。今人【□□】₂₀₇/₂₀₆【□□□□□□□】我須(鬚)麋(眉)溉(既)化(花),血氣不足,我无所樂,【□□】₂₀₈/₂₀₇【□□□□□□□□□】【□】欲毋言,王有□色,□【□□□】₂₀₉/₂₀₈【□□□□□□□】昏有吾(悟)。南河(娥)【□□□】₂₁₀/₂₀₉如棗【□□□□□□□□□□□□□】₂₁₁其【□□□□□□□□□□□□□□□】₂₁₂◪₂₁₃女子之樂【□□□□□□□□□□□□】₂₁₄/₂₁₀不能巳(已)。西河(娥)【□□□□□□□□□】俞曰:【□□□□□□】₂₁₅/₂₁₁堅病而起而不巳(已),恐過而不吾(悟)。少河(娥)【□】合麋(眉)睞(睫)【□□□□□□□□□】₂₁₆/₂₁₂其□□而問之,以渴(謁)請(情)故。少河(娥)進合(答):女子之樂有【□□□□□□】₂₁₇/₂₁₃幼疾,暴進暴退,良氣不節。禹曰:善戈(哉)言歟(乎)。【□□□□□□□□□□□】₂₁₈/₂₁₄我欲合

氣,男女蕃茲(滋),爲之若何? 少河(娥)曰:凡合氣之道,必【□□□□□□□□□□】₂₁₉/₂₁₅必至□思? 氣不□□。禹曰:善戈(哉)言歟(乎)! 今我血氣外揖【□□□□□□□□】₂₂₀日:君何不薦(羹)茅艾,取其湛,以實五賞石膏白□【□□□□□□□□□□】₂₂₁/₂₁₆端夜茨就,白雕賞,登左下右,亦毋暴央(殃)₂₂₂/₂₁₇。

・食引

食引:利益氣,食歙(飲)恆移音(陰)撞(動)之,臥有(又)引之,故曰:歙(飲)₂₂₃/₂₁₉【食】之,有(又)教謀(誨)之。右引而曲左足₂₂₄/₂₂₀。

・卷末圖

帛書《養生方》卷末繪有一幅女子外陰圖,原圖可能有十二個部位名稱,但是圖上現僅存八個部位名稱,書爲五排。《集成》指出,此圖實際上是接抄於卷首空白處。它們是:

【笄】光
【臭】鼠　　　　□□
麥齒　　　　穀【實】
赤朱(珠)　　【琴】弦
付□

房內記

【・】□□□□□□□□□□□□□□□□鳥卵,□以汍□□□□₁□□□□□□□□□□□□之便₂。

【・】□□益氣:取白松脂、杜虞、□石脂等冶,并合三指大寴(最一撮),再直(置)◪₃

・內加及約:取空壘二斗,父(呋)且(咀),段之,□□成汁,若美醯二斗漬之。□□□□₄去其葷(滓)。取桃毛二

升，入汩中撓□。取善【布】二尺，漬□中，陰乾，□□□□□$_{5}$□布。即用，用布抿(搢)揗中身及前，舉而去之$_{6}$。

•欲止之，取黍米泔若流水，以洒(洗)之$_{7}$。

•内加：取春鳥卵，卵入桑枝中，烝(蒸)之，伏黍中食之。卵壹決(吷)，勿多食，多食⧄$_{8}$

•内加：取桂、薑、𣏌(椒)、蕉(皂)莢等，皆冶，并合，以穀汁丸之，以榆□摶之，大如釦□□$_{9}$臧(藏)筒中，勿令歇。即取入中身空(孔)中，舉，去之$_{10}$。

•内加：取穀汁一斗，漬善白布二尺，□□烝(蒸)，盡汁，善臧(藏)。即用，用布揾中身，【舉】，去之$_{11}$。

•内加：取犬肝，置入蠭(蜂)房旁，令蠭(蜂)□□蚩(螫)之，閲十餘房。冶陵槁一升，漬美醯$_{12}$一參中，五宿，去陵槁。因取禹熏、□□各三指大㝡(最—撮)一，與肝并入醯中，再$_{13}$□□□□莘(滓?)，以善絮□□□□□□□盡醯，善臧(藏)筒中，勿令歇。用之，以$_{14}$纏中身，舉，【去】之$_{15}$。

•約：取蕃(礬)石、蕉(皂)莢、禹熏三物等，□□□一物，皆冶，并合。爲，爲小囊，入前中$_{16}$，如食閒(間)，去之$_{17}$。

•約：取桂、乾薑各一，蕃(礬)石二，蕉(皂)莢三，皆冶，合。以疏繒裹之，大如指，入前中，晢(智—知)$_{18}$而出之$_{19}$。

•約：取巴叔(菽)三，蛇牀二，桂、薑各一，蕉(皂)莢四，皆冶，并合。以靁(蜜)若棗膏和，丸之，大$_{20}$如蘱(藚)，入前中。及爲，爲小囊裹，以嗛前，晢(智—知)而出之$_{21}$。

•【約】：取犬骨燔，與蕃(礬)石各二，桂、彊(薑)各一，蕉(皂)莢三，皆冶，并合。以棗【膏和丸，入】$_{22}$前，晢(智—知)而出之$_{23}$。

•約：取蕃(礬)石、桃毛【各】一，巴叔(菽)二，三物皆冶，合。以棗膏和，丸【之，大】如蘱(藚)，入【前中】□$_{24}$□如孰(熟)食頃，即□□□□□□□□庳中$_{25}$。

•□痒(癢)：羊頭□□□□□□□□□暴(曝)乾，令遊(凝)，以以[1]靁(蜜)和之，大如□□□$_{26}$□□指端⧄$_{27}$

•□□□□□□□□□□□□□□【入前】中，女子樂，欲之$_{28}$。

•⧄$_{29}$

•⧄之$_{30}$

•⧄皆等，并合，陰⧄$_{31}$⧄㝡(最—撮)，入前【中，女】子甚樂，欲之$_{32}$。

•⧄半，皆冶，并合，大如□，置善鬻(粥)⧄$_{33}$⧄$_{34}$

•⧄美醯汁，食，先來□□所，不過三食⧄$_{35}$

•⧄三寸，燔冶□□□□，如【食】頃⧄$_{36}$

【•】□□□□而鄭□□□□□□□□□□□□□□□□酒一桮(杯)中歙(飲)之□□□□$_{37}$巳(已)，取其□家而□□□□□□□□三日□□□□□□□桮(杯)中歙(飲)之□□□□$_{38}$。節(即)其汗者不能三指小㝡(最—撮)亦可。巳(已)試$_{39}$。

•禹臧(藏)貍(埋)包(胞)圖灋(法)：貍(埋)包(胞)，避小時、大時所在，以產月，視數多者貍(埋)包(胞)□$_{40}$。

字者巳(已)，即以流水及井水清者，孰(熟)洒(洗)榦(澣)其包(胞)，孰(熟)捉，令毋(無)汁。以故瓦甗毋(無)津者盛，善$_{41}$密蓋以瓦甌，令虫(蟲)勿能

[1] 以以：第二個“以”爲衍文。

人，貍（埋）清地陽處久見日所。使嬰兒
良心瞀（智），好色，少病42。
　·益内利中：取醇酒半栖（杯），溫
之勿熱。毀雞卵，注汁酒中，撓，歓（飲）
之。恆以旦未食時43歓（飲）之。始歓
（飲），歓（飲）一卵，明（明）日歓（飲）二
卵，【明（明）日】歓（飲）三卵；其明（明）
日復歓（飲）二卵，明（明）日歓（飲）一
卵44。恆到三卵而却，却到一卵復
【益】45。
　·恆以八月、二月朔日始服，歓
（飲）一（？）□□止。服之二時，使人面
不焦，口脣不乾，利46中益内。
　·恆服□□□47
　·□□□加醴：取稻□□□□□□
□□□□□□□□□□□□□□48
□□□□□□□□□□□□□□□49
□□□□□□□□□□□□□□執
（熟）汇小（少）多□□升煮50□□下灶其
上□□□□□□□□□以爲五升。
以五物與薛荔根裝甒51中，取下贛（贛）
汁汇□□□□□□□□□其味盡而
已（已）。即煮其汁，壹熭（沸）而52成醴。
即稍歓（飲）之，以迳身□□□□□
□米内（納）糵（糵？）中，多精汁，便
身□53

療射工毒方

□曰□□1/56□2/57□□來到蝕□□□
□□問□□名曰女羅，委□旗旗從□
□□□□3/54＋58＋原《雜療方》殘片22 牀之柩柜□
□□□□□中歓（飲）□牀柩，羿（羿）
使子毋敢中□□□□□4/55＋59 徒，令蝕
毋射5/60。
　·【令】蝕毋射：即到水，撮米

投之6/61。
　·一曰：每朝晉（啜）蒜（蒜）二三果
（顆），及服食之7/62。
【·】一曰：每朝晉（啜）闌（蘭）實
三，及晉（啜）陵（菱）餃（芰）8/63。
【·】一曰：服見，若以縐
（綴）衣9/64。
　·一曰：衣赤緹（緹）衣及黑涅衣，
屯（純）以馬薺（薺），若以□及□補夜
（腋）10/65。
　·一曰：以田暘豕邎（鼠）屯（純）
衣，令蝕及虫（蟲）蛇蛇[1]弗敢射11/66。
　·即不幸爲蝕虫（蟲）蛇蠭（蜂）射
者，祝，甽（唾）之三，以其射者名名之，
曰："某！女（汝）弟兄五12/67人，某索瞀
（智—知）其名，而處水者爲鮫，而處土
者爲蚑，樹木者爲蠭（蜂）、䖵（蛄）斯，蜚
（飛）13/68而之荆南者爲蝕。而晉□未
□，壐（爾）奴爲宗孫。某賊，壐（爾）不
使某之病巳（已）14/69，且復□□□□
□□□□□□15/70。"
　·□□□□□□□□□□□□□
□□□□□□根一參入中，執（熟）浚，
歓（飲）16/71。
□17/72乾，乾冶□18/73
【·】一曰：取□□□□□□□
□飤魚，夕毋食，旦而食之，以厭爲
故19/74，毋歠（歠）汁20/75。
　·一曰：刑蟞（鱉），歓（飲）其血，炁
（蒸）其肉而食之21/76。
　·一曰：取竈（竈）黃土，漬以醯，炁
（蒸），以尉（熨）【之】22/77。
　·一曰：取闌（蘭）葉，產壽（擣），炁
（蒸），尉（熨）之23/78。
　·一曰：取丘（蚯）引（蚓）之矢，炁
（蒸），以尉（熨）之24/79。

---

[1]　蛇蛇：第二個"蛇"爲衍文。

胎產書

・禹問幼頻曰：我欲填（殖）人產子，何如而有？幼頻合（答）曰：月朔已去汁□，三日中從之，有子。其一日$_1$南（男），其二日女殹（也）。故人之產殹（也），入於冥冥，出於冥冥，乃始爲人。一月名曰留（流）刑（形），食歓（飲）必精，酸羹必$_2$孰（熟），毋食辛星（腥），是謂財（哉）貞。二月始膏，毋食辛臊，居處必靜，男子勿勞，百節皆病，是胃（謂）$_3$始臧（藏）。三月始脂，果（蓏）宵（肖）效，當是之時，未有定義（儀），見物而化，是故君公大人，毋使朱（侏）儒$_4$，不驩（觀）木（沐）候（猴），不食茵（蔥）薑，不食兔羹；若（?）欲產男，置弧矢、【射】雄雉，乘牡馬，驩（觀）牡虎；欲產$_5$女，佩蠶（簪）耳（珥），呻（紳）朱（珠）子，是謂內象成子。【四月】而水受（授）之，乃始成血，其食稻麥，鱣（鱓）魚□□$_6$，清血而明（明）目。五月而火受（授）之，乃始成氣，晏起□沐，厚衣居堂，朝吸天光，辟（避）寒央（殃），【其食稻】麥$_7$，其羹牛羊，和以茱臾（萸），毋食□，養氣。六月而金受（授）之，乃始成筋，勞□□□，【出】遊【於野】，數$_8$驩（觀）走犬馬，必食蟄（鷙）鳥殹（也），未□□□，是胃（謂）變奏（腠）□筋，□□□□。七【月而】木受（授）【之，乃始成骨$_9$，居燥處，毋使身安，□□□□□□□養，【歓（飲）食】辟（避）寒，□□□□□$_{10}$美齒。・八月而土受（授）【之，乃始成膚革】，【和】心靜志□□□□，【是】胃（謂）密【腠】理。九月而石授之，乃$_{11}$始成】豪（毫）毛，□□□□□□□□□□□□□□□□□$_{12}$司（伺）之。十月氣陳□□，以爲◿$_{13}$

・凡治字者，以清【水】幹（澣）包（胞）◿$_{14}$

・一曰：必孰（熟）泡（洗）幹（澣）胞，有（又）以酒幹（澣）□□□□□□□□小麂□□□□□□□□$_{15}$以瓦甌，毋令虫（蟲）蛾（蟻）能入，而泄（泄）□□□□□【久見】日所，使嬰兒毋（無）疕，曼理，壽□$_{16}$。

・一曰：貍（埋）包（胞）席下，不疕騷（瘙）。內中□□□□以建日歓（飲）□（飲）$_{17}$。

・字而多男毋（無）女者而欲女，後□□□□包（胞）貍（埋）陰垣下。多女毋（無）男，亦反【胞】貍（埋）陽垣下。一曰：$_{18}$以甌衣約包（胞），貍（埋）之$_{19}$。

・懷子者，爲享（亨一烹）白牡狗首，令獨食之，其子美晢，有（又）易出。欲令子勁者，□時食母馬肉$_{20}$。

【・】懷子未出三月者，呻（吞）爵（雀）甕（甕）二，其子男殹（也）。一曰：取鳥甕（甕）中虫青北（背）者三，產呻（吞）之，必產男，萬全$_{21}$。

・一曰：以方苴（咀）時，取蒿、牡、卑（蜱）稍（蛸）三，冶，歓（飲）之，必產男。已（已）試。一□曰：遺弱（溺）半升，□隨堅而少汁$_{22}$。

【・】一曰：取逢（蜂）房中子、狗陰，乾而冶之，以歓（飲）懷子，懷子產男。・【一曰】：□鮮鯉魚鬻（粥）令（?）食之$_{23}$。

【・】□□□□□□□□乾，冶之，殳（投）酒中，□□□懷子者產□□□三月不可以□$_{24}$。

【・】□□□□□□□□□乾帶（?），故□□□□□□□□□產男$_{25}$。

・一曰：取烏【雄】雞煮，【令】男子獨食肉潛（歠）汁，女子席莞（莞）◿$_{26}$

・欲產女，【取】烏雌雞煮，令女子獨食肉潛（歠）汁，席◿$_{27}$

・求子之道曰：求九宗之草，而夫妻共以爲酒，歓（飲）之$_{28}$。

・字者，且垂字，先取市土濡請

(清)者，□之方三、四尺，高三、四寸。子既產，置土上，勿庸(用)舉，令嬰兒$_{29}$築上，其身盡得土，乃浴之，爲勁有力$_{30}$。

·字者巳(已)，即燔其蓐，置水中，□□嬰兒，不疕騷(瘙)。·及取嬰兒所巳(已)浴者水半桮(杯)歙(飲)$_{31}$母，母亦毋(無)餘病$_{32}$。

·女子鮮子者產，令它人抱其□，以去谿谷濯其包(胞)，以新布裹之，爲三約以斂之，入□$_{33}$中，令其母自操，入谿谷□□□之三，置去，歸勿顧；即令它人善貍(埋)之$_{34}$。

十　問

·黄帝問於天師曰："萬勿(物)何得而行？草木何得而長？日月何得而明(明)？"天師曰："璽(爾)$_{1}$察天【地】之請(情)，陰陽爲正，萬勿(物)失之而不𢇍(繼)，得之而贏。食陰樸陽，稽於神明(明)。食$_{2}$陰之道，虚而五臧(藏)，廣而三咎，若弗能出。楃食之貴，静而神風，距而兩持$_{3}$，參築而毋遂，神風乃生，五聲乃對。翕毋過五，致之口，枚之心，四輔所$_{4}$貴，玄尊乃至。歙(飲)毋過五，口必甘昧(味)，至之五臧(藏)，刑(形)乃極退搏(摶)而肌膚，及$_{5}$夫垓(髮)末，毛脈乃遂，陰水乃至，淺(濺)坡(彼)陽炥，堅蹇不死，歙(飲)食賓體〈體(禮)〉，此胃(謂)復$_{6}$奇之方，通於神明(明)。"天師之食神氣之道$_{7}$。

·黄帝問於大成曰："民何失而䵩(顏—顔)色鹿〈麄〉貍〈貍(黧)〉，黑而蒼？民何得而奏(腠)理靡曼$_{8}$，鮮白有光？"大成合(答)曰："君欲練色鮮白，則察觀尺汙(蠖)。尺汙(蠖)之食方，通於陰陽$_{9}$，食蒼則蒼，食黄則黄。唯君所食，以變五色。君必食陰以爲當(常)，助以柏$_{10}$實盛良，歙(飲)走獸泉英，可以却老復壯，曼澤有光。椄(接)陰將衆，𢇍(繼)以蜚虫，春$_{11}$對(爵)員(圓)駘，興坡(彼)鳴雄，鳴雄有精，誠能服此，玉筴(策)復生。大(太)上埶(勢)遇，廱(壅)坡(彼)玉$_{12}$竇，盛乃從之，員(圓)駘送之；若不埶(勢)遇，置之以麷。誠能服此，可以起死。"大$_{13}$成之起死食鳥精之道$_{14}$。

·黄帝問於曹熬曰："民何失而死？何得而生？"曹【熬合(答)曰："□□□□□】$_{15}$而取其精。侍(待)坡(彼)合氣，而微勤(動)其刑(形)。能勤(動)其刑(形)，以至(致)五聲，乃入其精$_{16}$，虚者可使充盈，壯者可使久榮，老者可使長生。長生之稽，慎用玉閉，玉閉$_{17}$時辟，神明(明)來積。積必見章(彰)，玉閉堅精，必使玉泉毋頃(傾)，則百疾弗$_{18}$嬰，故能長生。椄(接)陰之道，必心塞葆，刑(形)氣相葆。故曰：壹至勿星，耳目$_{19}$蔥(聰)明(明)；再至勿星，音氣高陽(揚)；三至勿星，被(皮)革有光；四至勿星，脊胠$_{20}$不陽(傷)；五至勿星，尻脾(髀)能方；六至勿星，百脈通行；七至勿星，冬(終)身失〈无〉$_{21}$央(殃)；八至勿星，可以壽長；九至勿星，通於神明(明)。"曹熬之椄(接)陰治神氣之道$_{22}$。

【·】黄帝問於容成曰："民始蒲(敷)淳溜(流)刑(形)，何得而生？溜(流)刑(形)成體(體)，何失而死？何臾(猶)之$_{23}$人也，有惡有好，有夭有壽？欲聞民氣贏屈施(弛)張之故。"容成合(答)曰："君若$_{24}$欲壽，則順察天地之道。天氣月盡月盈，故能長生。地氣歲有寒暑$_{25}$，險易〈易〉相取，故地久而不腐。君必察天地之請(情)而行之以身。有徵可智(智—知)，閒(間)$_{26}$雖聖人，非其所能，唯道者智(智—知)之。天地之至精，生於无徵，長於无刑(形)$_{27}$，成於无體(體)，得者壽長，失者夭死。故善治氣槫(摶)精者，以无徵爲積，精$_{28}$神泉益(溢)，翕甘潞(露)以爲積，歙(飲)榣

（瑤）泉靈尊以爲經，去惡好俗，神乃溜（流）刑（形）。翕$_{29}$氣之道，必致之末，精生而不厥。尚（上）下皆精，塞（寒）溫安生？息必探（深）而久，新氣$_{30}$易〈易〉守。宿氣爲老，新氣爲壽。善治氣者，使宿氣夜散，新氣朝寂（最）$_{31}$，以翏（徹）九徼（竅），而實六府。食氣有禁，春辟（避）濁陽，夏辟（避）湯風，秋辟（避）霜潜（霧），冬$_{32}$辟（避）淩陰，必去四咎，乃探（深）息以爲壽。朝息之志，元（其）出也潘（務）合於天，元（其）入也$_{33}$楑（揆）坡（彼）閨諵，如臧（藏）於淵，則陳氣日盡而新氣日盈，則刑（形）有云光。以精爲充$_{34}$，故能久長。晝〈晝〉息之志，虖（呼）吸祕（必）微，耳目蔥（聰）明（明），陰陰擊氣，中不薈（潰）腐，故身$_{35}$无苛（痾）央（殃）。莫（暮）息之志，深息長除，使耳勿聞，且以安徥（寢），云云（魂）柏（魄）安刑（形），故能$_{36}$長生。夜半之息也，覺寤（寤）毋變侵（寢）刑（形），探（深）余（徐）去埶（勢），六府皆發，以長爲極。將欲$_{37}$壽神，必以奏（腠）理息。治氣之精，出死入生，驩欣咪殼，以此充刑（形），此胃（謂）榑（摶）$_{38}$精。治氣有經，務在積精，精盈必寫（瀉），精出必補。補寫（瀉）之時，於臥爲之$_{39}$。出入以脩奏（腠）浬（理），黏白內成，何病之有？坡（彼）生有央（殃），必元（其）陰精扁（漏）泄，百脈宛（菀）$_{52}$廢，喜怒不時，不明（明）大道，生氣去之。俗人芒生，乃持（恃）巫醫，行年未半$_{53}$，刑（形）必夭貍（埋），頌事白殺，亦傷（傷）悲弋（哉）。死生安在，翏（徹）土製（制）之，實下閉精$_{54}$，氣不扁（漏）泄。心製（制）死生，孰爲之敗？慎守勿失，長生纍迣（世）。纍迣（世）安$_{55}$樂長壽，長壽生於蓄積。坡（彼）生之多，尚（上）察於天，下播於地，能者必神$_{56}$，故能刑（形）解。明（明）大道者，元（其）行陵雲，上自櫐榣（瑤），水溜（流）能遠，龏（龍）登能高，疾$_{57}$不力

倦，□□□□□□□巫成招□□死。巫成招以四時爲輔，天地$_{58}$爲經，巫成招與陰陽皆生。陰陽不死，巫成招興〈與〉相視，有道之士亦如此$_{59}$。”

• 堯問於舜曰：“天下執冣（最）貴？”舜曰：“生冣（最）貴。”堯曰：“治生奈何？”舜曰$_{42}$：“審夫陰陽。”堯曰：“人有九繳（竅）十二節，皆設而居，何故而陰與人具（俱）生而$_{43}$先身去？”舜曰：“歙（飲）食弗以，謀慮弗使，諱元（其）名而匿其膻（體），元（其）使甚多$_{44}$而無賓禮，故興〈與〉身俱生而先身死。”堯曰：“治之奈何？”舜曰：“必愛而$_{45}$喜之，教而誨（誨）之，歙（飲）而食之，使其題頎（領）堅强而緩事之，必鹽之而勿予，必樂$_{46}$矣而勿寫（瀉），材將積，氣將褚（蓄），行年百歲，賢於往者。”舜之楼（接）陰治氣之道$_{47}$。

• 王子巧父問彭祖曰：“人氣何是爲精虖（乎）？”彭祖合（答）曰：“人氣莫如竣（朘）精。竣（朘）氣$_{48}$宛（菀）閉，百脈生疾；竣（朘）氣不成，不能繁生，故壽盡在竣（朘）。竣（朘）之葆愛，兼予$_{49}$成銡（佐），是故道者發明（明）唾（垂）手循辟（臂），靡（摩）腹從陰從陽。必先吐陳，乃翕$_{50}$竣（朘）氣，與竣（朘）通息，與竣（朘）歙（飲）食，歙（飲）食完竣（朘），如養赤子。赤子驕悍數起，慎勿$_{51}$□使，則可以久交，可以遠行，故能壽長$_{41}$。”

• 帝磐庚問於耇老曰：“聞子楼（接）陰以爲强，翕天之精，以爲壽長，吾將何$_{60}$處而道可行？”耇老合（答）曰：“君必貴夫與身俱生而先身老者，弱者使之$_{61}$强，短者使長，貧者使多暴〈量（糧）〉。元（其）事壹虛壹實，治之有節：一曰垂枝（肢），直$_{62}$脊，橈（撓）尻；二曰疏股，勳（動）陰，繦（縮）州，三曰合逮（睫）毋聽，翕氣以充膲（腦）；四曰含$_{63}$元（其）五味，歙（飲）夫泉英；五曰羣精皆上，翕元（其）大明（明）。至五而止，精

神日抬（怡）。"耇老₆₄妾（接）陰食神氣
之道₆₅。

• 禹問於師癸曰："明（明）耳目之
暂（智），以治天下，上均湛地，下因江
水，至會稽₆₆之山，處水十年矣。今四枝
（肢）不用，家大紅（亂），治之奈何？"師
癸合（答）曰："凡治₆₇正（政）之紀，必自
身始。血氣宜行而不行，此胃（謂）款
（窾）央（殃）。六極之宗也，此氣血₆₈之
續也，筋脈之族也，不可廢忘也。於腦
（腦）也施（弛），於味也移，道（導）之以
志，勤（動）₆₉之以事。非味也，无以充亓
（其）中而長其節；非志也，无以暂（智一
知）其中虛興（與）實₇₀；非事也，无以勤
（動）亓（其）四支（肢）而移去其疾。故
覺侵（寢）而引陰，此胃（謂）練筋；陵
（既）信（伸）有（又）詘（屈）₇₁，此胃（謂）
練骨。勤（動）用必當，精故泉出。行此
道也，何迣（世）不物？"禹於是歙（飲）
渾₇₂，酒食五味，以志治氣。目明（明）耳
蔥（聰），被（皮）革有光，百脈充盈，陰乃
□生₄₀，以安后姚，家乃復寧。師癸治神
氣之道₇₃。

• 文執（摯）見齊威王，威王問道
焉，曰："募（寡）人聞子大夫之博於道
也，募（寡）人巳（已）₇₄宗廟之祠，不段
（暇）其聽，欲聞道之要者，二、三言而
止。"文執（摯）合（答）曰："臣₇₅爲道三百
編，而臥冣（最）爲首。"威王曰："子澤
（繹）之，臥時食何氏（是）有？"文執（摯）
合（答）曰₇₆："淳酒毒韭。"威王曰："子之
長韭何邪？"文執（摯）合（答）曰："后稷
（稷）半（播）穉（穉），草千歲₇₇者唯韭，故
因而命之。亓（其）受天氣也蚤（早），亓
（其）受地氣也葆，故辟畾（懾）懡（懷）胅
（怵）者₇₈，食之恆張；目不蔡（察）者，食
之恆明（明）；耳不聞者，食之恆蔥（聰）；
春三月食₇₉之，苟（疴）疾不昌，筋骨益
強，此胃（謂）百草之王。"威王曰："善。
子之長酒何邪₈₀？"文執（摯）合（答）曰：

"酒者，五穀之精氣也，亓（其）人〈入〉中
散溜（流），亓（其）人〈入〉理也劈（徹）而
周，不胥₈₁臥而九（究）理，故以爲百藥繇
（繇—由）也。"威王曰："善。默（然）有不
如子言者，夫春㳘（沃）寫（瀉）人〈入〉₈₂
人〈入〉以韭者，何其不與酒而恆與卵
邪？"文執（摯）合（答）曰："亦可。夫雞
者，陽獸也₈₃，發明（明）聲蔥（聰），信
（伸）頭羽張者也。復陰三月，與韭俱劈
（徹），故道者食之。"威王₈₄曰："善。子
之長臥何邪？"文執（摯）合（答）曰："夫
臥，非徒生民之事也。舉鳧瘨（雁）₈₅、
鵠、蕭（鷫）相（鸘）、虯檀（蟺）、魚鱉
（鼈）、爰（蝯）勤（動）之徒，胥食而生者
也；食者，胥臥而成者₈₆也。夫臥，使食
癠（糜）宵（消），散藥（鑠）以流刑（形）者
也。辟（譬）臥於食，如火於金。故一₈₇
昔（夕）不臥，百日不復。食不化，必如
扡鞫（鞠），是生甘心密墨，脆湯剷惑₈₈，
故道者敬臥。"威王曰："善。募（寡）人
恆善莫（暮）歙（飲）而連於夜，苟毋（無）
苟（疴）虏（乎）？"文₈₉執（摯）合（答）曰：
"毋（無）芳（妨）也。辟（譬）如鳴（鳥）
獸，蚤（早）臥蚤（早）起，莫（暮）臥莫
（暮）起，天者受明（明），地者受₉₀晦，道
者九（究）其事而止。夫食氣潛（潛）人
〈入〉而黔〈默〉移，夜半而□【□□□
□】₉₁氣，致之六極。六極堅精，是以內
實外平，痤瘻弗處，廱（癰）壹（噎）不生，
此道之₉₂至也。"威王曰："善₉₃。"

• 王期見，秦昭王問道焉，曰："寡
人聞客食陰以爲勤（動）強，翁〈翕〉氣₉₄
以爲精明（明）。募（寡）人何處而壽可
長？"王期合（答）曰："必朝日月而翕其
精光₉₅，食松柏，歙（飲）走獸泉英，可以
却老復莊（壯），曼澤有光。夏三月去
火，以₉₆日爨享（烹），則神恵（慧）而蔥
（聰）明（明）。椄（接）陰之道，以靜爲
強，平心如水，靈（靈）路（露）₉₇內臧
（藏），款以玉筴（策），心毋秌（怵）㤴

〈蕩〉，五音（音）進合（答），埶短埶長，翕其神[98]褶（霧），歙（飲）夫天將（漿），致之五臧（藏），欲其深臧（藏）。蠱息以晨，氣刑（形）乃剛，襄[99]【□□□，□□】近水，精氣淩楗（健）久長。神和内得，云（魂）柏（魄）皇【□】[100]，五臧（藏）秥白，玉色重光，壽參日月，爲天地英。"昭王曰："善[101]。"

合陰陽

· 凡將合陰陽之方，握手，出指（腕）陽，揗抃（肘）房，抵夜（腋）旁，上竈[1/102]綱，抵領鄉，揗拯匡，覆周環，下缺盆，過醴津，陵勃海，上常[2/103]山，入玄門，御交筋，上欲精神，乃能久視而與天地牟（侔）存[3/104]。交筋者，玄門中交脈也，爲得操揗之，使體（體）皆樂養（癢），說（悦）澤（懌）[4/105]以好。雖欲勿爲，作相呴相抱，以次（恣）戲道。戲道：一曰氣上面埶（熱），徐呴；二[5/106]曰乳堅鼻汗，徐抱；三曰舌溥（薄）而滑，徐屯；四曰下汐（液）股濕，徐[6/107]操；五曰嗌乾咽唾，徐撼（撼），此胃（謂）五欲之徵。徵備乃上，上搣而勿[7/108]内，以致其氣。氣至，深内而上撅（蹶）之，以抒其熱，因復下反之，毋使其[8/109]氣歇，而女乃大喝（竭）。然后（後）熱（執）十勤（動），接十節（節），雜十脩。接刑（形）巳（已）没，遂[9/110]氣宗門，乃觀八勤（動），聽五音，察十巳（已）之徵[10/111]。

· 十勤（動）：始十，次廿、卅、卌、五【十】、六十、七十、八十、九十、百，出入而毋決。一勤（動）毋決，耳[11/112]目蔥（聰）明（明），再而音聲【章（彰）】，三而皮革光，四而脊脅强，五而尻脾（髀）方[12/113]，六而水道行，七而至堅以强，八而奏（腠）理光，九而通神明（明），十而[13/114]爲身常，此胃（謂）十勤（動）[14/115]。

· 十節（節）：一曰虎游，二曰蟬柎（附），三曰斥（尺）蠖，四曰囷（麕）桷（角），五曰蝗磔，六曰爰（猨）[15/116]捕（搏），七曰瞻（詹）諸，八曰兔鶩，九曰青（蜻）令（蛉），十曰魚嘬[16/117]。

· 十脩：一曰上之，二曰下之，三曰左之，四曰右之，五曰疾之，六曰[17/118]徐之，七曰希之，八曰數之，九曰淺之，十曰深之[18/119]。

· 八勤（動）：一曰接手，二曰信（伸）抃（肘），三曰直蹱（踵），四曰側句（鉤），五曰上句（鉤）[19/120]，六曰交股，七曰平甬（踊），【八曰】振勤（動）。夫接手者，欲腹之傅也；信（伸）抃（肘）[20/121]者，欲上之擽（摩）且距也；直蹱（踵）者，深不及也；側句（鉤）者，旁[21/122]欲擽（摩）也；上句（鉤）者，欲下擽（摩）也；交股者，朿（策—刺）大（太）過也；平甬（踊）者，欲[22/123]淺；振勤（動）者，欲人久持之也[23/124]。

【·】癭息者，内急也；戀（喘）息，至善也；糸（纍）潍者，玉英（策）入而養（癢）[24/125]乃始也；疹（吷）者，鹽（銜）甘甚也；齧者，身振勤（動），欲人之久[25/126]。

· 昏（昏）者，男之精；將旦者，女之精。責（積）吾精以養女精，莇（筋）脈皆勤（動）[26/127]，皮膚氣血皆作，故能發閉通塞，中府受輸而盈[27/128]。

· 十巳（已）之徵：一巳（已）而清涼出，再巳（已）而臭如燔骨，三巳（已）而澡（燥），四巳（已）[28/129]而膏，五巳（已）而薌，六巳（已）而滑，七巳（已）而蓮（遲），八巳（已）而脂，九巳（已）而膠[29/130]，十巳（已）而縿，縿巳（已）復滑，清涼復出，是胃（謂）大卒。大卒之徵，鼻汗[30/131]脣白，手足皆作，尻不傅席，起自去，成死爲薄。當此[31/132]之時，中極氣張，精神入臧（藏），乃生神明（明）[32/133]。

雜禁方

又（有）犬善皋（嗥）於壐（壇）與門，垼（塗）井上方五尺。夫₁妻相惡，垼（塗）户□方五尺。欲微（媚）貴人，垼（塗）₂門左右方五尺。多惡薨（夢），垼（塗）牀下方₃七尺。姑婦善聉（鬭），垼（塗）户方五尺。嬰兒₄善泣，涂（塗）綉（牖）上方五尺₅。

與人訟，書其名直（置）履中₆。

取兩雌隹尾，燔冶，自歙（飲）之，微（媚）矣₇。

取東西鄉（嚮）犬頭，燔冶，歙（飲）。

夫妻相去₈，取雄隹左蚤（爪）四，小女子左蚤（爪）四，以鎣熬，并₉冶，傅人，得矣₁₀。

取其左𦕡（眉）直（置）酒中，歙（飲）之，必得之₁₁。

天下至道談

• 黄神問於左神曰："陰陽九竅（竅）十二節俱産而獨先死，何也？"左神曰："力事弗使，哀樂₁/₁₂弗以，歙（飲）食弗右，其居甚陰而不見陽，萃（猝）而暴用，不寺（待）其莊（壯），不刃（忍）兩熱，是故亟傷。諱其₂/₁₃名，匿其豐（體），至多暴事而毋（無）禮，是故與身俱生而獨先死₃/₁₄。"

• 怒而而[1]不大者，肌不至也；大而不堅者，筋不至也；堅而不熱者，氣不至也。肌不至而用則₄/₁₅道（惰），氣不至而用則避，三者皆至，此胃（謂）三脂（詣）₅/₁₆。

• 天下至道談₆/₁₇。

如水沫淫，如春秋氣，往者弗見，不

得其功；來者弗堵（覩），吾鄉（饗）其賞。於（嗚）虖（呼）謓（慎）才（哉），神明（明）之事₇/₁₈，在於所閉。審操玉閉，神明（明）將至。凡彼治身，務在積精。精贏（嬴）必舍，精夬（缺）必布（補），布（補）舍之時，精₈/₁₉夬（缺）爲之。爲之合坐，闕（𩑾）尻畀（鼻）口，各當其時，物（忽）往物（忽）來，至精將失，吾奚以止之？虖（虛）實有常，謓（慎）用勿忘₉/₂₀，勿困勿竆（窮），筋骨浚强，矓（踵）以玉泉，食以粉（芬）放（芳），微出微入，侍盈是常，三和氣至，堅勁以强₁₀/₂₁。將欲治之，必害其言，矓（踵）以玉閉，可以壹遷（僊）。壹矓（動）耳目蔥（聰）明（明），再矓（動）聲言（音）章（彰），三矓（動）皮革光，四₁₁/₂₂矓（動）脊骨强，五矓（動）尻脾（髀）方，六矓（動）水道行，七矓（動）致（至）堅以强，八矓（動）志驕以陽（揚），九矓（動）順彼天葢（英）₁₂/₂₃，十矓（動）産神明（明）₁₃/₂₄。

• 氣有八益，有（又）有七孫（損）。不能用八益、去七孫（損），則行年卅而陰氣自半也，五十而起居衰，六十而耳₁₄/₂₅目不蔥（聰）明（明），七十下枯上涗（脱），陰氣不用，渿（灌）泣留（流）出。令之復壯有道，去七孫（損）以振其病，用八益以₁₅/₂₆貳其氣，是故老者復壯，壯【者】不衰。君子居處（處）安樂，歙（飲）食次（恣）欲，皮奏（腠）曼密，氣血充贏，身豐（體）₁₆/₂₇輕利。疾使内，不能道，産病出汗耑（喘）息，中煩氣亂；弗能治，産内熱；歙（飲）藥約（灼）灸以致其氣，服司（餌）以輔₁₇/₂₈其外，强用之，不能道，産痤𥻂（腫）蠹；氣血充贏，九竅（竅）不道，上下不用，産痤雎（疽），故善用八益、去七孫（損）₁₈/₂₉，五病者不作₁₉/₃₀。

• 八益：一曰治氣，二曰致沫，三曰

---

[1]　而而：第二個"而"爲衍文。

督（智—知）時，四曰畜（蓄）氣，五曰和沫，六曰竊氣，七曰寺（侍）贏，八曰定頃（傾）[20/31]。

・七孫（損）：一曰閉，二曰泄，三曰渴（竭），四曰勿，五曰煩，六曰絶，七曰費[21/32]。

・治八益：旦起起坐，直脊，闊（撓）尻，翕州，印（抑）下之，曰治氣；歙（飲）食，垂尻，直脊，翕周（州），通氣焉，曰致沫；先戲兩[22/33]樂，交欲爲之，曰督（智—知）時。爲而奂脊，翕周（州），卬（抑）下之，曰蓄氣；爲而物（勿）亟勿數，出入和治，曰和沫；出臥[23/34]，令人起之，怒擇（釋）之，曰積氣；幾巳（已），內脊，勿蟇（動）翕氣，印（抑）下之，静身須之，曰侍贏；巳（已）而洵（洗）之，怒而[24/35]舍之，曰定頃（傾），此胃（謂）八益[25/36]。

・七孫（損）：爲之而疾痛，曰內閉；爲之出汗，曰外泄；爲之不巳（已），曰楬（竭）；秦（臻）欲之而不能，曰弗；爲之楄（喘）息中[26/37]亂，曰煩；弗欲强之，曰絶；爲之秦（臻）疾，曰費，此胃（謂）七孫（損）。故善用八益、去七孫（損），耳目蔥（聰）明（明），身體（體）輕利，陰[27/38]氣益强，延年益壽，居處（處）樂長[28/39]。

・人產而所不學者二，一曰息，二曰食。非此二者，无非學與服。故貳生者食也，孫（損）生者色也，是以聖人[29/40]合男女必有則也。故[30/41]：

・一曰虎流，二曰蟬付（附），思外，三曰尺扞（蠖），四曰困（鼉）暴（角），五曰黄（蝗）柘（磔），息内，六曰爰（猨）居，思外，七曰瞻（詹）諸，八曰兔務（鶩），九曰青（蜻）靈（蛉），思外，十曰魚族（嘬），此謂十埶（勢）[31/42]。

・一曰致氣，二曰定味，三曰治節，四曰勞（勞）實，五曰必時，六曰通才，七曰微蟇（動），八曰侍盈，九曰齊生[33/44]，十曰息刑（形），此謂十脩[34/45]。

・一曰高之，二曰下之，三曰左之，四曰右之，五曰采（深）之，六曰淺之，七曰疾之，八曰徐之，此謂八道[35/46]。

・十脩暨（既）備，十埶（勢）豫陳，八道雜，楼（接）刑（形）以昏。汗不及走，旗（遂）氣血門，翕因（咽）榣（摇）前，通厎（脈）利筋。乃祭（察）[36/47]八蟇（動），觀氣所存，乃督（智—知）五言〈音〉，執後執先[37/48]。

・八蟇（動）：一曰接手，二曰信（伸）紂（肘），三曰平甬（踊），四曰直躔（踵），五曰交股，六曰振銅（動），七曰廁（側）枸（鉤），八曰上暴（鉤）[38/49]。

・五言〈音〉：一曰候（喉）息，二曰楅（喘）息，三曰纍哀，四曰疢（吷），五曰齘（齧）。審蔡（察）五言〈音〉，以督（智—知）其心；審祭（察）八[39/50]蟇（動），以督（智—知）其所樂所通[40/51]。

・接手者，欲腹之傅；信（伸）紂（肘）者，欲上之麻（摩）且據（距）也；廁（側）枸（鉤）者，旁欲麻（摩）也；交股者，刺大（太）過也；直躔（踵）者，采（深）不及；上暴（鉤）者，下不級（及）心也；平甬（踊）者，欲淺；振銅（動）者，至善也，此謂八觀[42/53]。

・氣上面熱，徐昫（呴）；乳堅鼻汗，徐葆（抱）；舌薄而滑，徐傅；下夕（液）股濕，徐操；益（嗌）乾因（咽）唾，徐[43/54]緘（撼），此謂五微〈徵〉，此謂五欲，微〈徵〉備乃上[44/55]。

・怒而不大者，膚不至也；大而不堅者，筋不至也；堅而不熱者，氣不至也；三至乃入。壹[45/56]巳（已）清瀉（涼）出，再巳（已）而糗（臭）如靡骨，三巳（已）而躁（燥），四巳（已）而膏，五巳（已）而鄉（薌），六巳（已）而精如黍粱，七巳（已）而第，八[46/57]巳（已）而肌（脂），九巳（已）而黎（膩），十巳（已）而滰（沇），滰（沇）而復滑，朝氣乃出[47/58]。

・一曰笄光，二曰封紀，三曰調瓠，四曰鼠婦，五曰穀實，六曰麥齒，七曰嬰女，八日反去，九曰何₄₈/₅₉□，十日赤繳，十一日赤殹（珠）九[1]，十二日礜石。得之而物（勿）擇（釋），成死有薄，走里（理）毛，置杯（腰）心，脣₄₉/₆₀盡白，汗留（流）至國（膕），已（已）數以上₅₀/₆₁。

・人人[2]有善者，不失（先）女人，女人有之，善者獨能，毋予毋治，毋作毋疑，必徐以久，必微以持，如已（已）不已（已），女₅₁/₆₂乃大台（怡）。侯（喉）息，下咸土（吐）陰光陽；椯（喘）息，氣上相薄，自字（舒）張；絫（纍）滾（哀）者，凥彼疾而蟞（動）封₅₂/₆₃紀；疢（吹）者，鹽（衜）甘甚而養（癢）乃始；齔（齧）者，身振寒，置巳（已）而久。是以雄杜（牡）屬，爲陽，陽者外也₅₃/₆₄。雌（雌）牝屬，爲陰，陰者内也。凡牡之屬靡（摩）表，凡牝之屬靡（摩）裏，此謂陰陽之數，牝牡之里（理），爲之₅₄/₆₅弗得，過在數巳（已）。娜（嬲）樂之要，務在犀（遲）久。句（苟）能遲久，女乃大喜，親之弟兄，愛之父母。凡能₅₅/₆₆此道者，命曰天士₅₆/₆₇。

張家山漢代醫簡

脈　書

脈　書　₁背

・病在頭，農（農—膿）爲轇，疕爲秃，養（癢）爲醬。在目，泣出爲淁（浸），脈蔽童（瞳）子爲脈淁（浸）。在目際，靡（糜），爲報。在鼻，爲肌（衄）；其疕₂痛，爲蟯食。在耳，爲聾；其農（農—膿）出，爲浇。在脣，爲□。在口中，靡（糜），爲篡。在齒，痛，爲虫（蟲）禹（齲）；其癰，爲血禹（齲）。在齗，癰，爲𤻲₃。

在脥（喉）中，痛，脥（喉）踝〈踹（痹）〉殹（也）乃始。在面，疕，爲包（皰）。在頤下，爲瘻。在頸，爲瘻。在肩，爲□。在夜（腋）下，爲馬。在北（背），癰，爲王身。在掌中，爲蟹。在₄身，顙顙然，□之不智（智—知）人，爲踝〈踹（痹）〉。在身，疕如疏，養（癢），爲加（痂）。在身，

灸痛以行身，爲火疢。火疢，赤氣殹（也）。在戒，不能弱（溺），爲閉；其₅塞人鼻耳目，爲馬蛕。在胃管（脘），癰，爲鬲（隔）中。在肺，爲上氣欬。在心胠下，堅痛，爲□□烝□。在腸中，小者₆如馬戾（矢），大者如桮（杯），而堅痛，搖（搖），爲牡叚（瘕）。在腸中，痛，爲血叚（瘕）。肘（疛），其從脊胷（胸）起，使腹張（脹），得氣而少可，氣叚（瘕）殹（也）。其₇胗胗如膚張（脹）狀，鳴如鼀（蛙）音，膏叚（瘕）殹（也）。其衷約隋（墮），上下不通，枃（矢）叚（瘕）殹（也）。在腸中，痛，左右不化，泄，爲唐（溏）叚（瘕）。在腸₈，左右不化，爲塞〈寒〉中。在腸，有農（農—膿）血，篡、脾（髀）、尻、少腹痛，爲腸辟（澼）。食即出，爲泄。左右血先出，爲脈。腸熱而渴，爲寒中₉。

□□□□非時而血出，瘡（滴），爲扁；其清，爲浚。弱（溺）出白，如沐，爲

---

[1]　九：屬於衍文。
[2]　人人：第二個“人”爲衍文。

白叚（瘕）。前出如拳，爲暴。乳癰，爲醉。字而腸痛₁₀，弱（溺）而痛，爲血□□□□□□□□□□□不能□右（?），爲□。橐癰，爲血積（瘕）；其癰上下鳴，爲腸積（瘕）。在篡，癰₁₁如棗，爲牡庤（痔）；其癰有空，汁出，爲牝庤（痔）。在胕，疕，赤淫（淫），爲膫；其疕就就然，爲潞（露）。在踝下，癰，爲痛（瘜）；在足下，爲殿（殿）₁₂。内癉，身痛，艮（眼）蚤（爪）黄，弱（溺）赤，爲黄癉。身、面、足、胕盡盈，爲盧（膚）張（脹）。腹盈，身、面、足、胕盡肖（消），爲水。身痛，面盈，爲₁₃風。頭、身痛，汗不出而₁₄渴，爲溫。身寒〈寒〉熱，渴，四節痛，爲瘧。身病養（癢），農（農—膿）出，爲騷（瘙）。四節疕如牛目，樂（眉）突（脱），爲厲（癘）。身時債，沫出，羊鳴₁₅，□□□見（?），不能息，爲瘛；反折，爲閒（癇）₁₆。

・鉅陽之脈：殼（繫）於踵（踵）外踝中，出䐐（郄）裏，上穿胂（臀），出厴（厭）中，夾（挾）脊，出於項，上頭角，下顏（顏），夾（挾）寊（頯），殼（繫）目内廉。是勤（動）則病：衝（衝）₁₇頭，目以（似）脱，項以（似）伐，胷（胸）痛，要（腰）以（似）折，脾（髀）不可以運，胎（郄）如結，腨如裂，此爲踵（踵）厲（厲—厥），是₁₈鉅陽之脈主治。其所坐〈生〉病：頭痛，耳聾，項痛，瀺强，瘧，北（背）痛，要（腰）痛，尻痛，庤（痔），胎（郄）痛，腨痛，足小指（趾）踝〈痹〉，爲十二病₁₉。

・少陽之脈：殼（繫）於外踝之前廉，上出魚股之外，出脅上，出耳前。是勤（動）則病：心與脅痛，不可以反瘦（瘦），甚則無膏，足外反，此爲陽₂₀厲（厲—厥），是 少 陽 脈 主 治 。 其 所 產 病 ： 口 痛 ， 項 痛 ， 頭 頸 痛，脅痛，瘧，汗出，節盡痛，脾（髀）廉痛，魚股痛，䣛（膝）外廉痛，晨（振）寒〈寒〉₂₁，足中指（趾）踝〈痹〉，爲十二病，及溫₂₂。

・厲（厲—厥）陰之脈：殼（繫）於足

・陽明（明）之脈：殼（繫）於骭骨之外廉，循骭而上，穿臏（髕），出魚股之廉，上穿乳，穿頰，出目外廉，環顏（顏）。是勤（動）則病：西（洒）西（洒）病₂₃塞〈寒〉，喜信（伸），數吹（欠），顏（顏）墨，病種（瞳），至則惡人與火，聞木音則狄（惕）然驚，心惕然欲獨閉户牖而處，病甚則欲乘高₂₄而歌，棄衣而走，此爲骭厲（厲—厥），是陽明（明）脈主治。其所產病：顏（顏）痛，鼻肌（鼽），頜〈頷〉疢，乳痛，脊（肩）痛，心與肤痛，腹外₂₅種（腫），腸痛，䣛（膝）外（?），柎（跗）上踝〈痹〉，爲十二病₂₆。

・肩脈：起於耳後，下肩，出肘内廉，出臂外館（腕）上，乘手北（背）。是勤（動）則病：頜〈頷〉種（腫）痛，不可以顧，肩以（似）脱，臑 以（似）折，是肩脈主₂₇治。其所產病：頜〈頷〉痛，膑（喉）踝〈痹〉，肩痛，肘外痛，爲四病₂₈。

・耳脈：起手北（背），出臂外廉兩骨之閒（間），上骨下廉，出肘中，入耳中。是勤（動）則病：耳煇煇焞焞，益（嗌）種（腫），是耳脈主治。其所₂₉產病：目外際痛，頰痛，耳聾，爲三病₃₀。

【・】齒脈：起於次指與大指上，出臂上廉，入肘中，乘臑，穿頰，入齒中，夾（挾）鼻。是勤（動）則病：齒痛，朏（頄）種（腫），是齒脈主治。其₃₁所產病：齒痛，朏（頄）種（腫），目黄，口乾，臑痛，爲五病，及口喎（喎）□₃₂。

・泰（太）陰之脈：是胃脈殿（也），被胃，下出魚股之陰下廉，胻上廉，出内踝之上廉。是勤（動）則病：上走心，使腹張（脹）₃₃，□□□□□□□□□快 然 衰 ，是泰（太）陰之脈主治。其所產病 ： 獨 心 煩 ， 死 ， 心 痛 與 ₃₄腹張（脹），死；不能食，耆（嗜）臥，强吹（欠），此三者同則死；唐（溏）泄，死；水與閉同，則死，爲十病₃₅。

大指（趾）叢毛之上，乘足树（跗）上廉，去內□□□□□□□□□□₃₆，觸少腹，夾（挾）䏬（肺）旁。是勤（動）則病：丈夫則穨（癩）山（疝），婦人則少腹穜（腫），要（腰）痛不可以仰（仰），則嗌乾，面驪，是瘋（蹶—厥）陰之脈主₃₇治。其所產病：熱中，癃癃，穨（癩），扁（偏）山（疝），爲五病。五病有而心煩，死，勿治殹（也）；有陽【脈】與之俱病，可治殹（也）₃₈。

• 少陰之脈：殷（繫）於內踝之外廉，穿腨，出胳（卻）中央，上穿貴（脊）之內廉，殷（繫）於腎，夾（挾）舌本。是勤（動）即病：悒（喝）悒（喝）如亂，坐₃₉而起則目脘如無見，心如縣（懸），病飢，氣不足，善怒，心狄（惕）狄（惕）恐人將捕之，不欲食，面黯若炲色，欬則₄₀有血，此爲骨瘋（蹶—厥），是少陰之脈（脈）主治。其所產病：口熱，舌柝（坼），嗌乾，上氣，饐（噎），嗌中痛，瘅，者〈嗜〉臥，欬，音（瘖）₄₁，爲十病₄₂。

• 少陰之脈，久（灸）則强食產肉，緩帶，被髮，大丈（杖），重履而步，久（灸）幾息則病已（已）矣₄₃。

• 臂鉅陰之脈：在於手掌中，出臂內陰兩骨之閒（間），上骨□□□□□□□□【陰，入心中】。是勤（動）則病：心彭彭如痛，缺₄₄□□□□□□□□□□□【鉅陰之脈主】治。其所產病：智（胸）痛，脊（肩）痛，心痛，四末痛，叚（瘕），爲五病₄₅。

【• 臂少陰之脈】：起於臂兩骨之閒，下骨上廉，筋之下，出膈內陰，入心中。是勤（動）則病：心痛，嗌【乾】，渴欲歙（飲），此爲臂瘋（蹶—厥）₄₆，是臂少陰之脈主治。其所產病：脅痛，爲一病₄₇。

• 凡陽脈十二，陰脈十，泰（大）凡廿二脈，七十七病₄₈。

【• 凡三】陽，天氣殹（也），其病唯折骨裂膚，不死₄₉。

• 凡三陰，地氣殹（也），死脈殹（也），腐臧（藏）闌（爛）腸而主殺。陰病而亂，則不過十日而死₅₀。

凡視死徵：脣反人盈，則肉先死；齗齊齒長，則骨先死；面墨，目圜視雕〈雅〉，則血先死；汗出如絑（珠），榑（傅）而不流，則氣₅₁先死；舌捆囊拳（卷），則筋先死。• 凡徵五，一徵見（現），先〈无〉活人。夫留（流）水不腐，户蝠（樞）不蠹（蠹），以其勤（動）。勤（動）者實四支（肢）而虛五₅₂臧（藏），五臧（藏）虛則玉體利矣。夫乘車食肉者，春秋必溢，不溢則脈闌（爛）而肉死。脈盈而洫之，虛而實之，靜（靜）則侍（待）之₅₃。

• 夫骨者柱殹（也），筋者束殹（也），血者濡殹（也），脈者瀆殹（也），肉者附殹（也），氣者胊（呴）殹（也），故骨痛如斲，筋痛如束，血痛如泣，脈痛₅₄如流，肉痛如浮，氣勤（動）則憂（擾）。夫六痛者皆存於身而人莫之智（智—知）治，故君子肥而失其度，是胃（謂）筋骨不勝其₅₅任。其氣乃多，其血乃淫，氣血腐闌（爛），百節皆沈，款廿末，反而走心。不此豫（預）治，且聞哭音。夫脈者，聖人之所貴殹（也）₅₆。氣者，利下而害上，從煖而去清。故聖人寒頭而煖足。治病者取有徐（餘）而益不足，故氣上而不下，則視有過之脈₅₇，當環而（灸）之，病甚而上於環二寸益爲一久（灸）。氣壹上壹下，當胲（胲—卻）與胕之脈而砭之。用砭启脈者必如式。癰穜（腫）有膿（農—膿）₅₈，稱其小大而爲之砭。砭有四害：一曰膿（農—膿）深而砭淺，胃（謂）之不逮；二曰膿（農—膿）淺而砭深，胃（謂）之泰（太）過；三曰膿（農—膿）大而砭小，胃（謂）₅₉之斂（斂），斂（斂）者惡不畢；四曰膿（農—膿）小而砭大，胃（謂）之泛，泛者傷良肉殹（也）₆₀。

• 膿（農—膿）多而深者，上黑而

大；農（農—膿）少而深者，上黑而小；農（農—膿）多而淺者，上白而大；農（農—膿）少而淺者，上白而小。此不可不察殹（也）61。有農（農—膿）者不可久（灸）殹（也）62。

　・相脈之道，左□□□□案（按）之，右手直踝而𥱿之。它脈盈，此獨虛，則主病。它脈滑，此獨濇（澀），則主病。它脈靜63，此獨勤（動），則生〈主〉病。夫脈固有勤（動）者，骭之少陰，臂之鉅陰、少陰，是主勤（動），疾則病。此所以論有過之脈殹（也），其64餘（餘）謹視當脈之過65。

　・治病之法，視先發者而治之。數脈俱發病，則擇其甚者而先治之66。

引　書

引書1背

　・春產、夏長、秋收、冬臧（藏），此彭祖之道也1。春日，蚤（早）起之後，棄水，澡漱（漱），洒齒，沟（呴），被髮，游（遊）堂下，逆露（露）之清，受天之精，歙（飲）水一桮（杯），所以益讎（壽）也。入宮從昏到夜大半止2之，益之傷氣3。夏日，數沐，希浴，毋莫（暮）【起】，多食采（菜）。蚤（早）起，棄水之後，用水澡漱（漱），疏齒，被髮，步足堂下，有閒（間）而歙（飲）水一桮（杯）。入宮從昏到夜半止4，益之傷氣5。秋日，數浴沐，歙（飲）食飢飽次（恣）身所欲，入宮以身所利安，此利道也6。冬日，數浴沐，手欲寒，足欲溫，面欲寒，身欲溫，臥欲莫（暮）起，臥信（伸）必有正（正）也。入宮從昏到夜少半止之，益之傷氣7。

　・舉胻交股，更上更下卅，曰交股。・信（伸）胻詘（屈）指（趾）卅，曰尺汙（蠖）8。

　・傅（搏）足離翕，䍃（蹈）卅，曰斂指（趾）。・信（伸）胻直踵（踵），并䍃

（䠱）卅，曰坤垎9。
　・𥸤足指（趾），上摇之，更上更下卅，曰𥸤童（動）10。・左右詘（屈）胻，更進退卅，曰襲前10。・以足靡（摩）胻，陰陽各三十而更。・正信（伸）兩足卅，曰引陽筋11。
　・瘢（摩）足跗各卅而更12。
　・引肸（眉）者，反昔（錯）手北（背）而前俛（俛）。・陽見者，反昔（錯）手北（背）而印（仰），後雇（顧）13。
　・窮視者，反昔（錯）手北（背）而俛（俛），後雇（顧）踵（踵）。・則（側）比者，反昔（錯）手北（背）而卑，榜（探）肩14。
　・兒沃者，反昔（錯）手北（背）而揮頭。・旋信（伸）者，昔（錯）手，撟而後揮15。
　・臬粟者，反昔（錯）手北（背）而宿（縮）頸亞（亞）頭。・折陰者，前一足，昔（錯）手，俛（俛）而反鉤（鉤）之16。
　・回周者，昔（錯）兩手而俛（俛）印（仰），并揮之。【・】蠪（龍）興者，屈前郄（膝），信（伸）後，昔（錯）兩手，據郄（膝）而印（仰）17。
　・引腜（脢）者，屈前郄（膝），信（伸）後，昔（錯）手，撟而後旋。・蛇亞（亞）者，反昔（錯）手北（背），齧而亞（亞）頭18。
　・傅尻，手傅☑・大決者，兩手據地，前後足出入閒（間）19。
　・□□者，大決足，右手據左足而俛（俛）左右。・支要（腰）者，以手□要（腰），撟一臂與足□而匽（偃）20。
　・受〈爰（猨）〉據者，右手據左足，撟左手負而俛（俛）左右。・參倍者，兩手奉，引前而旁軵（軵）之21。
　・縣（懸）前者，俛（俛），撟兩手而印（仰），如尋狀。・榣（搖）弘（肱）者，前揮兩臂，如擊狀22。
　・反指者，并（并）兩手，撟而後匽

（偃），極之。•其下者，屈前胾（膝），信（伸）後，危撟一臂，力引之[23]。

•渠引者，前一足，危撟一臂而匽（偃）。【•】引陰者，反昔（錯）撟手而俯（俛），極之[24]。

•引陽者，前昔（錯）手而卬（仰），極之。【•】復鹿者，撟兩手，負而俯（俛），極之[25]。

•虎匽（偃）者，并（併）兩臂，後揮肩上左右。【•】甬莫者，并（併）兩手，左右上下揮之[26]。

•復車者，并（併）兩臂，左右危揮，下正揮之。•鼻胃者，俯（俛）而左右招兩臂[27]。

•度狼者，兩手各無（撫）夜（腋）下，旋膚（膺）。•武指者，前左足，右手前指，信（伸）臂[28]。

•引內瘅，危坐，□尻，左手無（撫）項，右手無（撫）左手，上扼（?），俯（俛），極，因余（徐）縱而精呴（呴）之，端卬（仰）而巳（已），定；有（又）復之五而[29]⋯左右皆十而巳（已）[30]。

•項疼不可以雇（顧），引之，炎（俠）[臥]，□目（?），[信]（伸）手足□☑[31]，☑巳（已），令人從前後舉起頭，極之，因徐直之，休，復之十而巳（已）；因□也，力拘毋息，須臾之頃，汗出走（腠）理，極巳（已）[32]。

•引瘅病之台（始）也，意回回然欲步，體（體）淊（浸）淊（浸）痛。當此之時，急治八經之引，急虖（呼）急呴（呴），引陰。清產（顏—顏）以塞（寒）水如[33]粲（餐）頃，去水，以兩手據兩顴，尚（上）無（撫）產（顏—顏）而上下榣（搖）之，口諱（呼），皆十而巳（已）[34]。

•病腸之始也，必前張（脹）。當張（脹）之時，屬意少腹而精炊（吹）之，百而巳（已）[35]。

•病瘳（?）瘅，•引之方，右手把丈（杖），鄉（嚮）壁，毋息，左足踱（蹠）壁，卷（倦）而休；亦左手把丈（杖），右足踱（蹠）壁，亦卷（倦）而休；頭[36]下流，足不痿瘅〈痹〉，首不蹱（腫）軌，毋（無）事恆服之[37]。

•引詘（屈）筋，夸（跨）立，據兩股，壹倚左，信（伸）右股，胾（膝）傅（附）[38]地，壹倚右，信（伸）左足股，胾（膝）傅（附）地，皆三而巳（已）[39]。

•苦兩足步不能鈞（均）而胾（膝）善痛，兩胻善塞〈寒〉，取木善削之，令[40]其大把，長四尺，係其兩端，以新纍縣（懸）之，令其高地四尺，居其上，兩手空（控）纍而更蹴（蹴）之，朝爲千，日中爲[41]千，莫（暮）食爲千，夜半爲千，旬而巳（已）[42]。

•引踝痛，在右足內踝，引右股陰筋；在外踝，引右股陽筋；在【左】足內踝，引左股陰筋；在外踝，引左股陽筋[43]，此皆三而巳（已）[44]。

•引胾（膝）痛，右胾（膝）痛，左手據權，內揮右足，千而巳（已）；左胾（膝）痛，右手據權，而力揮左足，千而巳（已）。左手句（勾）左足[45]指（趾），後引之，十而巳（已）；右（又）以左手據權，右手句右足指（趾），十而巳（已）[46]。

•股□□□痛，引之，端坐，信（伸）左足，撟右臂，力引之；其在右，信（伸）右足，撟左臂，而力引之，十而巳（已）[47]。

•苦兩手少氣，舉之不鈞〈均〉，指端淊（浸）淊〈浸〉善畀（痹），賈（假）縛兩肘於兩脅，而力揮之，朝、日中、夜半皆爲千，旬而巳（已）[48]。

•引腸辟（澼），端伏，加頤枕上，交手頸下，令人踐元（其）要（腰），毋息，而力舉尻，三而巳（已）。元（其）病不能自舉者，令人以衣爲舉元（其）尻[49]。

•引北（背）甬（痛），熊經十，前據（?）十，端立，夸（跨）足，前後俯（俛），手傅地，十而巳（已）[50]。

・引要(腰)甬(痛),兩手之指夾脊(脊),力軵以印(仰),極之;兩手奉尻,僂頭,插之,頭手皆下至蹱(踵),三而已(已)$_{51}$。

・支(肢)尻之上甬(痛),引之,爲木鞠,談(倓)臥,以當甬(痛)者,前後揺(摇)之,三百而休;舉兩足,指上,手撫席,舉尻以力引之,三而已(已)$_{52}$。

・益陰氣,恆坐夸(跨)股,勿相悔食,左手據地,右手把飯,垂到口,因吸飯氣,極,因飯之;據兩股,折要(腰),信(伸)少腹,力極之$_{53}$,乃歓(啜)咽,有(又)復之,三而已(已)$_{54}$。

・引□,其在左,反左手頭上,右手句(勾)左手而力引之;其在右,反右手頭上,左手而力引之。危坐,夸(跨)股,□手交$_{55}$指以瘤(摩)面,以下盾(插)之至股,而前軵手,反而舉之,而力引之,壹上壹下,壹左壹右而休$_{56}$。

・引足下筋痛,其在左足,信(伸)左足,右股危坐,右手據地,左手句(勾)左足指(趾);其右也,信(伸)右足,左股危坐,左手據$_{57}$地,右手句(勾)右足指(趾),力引之,三而已(已)$_{58}$。

・引麿(厲),危坐,信(伸)左足,右足支尻,右手撫股,左手句(勾)左足之指(趾)而引,極,左右皆三而已(已)$_{59}$。

・引瘴(癃),端立,抱柱,令人□其要(腰),毋息,而力引尻$_{60}$。

・□□上□,敦蹱(踵),壹敦左,壹敦右,三百而已(已)。信(伸)左足,右手據右剎(膝),左手撫左股,而引左之股三,有(又)引右股三$_{61}$;□,因昫(呴)之卅,去臥,據則(側)而精嘑(呼)之卅,精昫(呴)之卅,精炊(吹)卅。端談(倓),吸精氣而咽之,膜少腹,以力引陰,三而已(已)$_{62}$。

・引瘚,臥,詘(屈)兩剎(膝),直蹱(踵),并瑤(蹻)卅,日引(?)□。◻□鳧

沃$_{63}$卅,虎雇(顧)卅,有(又)復炎(倓)臥如前,卄而休;有(又)起,危坐,鳧沃卅,虎雇(顧)卅,復炎(倓)臥如前,卅而休;因起,鳧沃五十,虎雇(顧)五十而已(已)$_{64}$。

・引瘠(膚)痛,前瘠(膚)後手十,引信(伸)十,後反復十而已(已)$_{65}$。

・夜日臥瘚(瘚),學(覺)心腹及匈(胸)中有痛者,無(撫)之以手而精炊(吹)之,卅而已(已)$_{66}$。

・引心痛,係纍長五尋,殼(繫)其衷,令其高丈。兩足踐板,端立,兩手空(控)纍,以力偃,極之,三而已(已)。一曰:夸(跨)足,折要(腰),空(控)丈(杖)$_{67}$而力引之,三而已(已)。一曰:危坐,手操左指(腕)而力舉手,信(伸)臂,以力引之,極,因下手瘤(摩)面,以下印(抑)兩股,力引之,三百而已(已)$_{68}$。

・引陰,端坐,張兩股,左手承下,右手無(撫)上,折要(腰),信(伸)少腹,力引尻$_{69}$。

・引積(癪),腸積(癪)及筋積(癪),左手據左股,詘(屈)左剎(膝),後信(伸)右足,詘(屈)右手而左雇(顧)三;有(又)前右足,後左足,曲左手,雇(顧)右,三$_{70}$而已(已)。有(又)復撟兩手以偃,極之三;撟左臂以偃,極之;撟右臂,左手據左尻以偃,極之,此皆三而已(已)$_{71}$。

・引腹甬(痛),縣(懸)纍版(板),令人高去地尺,足踐其上,手空(控)其纍,後足,前瘠(膚),力引之,三而已(已)。因去伏,足距壁,固箸(着)少腹$_{72}$及股剎(膝)於席,兩手據挨(突)上,稍舉頭及膚(膚)而力引腹,極,因徐直之;已(已),有(又)復之,三而已(已)。因力舉尻,極,三而已(已)$_{73}$。

・苦腹張(脹),夜日談(倓)臥而精炊(吹)之卅;無益,精嘑(呼)之十;無益,精昫(呴)之十;無益,復精炊(吹)之

世;無益,起,治八經之引₇₄。去臥,端伏,加兩手枕上,加頭手上,兩足距壁,興心,印〈抑〉頤,引之,而賈(固)箸(着)少腹及股郄(膝),三而巳(已)₇₅。去臥而尻壁,舉兩肢,兩手絇(鉤)兩股而力引之,極之,三而引之(已)。□吳₇₆。

·引虖及欨,端立,將壁,手舉頤,稍去壁,極而巳(已)₇₇。

·引肩痛,其在肩上,爰行三百;其在肩後,前據三百;其在肩前,後復三百;其在夜(腋)下,支落三百;其在兩肩之閒(間)₇₈痛,危坐,夸(跨)股,把指(腕),印〈抑〉股,以力榣(搖)肩,百而巳(已)₇₉。

·引瘛,其在脅,左手據壁,右手據尻,前左足,詘(屈)其郄(膝),信(伸)右足而力引之,極;因前右足,詘(屈)其郄(膝),信(伸)左足,各三而巳(已)₈₀。

·引辟,在【左】頰,右手據右顫之髮,信(伸)左手而右手引之;在右頰,引之如左,皆三而巳(已)。廁(側)比十,陽見十,鳧沃十₈₁。·端立,被髮,敦踵(踵)三百,却步三百而休₈₂。

·引朕(喉)痹,無(撫)乳,上舉頤,令下齒包上齒,力印(仰),三而巳(已)。其病甚,令人騎其北(背),無(撫)顏(顏),舉頤而印(仰)之,亟(極)而巳(已)₈₃。

·引軌,危坐,以手力循(揗)鼻以印(仰),極,無(撫)心,以力引之,三而巳(已)。去立,夸(跨)足,以俯(俛)據地,極之,三而巳(已)₈₄。

·引口痛,兩手指內(入)口中,力引之;巳(已),力張口,力張左輯(頜),有(又)力張右輯(頜),毛(吒)而勿發,此皆三而巳(已)₈₅。

·失欲口不合,引之,兩手奉其頤,以兩拇指口中壓,窮耳而力舉頤,即巳(已)矣₈₆。

·引肘痛,□□三百,□□三百。

其指(腕)痛在左,右手把左指(腕)而前後榣(搖)之,千而休;其在右,左手把右指(腕),前後榣(搖)₈₇之,千而休。其在右手,左手杷(把)右指(腕),前後榣(搖)之,千而休。其左手指痛,右手無(撫)左手指,反之;其右手指痛,左手無(撫)右手指₈₈,力引之,十而休₈₉。

·引目痛,左目痛,右手指瘛(壓)內脈,左手指無(撫)顫而力引之,三而巳(已);右如左。·一曰:兩手之指瘛(壓)兩目內脈而上循(揗)之,至項₉₀,十而巳(已)。·一曰:起臥而危坐,瘛(摩)兩手,令指熱,以循(揗)兩目,十而巳(已)₉₁。

·引廯(瘻),其在右恆陽之胕脈,視左足之指(趾),俯(俛),力引之;其在左,引之如右。其在右則(側)陽筋胕脈,視左肩,力引之;其在左₉₂則(側)陽筋胕脈,如右。其在左則(側)陰(陰)筋胕脈,雇(顧)右足踵(踵),力引之;其在右則(側)陰(陰)筋胕脈,亦如左。其在前陰(陰)筋,兩手無(撫)₉₃乳上,以力舉頤,此物皆十而巳(已)₉₄。

·引聾,端坐,聾在左,信(伸)左臂,撟母(拇)指端,信(伸)臂,力引頸與耳;右如左₉₅。

·引耳痛,內(入)指耳中而力引之,壹上下,壹前後;巳(已),因右手據左肩,力引之;巳(已),左手據右肩,力引之,皆三而巳(已)₉₆。

·苦頯(?)及顏(顏)痛,漬以寒水如饗(餐)頃,掌安(按)顫,指據髮,更上更下而謰(呼)虖虖,手與口俱上俱下,世而巳(已)₉₇。

·學(覺)以涿(啄)齒,令人不齲。其齲也,益涿(啄)之₉₈。

·閉息以利交筋,堂落以利恆脈,蛇甄以利距腦,鳧沃以利首輔,周脈循(揗)奏(腠)理以利踵(踵)首,廁(側)比以利耳,陽見以利目,啓₉₉口以印(仰)以利鼻，衵（吒）而勿發以利口，撫心舉頤以利膬（喉）胭（咽），梟栗以利柎項，虎雇（顧）以利項尼，引信（伸）以利肩絵（錦），支落以利₁₀₀夜（腋）下，雞信（伸）以利肩婢（髀），反榣（搖）以利腹心，反旋以利兩肱，熊經以利腜（腪）背，復據以利要（腰），禹步以利股閒（間），前厥（厥）以利股卻（膝），反₁₀₁擧以利足蹢，趺指（趾）以利足氣，敦踵（踵）以利匈（胸）中，此物皆三而已（已）₁₀₂。

‧人之所以得病者，必於暑濕風寒雨露，奏（腠）理啓闔，食歈（飲）不和，起居不能與寒暑相癊（應），故得病焉。是以春夏秋₁₀₃‧冬之閒（間），亂氣相薄遝也，而人不能自免其閒（間），故得病。是以必治八經之引，炊（吹）昫（呴）虖（呼）吸天地之精氣。信（伸）復（腹）折要（腰），力信（伸）手₁₀₄足，軘踵（踵）曲指，去起寬寘，偃治巨引，以與相求也，故能毋（無）病。偃臥炊（吹）昫（呴），引陰（陰），春日八昫（呴），壹虖（呼）壹炊（吹）；夏日再虖（呼），壹昫（呴）壹₁₀₅炊（吹）；冬日再炊（吹），壹昫（呴）壹虖

（呼）。人生於清（情），不智（智—知）愛其氣，故多病而易（易）死。人之所以善麈（蹶—瘚），蚤（早）衰於陰（陰），以₁₀₆其不能節其氣也。能善節其氣而實其陰（陰），則利其身矣。貴人之所以得病者，以其喜怒之不和也。喜則陽₁₀₇氣多，怒則陰（陰）氣多，是以道者喜則急昫（呴）、怒則劇炊（吹）以和之。吸天地之精氣，實其陰（陰），故能毋（無）病。賤人之所₁₀₈以得病者，勞卷（倦）飢渇，白汗夬（決）絶，自入水中，及臥寒突之地，不智（智—知）收衣，故得病焉；有（又）弗智（智—知）昫（呴）虖（呼）而除去之₁₀₉，是以多病而易死₁₁₀。

‧治身欲與天地相求，猶囊籥也，虛而不屈，勤（動）而俞（愈）出。閉玄府，啓繆門，闔五臧（藏），達九竅，利啓闔奏（腠）₁₁₁理，此利身之道也。燥則婁（數）虖（呼）、婁（數）臥，濕則婁（數）炊（吹）、毋臥、實陰（陰），暑則精婁（數）昫（呴），寒則勞身，此與燥濕寒暑相癊（應）之道也₁₁₂。

阜陽漢簡《萬物》

天下之道不可不聞也，萬物之本不可不察也，陰陽【之】化不可不智（知）也_{W001}。

此蓊（薆）之□□已辟也。‧已瘴（癢）以石韋與燕矢也_{W002}。

矢也。‧石番之令弱不遺也_{W003}。

為□也。‧梓根汁可為堅體（體）也。‧馬胭潛居水中使人不弱（溺）死也_{W004}。

見〈貝〉母已寒執（熱）也。‧操案已折也_{W005}。

之已煩心也，鳥喙與螶之已節（癤）□也。【‧】令馬□【□□□也】_{W006}。

□為燭也。‧石鼠矢已心痛也_{W007}。

□至□者也。‧實當户之止□也。‧燔牡癘（蠇）止氣臾也_{W008}。

□□久膏之已骨留（瘤）也。‧鹽與莪□醮。‧兔白可為裘□_{W009}。

菒與醮使人不龜手也。‧燔灰

□之w010。

醯腹纍也。‧四每之已□上
□【‧】商奉（陸）、羊頭之已鼓張
（脹）也w011。

□□□□□食也。‧蠹卵之可以
免列（裂）也。‧驪（鷄）鳥之解惑也w012。

可以已痿也。‧貛膏可以美□
也。‧□□可以已痤也w013。

□以寒水洒目盲也。w014。

矗煮陳蒲也。‧燔艾葉w015

□已石瘴（癃）也。‧半夏、細辛
□w016。

□□□也。‧蘭賓〈實〉、鼠尗（腦）
之已踊也。‧美糗以置（蜜）也w017。

□也。‧魚與黃土之已痔也。‧
蜱蛸、杏覈（核）之已癃耳也w018。

之起唾也。軀〈狟〉膏之美禾也。
‧杏覈（核）之令人w019

終身不痤也w020。

【□□之已】□也。‧石番、彘膏已
□□w021。

已疕也。‧已□之鑿地□w022。

□縈已瘴（癃）也w023。

□□□叔（菽）可已瘻w024。

【‧】□也。‧□相登高之□w025。

【莫盜之】已濞也。‧九□主□
之w026。

其鼻w027。

浮滑去凍□□□□w028。

□令白髮復黑之w029。

□□□貝金也。‧智（蜘）蛛令
人疾行也。□□w030。

昌（菖）蒲求游波也。‧□薑葉
使人忍寒也w031。

□□□也【‧】服烏喙百日令人善
趨也w032。

與勉〈兔〉絲也。‧使人倍
力者以羊與龜w033。

□□與每（梅）實也。‧冰時予于
之令人w034。

牛膽晢目可以登高也。‧理石、朱
（茱）臾（萸）可以損勞也w035。

□亡也。‧鏊藍歙（飲）酒每不傷
也。‧牡厲（蠣）、冰□可以為漿
也w036。

□已蠱也w037。

草以元根也。‧輕體（體）以越山
之雲也。‧□□w038。

□魚歙（飲）酒也w039。

寒也。‧為毋忘徙與蘭（蘭）也。
‧使韋□□以殺羊矢□w040。

□也。‧圂土之已睡也w041。

之令人垂臥也w042。

□橐令人不夢咢w043。

□□□之已論w044。

也。‧石卦築之已金夷（痍）
也w045。

已□（痍?）□w046。

□□□□□也□□□□□□毋
出也w047。

治玉者以越金也w048。

【與復纍之】令甲能濕也。‧泄井
以半□□毋□管之水將自及也。‧絞
繳以骨，鳥雖高，射之必及也w049。

□□□□□衣也。‧醯刃韋
也w050。

袍也。‧為燭者之以糟（糟）
也w051。

□□□以饒地之藜（藜）也。‧瓷
（飾）鏡以水之令w052。

也。□已每（霉）也w053。

□已每（霉）w054。

蚤良□□□也w055。

□已骨留（瘤）也。‧兔白可以
為裘也w056。

□出其穴也。‧殺魚者以芒
草也。‧為熒熒之火以鳥蚤（爪）也w057。

食齊（薺）之致鱉也。‧不食以□
□也w058。

朱□之殺蚩也w059。

烏喙與□(卑?)使馬益走也_{W060}。

□□實也，益氣窬出以屋浴實也。

·□□□□_{W061}。

□□□□也。·□之□□軍也。

·穿石之召鶉也_{W062}。

□董也。·□□□□□□之□

黍_{W063}。

□□肥犭巍者之以半夏、鼠壞

(壤)_{W064}。

□中毛也_{W065}。

□□□□□□·殺鼠以蜀椒、顛

首也_{W066}。

萵已蚖也_{W067}。

□□□也_{W068}。

□□□毋食以鹽也_{W069}。

□事到高縣(懸)大鏡也。□_{W070}。

蚣(虹)出也。_{W071}。

□龍須(鬚)與鹽之【已□□

也】_{W072}。

□者以河中藥與葵也_{W073}。

苦瓡(瓠)_{W074}。

□也。·蜂置〈蜜〉已腸澼(澼)

也_{W075}。

也。·梓荚、莎根可以□_{W076}。

宿鳥可以□_{W077}。

黍□_{W078}。

□□也。·符離之_{W079}。

以鼠亨與□□毫_{W080}。

□風□烏韭_{W081}。

□以瓜實也_{W082}。

瓦□□_{W083}。

毂中膏與_{W084}。

□囊與甀帶之_{W085}。

比(蚍)蜉之已_{W086}。

□可以已□也。·□可以舂黍

也_{W087}。

亭高也。·大發已輩□_{W088}。

□以□也_{W089}。

□犀也。·商芺(陸)□□_{W090}。

唯礛(齂)與□_{W091}。

朱(茱)臾(萸)也_{W092}。

□之土螻也_{W093}。

□□□也。·奧□□□_{W094}。

□為□也_{W095}。

□人□□也。·□□烏喙□□

□□□_{W096}。

□□□□□□□□可為□□_{W097}。

□□魚_{W098}。

□□也_{W099}。

□聖(壐)也_{W100}。

土毛也_{W101}。

□可出疾也_{W102}。

已蝕_{W103}。

已□也_{W104}。

委痿令人_{W105}。

□瓦土也。□_{W106}。

□□□□日也。□□_{W107}。

□金可以□□_{W108}。

巠□之_{W109}。

已□□_{W110}。

□可□也。·女□_{W111}。

□□□目可以□_{W112}。

□□·□□之穴_{W113}。

□已心□_{W114}。

□鳥□也_{W115}。

□令調□_{W116}。

也□之□□也_{W117}。

□為銀也_{W118}。

□□平少長□憂解_{W119}。

□也·□□□_{W120}。

也·□可以□_{W121}。

□也·□之□_{W122}。

□可以出鼠也·□_{W123}。

□鳥之□_{W124}。

□□也。·食□_{W125}。

□□□□□□□□已□蚕也_{W126}。

□□□□_{W127}。

□毋食□_{W128}。

□□已心_{W129}。

□之□□_{W130}。

□□也〛・〛W131。　　　　　　　　□鼻W133。
□鼻治也W132。

武威漢代醫簡

第一類簡

（空白簡）1
（空白簡）2
治久欬上氣喉（喉）中如百虫（蟲）鳴狀卅歲（歲）以上方：茈（柴）胡、桔梗、蜀椒各二分，桂、烏喙、薑各一分，凡六物，治，合和，丸以白密（蜜），大如嬰（櫻）桃，晝夜含三丸，消4咽其汁，甚良5。
治傷寒遂〈逐〉風方：付（附）子三分，蜀椒三分，澤烏（瀉）五分，烏喙三分，細辛五分，茊（朮）五分，凡五物，皆治6，合，方寸匕酒飲，日三飲7。
〛治〛鴈聲□□□言五：茊（朮）、方（防）風、細辛、薑、桂、付（附）子、蜀椒、桔梗，凡八物，各二兩，并治，合和，以方寸匕先餔飯米8麻（糜）飲藥耳。
治諸癃（癃）：石癃（癃）出石，血癃（癃）出血，膏癃（癃）出膏，泔癃（癃）出泔，此五癃（癃）皆同樂（藥）治之：茊（朮）、薑9、瞿麥各六分，兔（菟）糸（絲）實、滑石各七分，桂半分，凡六物，皆治，合，以方寸匕酒飲，日六、七，病立愈（愈），石即出10。
□□瘀方：乾當歸二分，弓（芎）窮（藭）二分，牡丹二分，漏廬（蘆）二分，桂二分，蜀椒一分，虻一分，凡11□□，皆治，合，以淳酒和，飲一方寸匕，日三飲。倚愿（痛）者臥藥〛内〛當出血，久瘀12。
治金創止愿（痛）令創中溫方：曾青一分，長石二分，凡二物，皆治，合和，溫酒飲一刀【圭】，日三，創立不愿（痛）13。
皆治，合和，以方寸匕酒飲，不過再飲，血立出。不（否），不（否）即大便血，良。禁。治金創腸出方：治龍骨14三指〛撮〛，和以鼓〈豉〉汁飲之，〛腸〛〛自〛入。禁。□□□□。治金創内痙創養（瘍）不愿（痛）腹張（脹）：黃芩15
治目恿（痛）方：以春三月上旬治藥，曾青四兩，戎（戎）鹽三兩，皆治，合，以乳汁和，盛以銅器，以傅目。良16。
治百病膏藥方：蜀椒一升，付（附）子廿果（顆），皆父（㕮）【咀（咀）】。豬肪三斤，煎之，五沸，浚去宰（滓）。有病者取17大如羊矢，溫酒飲之，日三、四。與〈其〉宰（滓）搗之，丸大如赤豆，心寒氣脅下愿（痛），吞五丸，日三吞18。
灋僉（愈），出蔵（箴）。寒氣在胃莞（脘），腹灋、〛腸〛〛…〛〛囗〛〛…〛笛（留）〛蔵〛（箴）病者，呼四五十乃出蔵（箴）；次刾（刺）19膝下五寸分閒（間），榮深三分，笛（留）蔵（箴）如炊一升米頃，出蔵（箴），名曰三里；次刾（刺）項從上下十一椎俠（俠）椎兩【傍】刾（刺），榮20深四分，笛（留）蔵（箴）百廿息，乃出蔵（箴），名曰肺輸（俞）。刾（刺）後三日病愈（愈）平復。黃帝治病神魂忌：人生一歲毋灸（灸）心21，十日而死；人生二歲毋灸（灸）腹，五日而死；人生三歲毋灸（灸）背，廿日死；人生四歲毋灸（灸）頭，三日而死；人生五22歲毋久（灸）足，六日而死；人生六歲毋灸（灸）手，二日死；人生七日

〈歲〉毌㣺（灸）脛，卅日而死；人生八歲
毌㣺（灸）肩，九日而死；人[1]₂₃者與五
歲同，六十至七十者與六歲同，七十至
八十者與七歲同，八十至九十者與八歲
同，九十至₂₄百歲者與九歲同，年已過百
歲者不可㣺（灸）刾（刺），㣺
（灸）刾（刺）者隨蔵（藏）㣺（灸）死
矣。獨₂₅

　　⋯☐⋯身不☐☐名曰☐☐☐
扁（遍）雍（臃）種（腫）上下左右轉
☐☐₂₆。

　　☐膝者，名曰 泉 水也。先從☐氣
逆，膝以下寒，氣脈不通，先₂₇

　　☐☐出⋯飲食已驗☐₂₈

　　☐石鍾乳三分，巴豆一分，二者二
分，凡三物，皆冶，合，丸以密（蜜），大如
吾（梧）實，宿毌食且吞三丸₂₉。

　　☐魚、葷采（菜），擇 良 醫 ，勿見
風，食 常飯五☐大 麥 飯，禁房內，勿見
火皇（煌）日月，六十日知（知），百㠯₃₀。

　　☐兩手不到頭不得臥者：大黃、勺
（芍）樂（藥）、薑、桂、桔梗、蜀₃₁

　　☐⋯飲水，常作赤豆麻（糜）洙
（沫）服之，卅日止。禁豬肉、魚、葷采
（菜）₃₂。

　　☐⋯日病愈，禁酒、葷采（菜）、魚
亲〈辛〉₃₃。

　　☐鬲（膈）上當 歐 （嘔），在鬲（膈）
下當下泄，良。禁，勿忘（妄）傳也₃₄。

　　⋯☐⋯七當大下，水盡，飲大
麥粥₃₅。

　　五分☐☐☐☐☐凡 七 物，皆
冶 ， 合 和 ， 丸 ， 以 酒飲一方寸匕，日
三飲，不過三飲。此藥禁₃₆。

　　胡四☐₃₇

　　⋯☐藥畢，餘炊之₃₈。

☐⋯☐₃₉
☐₄₀
☐₄₁

第二類簡

　　治魯氏青行解解腹方：麻黃卅分，
大黃十五分，厚朴、石膏、苦參各六分，
烏喙、付（附）子各二分，凡七物₄₂，皆 并
冶 ， 合 和 ， 以 方寸匕一飲之，良甚，
皆愈（愈）。傷寒逐風₄₃。

　　治心腹大積上下行如虫（蟲）狀大
悤（痛）方：班（斑）毛（蝥）十枚，地膽一
枚，桂一寸，凡三物，皆并₄₄冶，合和，使
病者宿毌食，且飲茱（藥）一刀圭，以肥
美（滿）閉塞十日壹飲茱（藥），如有徵，
當出。從₄₅

　　治伏梁裹膿在胃腸之外方：大黃、
黃芩、勺（芍）茱（藥）各一兩，消石二兩，
桂一尺₄₆，桑卑（蜱）肖（蛸）十四枚，蠥虫
（蟲）三枚，凡七物，皆父（吹）且（咀），漬
以淳酒五升，卒（晬）時，煮之三₄₇。

　　去中令病後不復發閉塞方：穿（穿）
地長與人等，深七尺，橫五尺，用白羊矢
乾之十餘石，置其₄₈阬中，從（縱）火其
上，羊矢盡（燼），索橫木阬上，取其臥，
人臥其阬上，熱氣盡乃止。其病者慎，
勿得出見₄₉。

　　治金創內漏血不出方：茱（藥）用大
黃丹二分，曾青二分，消石二分，蠥虫
（蟲）三分，䖟₅₀頭二分，凡五物，皆冶，合
和，以方寸匕一酒飲。不過再飲，血立
出，不（否），即從大便出₅₁。

　　治金創止悤（痛）方：石膏一分，薑
二分，甘草一分，桂一分，凡四物，皆冶，
合和，以方寸寸〈匕〉，酢₅₂漿飲之，日再
夜一。良甚。勿傳也₅₃。

---

[1]　人：此處與後面意思不相接，下面當有脫簡。

治金【創】腸出方：冶龍骨三指撮，以鼓（豉）汁飲之，日再，三飲，腸自為入。大良。勿傳也54。

治□□□□□潰醫不能治禁方：其不愈（愈）者，半夏、白斂（蘞）、勺（芍）茱（藥）、細辛55、烏喙、赤石脂、貸（代）赭、赤豆初生未臥者、鹽矢，凡九物，皆并冶，合，其分各等，合和56。

治千金膏茱（藥）方：蜀椒四升，弓（芎）窮（藭）一升，白芷一升，付（附）子世果（顆），凡四物57，皆冶，父（咬）且（咀），置銅器中，用淳溫（醯）三升漬之，卒（晬）時，取賁豬肪三斤，先前（煎）58之。先取雞子中黃者置梧（桮〈杯〉）中，撓之三百，取茱（藥）成（盛）以五分匕一置雞子中，復59撓之二百，薄以塗其雍（臃）者。上空者，遺之中央大如錢，茱（藥）乾，復塗之如60前法。三塗，去其故茱（藥），其毌（無）農（膿）者行愈（愈），已有農（膿）者潰。毌得力作，禁食諸采（菜）61□置□上，良甚。創惡（痛）痙皆中之，良。勿傳也62。逆氣，吞之；喉（喉）痹，吞之，摩之；心腹惡（痛），吞之；嗌惡（痛），吞之；血府惡（痛），吞之，摩之；咽63乾，摩之；齒惡（痛），塗之；昏衄，塗之；鼻中生惡傷（瘡），塗之，亦可吞之。皆大如64酸棗，稍咽之，腸中有益為度。摩之皆三乾而止。此方禁。又中奴（婦）人乳餘65疾，吞之。氣龍（聾），裹茱（藥）以縠，塞之耳，日壹易之。金創，塗之；頭惡（痛）風，塗66之，以三指摩；□□□□疝（疝），吞之；身生惡氣，塗之。此膏茱（藥）大良，勿得傳67。

六日脛中當惡（痛），惡（痛）至足下，傷膿出，逐（遂）服之。世日知愈（愈），六十日須（鬚）麋（眉）生，音聲雖嘶（嘶）敗，能復精。鼻柱68鼻中當肻（腐）血出。若膿出，去死肉，茱（藥）用代廬如（茹）、巴豆各一分，并合和，以絮裹茱（藥）塞鼻，諸息肉皆69出。不出，更

飲調中茱（藥），茱（藥）用亭（葶）磨〈磿（藶）〉二分，甘逐（遂）二分，大黃一分，冶，合和，以米汁飲一刀圭，日三、四飲，徵出乃止。即鼻不利70，茱（藥）用利（藜）盧（蘆）一本，亭（葶）磨〈磿（藶）〉二分，付（附）子一分，早（皂）莢（莢）一分，皆并父（咬）且（咀），合和，以醇溫（醯）漬，卒（晬）時，去宰（滓），以汁灌其鼻中71。

□徵當下，從大便出72。

⋯老瘦者，以人事感之。此茱（藥）亦中治毒養（瘍），如73

⋯飲食數□禁，不傳也74。

□二升□□復置水一升其中，為東鄉（嚮）造（竈）炊以葦薪若桑75。

□相得，丸之大如吾（梧）實，先餔食吞二丸，日再，服藥一76。

□梵四兩，消石二兩，人參、方（防）風、細辛各一兩，肥棗五77

右治百病方78。

木　牘

治久欬上氣喉（喉）中如百虫（蟲）鳴狀世葳（歲）以上方：芘（柴）胡、枯〈桔〉梗、蜀椒各二分，桂、烏喙、薑各一分，凡六物，皆冶，合和，丸白密（蜜），大如嬰（櫻）桃，晝夜唅三丸，稍咽之，甚良79。

治久欬逆上氣湯方：芘（紫）菀七束，門冬一升，款東（冬）一升，橐吾一升，石膏半升，□□□束，桂一尺，密（蜜）半升，棗世枚，半夏十枚，凡十物，皆父（咬）且（咀）80甲，半夏毌父（咬）且（咀），洎水斗六升，炊令六沸，浚去宰（滓）。溫飲一小梧（杯），日三飲。即茱（藥）宿，當更沸之。不過三、四日逾（愈）80乙。

治瘇手足雍（臃）種（腫）方：秦瘳

（芁）五分，付（附）子一分，凡二物，冶，合和，半方寸匕一，先餔飯酒飲，日三，以愈（愈）為度81。

治久泄腸辟（澼）臥血□□裹□□□□醫不能治皆射（謝）去方：黃連四分，黃芩、石脂、龍骨、人參、薑、桂各一分，凡七物，皆并冶，合，丸以密（蜜），大如彈丸。先餔82甲食以食，大瀉飲一丸。不知□□□□，腸中慁（痛），加甘草二分；多血，加桂二分；多農（膿），加石脂二分；□一□□□□□，多□加黃芩一分。禁鮮魚（魚）、豬肉。方禁。良82乙。

樊石二分半，牡麴三分，禹餘量（糧）四分，黃芩七分，蘪米三分，厚朴三分，凡六物，皆冶，合和，丸以白密（蜜），丸大如吾（梧）實。且吞七丸，餔吞九丸83甲，莫（暮）吞十一丸。服茱（藥）十日知，小便數多，廿日愈（愈）。公孫君方83乙。

白水矦（侯）所奏治男子有七疾方：何謂七疾？一曰陰寒，二曰陰痿（痿），三曰苦衰，四曰精失，五曰精少，六曰囊下養（癢）濕，□□臨事不卒，名曰七疾。令人陰□小，囊下養（癢）濕，掻之，黃汁出□□行小便時難，溺□赤黃泔白□，便赤膿餘酒□□苦慁（痛），膝脛寒，手足熱，且煩臥不安牀，涓目泣出，□□白下常慁（痛），溫溫下潘（溜）旁（膀）急84甲□蘇□□者□□陰□□。有病如此，名为（為）少傷（傷）。何已□□□尚□□伏下□□已汙□孫□內傷□□其坐則應中□□見□□□驚□□酒大樂。久坐不起，□便不□□。有病如此，終古毋（無）子。治之方：活（桔）樓根十分，天雄五分，牛膝四分，續斷四分，□□五分，昌（菖）蒲二分，凡六物，皆并冶，合和，以方寸匕一为（為）後飯，愈（愈）。久病者廿日平復，百日毋（無）疾苦。建

威耿將軍方。良。禁，千金不傳也84乙。

□□分，人髮一分，煩（燔）之，□焦一□，□□二分，□一分，凡八物，冶，合和，以溫酒飲方寸匕一，日三飲之。呂功君方：有農（膿）者自為□□□□□□出，有血不得為農（膿）。治東海白水矦所奏方：治男子有七疾及七傷。何謂七傷？一曰陰寒；二曰陰痿（痿）；三曰陰衰；四曰囊下85甲濕而養（癢），黃汁出，辛慁（痛）；五曰小便有餘；六曰莖中慁（痛）如林（淋）狀；七曰精自出，空居獨怒，臨事不起，起，死玉門中，意常欲得婦人，日甚者更而苦（答）輕，重時腹中慁（痛），下弱（溺）旁（膀）光（胱）。此病名曰內傷。□桔梗十分，牛膝、續斷、方（防）風、遠志、杜仲、赤石脂、山朱（茱）臾（萸）、柏實各四分，肉從（蓯）容（蓉）、天雄、署與（預）、虵（蛇）□□，凡十五物，皆并冶，合□85乙。

□惡病大風方：雄黃、丹沙、礜石、□茲（磁）石、玄石、消石、□長□□一兩，人參□□搗之各異斯□□三重盛藥□□三石□□□三日86甲□熱□□上□□十□□□□飯藥以□□豬肉、魚辛。卅日知（知），六十日愈（愈）。□□皆蓏（落），隨皆復生，□□雖折能復起，不仁皆仁86乙。

治加（痂）及久（灸）創及馬宵方：取陳駱蘇一升，付（附）子廿枚，蜀椒一升，乾當歸二兩，皆父（㕮）且（咀）之；以駱蘇煎之，三沸。藥取以傅之，良甚。治人卒雍（臃）方：冶赤石脂，以寒水和87甲，塗雍（臃）上，以愈（愈）為故，良。治狗齧人創慁（痛）方：煩（燔）狼毒，冶，以傅之。創乾者，和以膏傅之。治湯火凍〈凍〉方：煩（燔）羅□羅，冶，以傅之，良甚87乙。

治奴（婦）人膏藥方：[樓]三升，付（附）子丗枚，弓大郞十分，當歸十分，甘草七分，菓（藥）草二束，白歜四分，凡七物，以肦膊高（膏），舍之[88甲]。

治奴（婦）人高（膏）藥方：[樓]三升，付（附）子丗枚，弓大郞十枚，當歸十分，甘草七分，菓（藥）草二束，白歜四分，凡七物，以肦膊高（膏），【舍】之。之之凡六物合後曰[1][88乙]。

百病膏藥方：蜀椒四升，弓（芎）窮（藭）一升，白歜一升，付（附）子丗果（顆），凡四物，父（吹）且（咀），漬以淳醯三升，漬□□□三斤，先□□□□[89甲][枚]煎藥□□□□□□浚去宰（滓）[89乙]。

五辰辛不可始久（灸）刕（刺），飲藥必死。甲寅、乙卯不可久（灸）可久[2]刕（刺），不出旬死。五辰不可飲藥，病者日益加[深][90甲]。無□禁朔晦日甲午皆不可始□□□□□□□月六日、十六日、十八日、廿二日皆不可久（灸）刕（刺）（刺）見血，[止]己□[90乙]。

牛膝半斤，直（值）五十；卑□半斤，直（值）[廿]五；朱（茱）臾（萸）二升半，廿五；方（防）風半斤，百；慈（磁）石一斤半，百丗；席（蓆）虫（蟲）半升，廿五；小椒一升半，五十；山朱（茱）臾（萸）二升半，直（值）五十；黃芩一斤，直（值）七十[91甲]；黃連半斤，直（值）百；□□二斤，直（值）廿七。子威取。河菆半斤，直（值）七十五；續斷一斤，百。子威取。□□□取荼（藥），凡直（值）[九]百廿七[91乙]。

□□□□□大兄為天一，中者為大（太）歲，小者為大將軍。[大]（太）[歲][常]三月壹上天常□□巳上□□己酉未下，當此將□[92甲]。

□大（太）歲、大將軍，百官盡□□□□□□[不]嫁女[皆]□□□□□□□入[92乙]。

---

[1] 之之凡六物合後曰：爲隨意書寫者，不屬本方內容，屬於習字。

[2] 可久（灸）可久：第二個"可久"爲衍文。

音序檢詞表

M

疑难读音词语

參 考 文 獻

［1］湖北省荆州市周梁玉橋遺址博物館.關沮秦漢墓簡牘[M].北京：中華書局，2001.

［2］馬王堆漢墓帛書整理小組.馬王堆漢墓帛書〔肆〕[M].北京：文物出版社，1985.

［3］湖南省博物館，復旦大學出土文獻與古文字研究中心.長沙馬王堆漢墓簡帛集成[M].北京：中華書局，2014.

［4］張家山二四七號漢墓竹簡整理小組.張家山漢墓竹簡[M].北京：文物出版社，2001.

［5］張家山二四七號漢墓竹簡整理小組.張家山漢墓竹簡（釋文修訂本）[M].北京：文物出版社，2006.

［6］甘肅省博物館，武威縣文化館.武威漢代醫簡[M].北京：文物出版社，1975.

［7］中國簡牘集成編輯委員會.中國簡牘集成（第4冊）武威醫藥簡[M].蘭州：敦煌文藝出版社，2005.

［8］阜陽漢簡整理組.阜陽漢簡〈萬物〉[J].文物，1988，4.

［9］中國簡牘集成編輯委員會.中國簡牘集成（第18冊）萬物[M].蘭州：敦煌文藝出版社，2005.

［10］湖南省文物考古研究所.里耶秦簡〔壹〕[M].北京：文物出版社，2012.

［11］甘肅省文物考古研究所.敦煌漢簡釋文[M].蘭州：甘肅人民出版社，1991.

［12］甘肅省文物考古研究所.敦煌漢簡[M].北京：中華書局，1991.

［13］中國社會科學院考古研究所.居延漢簡甲乙編[M].北京：中華書局，1980.

［14］謝桂華，李均明，朱國炤.居延漢簡釋文合校[M].北京：文物出版社，1987.

［15］歷史語言所簡牘整理小組.居延漢簡補編[M].臺北：文淵企業有限公司，1998.

［16］甘肅省文物考古研究所，甘肅省博物館，文化部古文獻研究室，等.居延新簡——甲渠候官與第四燧[M].北京：中華書局，1990.

［17］甘肅省文物考古研究所，甘肅省博物館，文化部古文獻研究室，等.居延新簡——甲渠候官[M].北京：中華書局，1994.

［18］湖北省文物考古研究所，北京大學中文系.望山楚簡[M].北京：中華書局，1995.

［19］湖北省文物考古研究所，北京大學中文系.江陵望山沙塚楚簡[M].北京：文物

出版社,1996.

[20] 湖北省荆沙鐵路考古隊.包山楚簡[M].北京：文物出版社,1991.

[21] 甘肅省文物考古研究所.天水放馬灘秦簡[M].北京：中華書局,2009.

[22] 甘肅簡牘博物館,甘肅省文物考古研究所,甘肅省博物館,等.肩水金關漢簡[M].上海：中西書局,2011—2016.

[23] 長沙市文物考古研究所.長沙尚德街東漢簡牘[M].長沙：岳麓書社,2016.

[24] 湖南省文物考古研究所,中國文物研究所.湖南張家界古人堤遺址與出土簡牘概述[J].中國歷史文物,2003.

[25] 湖南省文物考古研究所,中國文物研究所.湖南張家界古人堤簡牘釋文與簡注[J].中國歷史文物,2003.

[26] 紀春華,喬國榮,王震,等.安徽天長西漢墓發掘簡報[J].文物,2006.

[27] 黃文弼.西北史地論叢[M].上海：上海人民出版社,1981.

[28] 魏堅.額濟納漢簡[M].桂林：廣西師範大學出版社,2005.

[29] 周一謀,蕭佐桃.馬王堆醫書考注[M].天津：天津科學技術出版社,1988.

[30] 馬繼興.馬王堆古醫書考釋[M].長沙：湖南科學技術出版社,1992.

[31] 魏啓鵬,胡翔驊.馬王堆漢墓醫書校釋(壹)[M].成都：成都出版社,1992.

[32] 魏啓鵬,胡翔驊.馬王堆漢墓醫書校釋(貳)[M].成都：成都出版社,1992.

[33] 严健民.五十二病方注補譯[M].北京：中醫古籍出版社,2005.

[34] 陳松長.馬王堆簡帛文字編[M].北京：文物出版社,2001.

[35] 陳偉.包山楚簡初探[M].武漢：武漢大學出版社,1996.

[36] 高大倫.張家山漢簡《脈書》校釋[M].成都：成都出版社,1992.

[37] 高大倫.張家山漢簡《引書》研究[M].成都：巴蜀書社,1995.

[38] 張顯成.簡帛藥名研究[M].重慶：西南師範大學出版社,1997.

[39] 張顯成.先秦兩漢醫學用語匯釋[M].成都：巴蜀書社,2002.

[40] 張延昌,朱建平.武威漢代醫簡研究[M].北京：原子能出版社,1996.

[41] 張延昌.武威漢代醫簡注解[M].北京：中醫古籍出版社,2006.

[42] 周祖亮,方懿林.簡帛醫藥文獻校釋[M].北京：學苑出版社,2014.

[43] 梁繁榮,王毅,李繼明.揭秘敝昔遺書與漆人：老官山漢墓醫學文物文獻初識[M].成都：四川科學技術出版社,2016.

[44] 羅竹風.漢語大詞典[M].上海：上海辭書出版社,1986—1994.

[45] 徐中舒.漢語大字典[M].武漢：崇文書局；成都：四川辭書出版社,2010.

[46] 李經緯,区永欣,鄧鐵濤,等.中醫大辭典[M].北京：人民衛生出版社,1995.

[47] 南京中醫藥大學.中藥大辭典[M].2版.上海：上海科學技術出版社,2006.

[48] 張登本,武長春.内經詞典[M].北京：人民衛生出版社,1990.

[49] 郭靄春.黃帝内經詞典[M].天津：天津科學技術出版社,1991.